耳鸣综合治疗

Tinnitus Treatment
Clinical Protocols
2nd Edition

主编 ｜［美］Richard S. Tyler

　　　［美］Ann Perreau

主译 ｜韩　朝　唐旭霞

主审 ｜迟放鲁

上海科学技术出版社

图书在版编目（ＣＩＰ）数据

耳鸣综合治疗 / （美）理查德·泰勒
(Richard S. Tyler)，（美）安·佩罗（Ann Perreau）
主编；韩朝，唐旭霞主译. -- 上海：上海科学技术出
版社，2023.9
书名原文：Tinnitus Treatment: Clinical
Protocols
ISBN 978-7-5478-6250-6

Ⅰ．①耳… Ⅱ．①理… ②安… ③韩… ④唐… Ⅲ.
①耳鸣－诊疗 Ⅳ．①R764.4

中国国家版本馆CIP数据核字(2023)第125205号

上海市版权局著作权合同登记号 图字：09－2022－0852号

封面图片购买自杭州汇图网络科技有限公司。

耳鸣综合治疗

主编　　［美］Richard S. Tyler
　　　　［美］Ann Perreau
主译　　韩　朝　唐旭霞
主审　　迟放鲁

上海世纪出版(集团)有限公司
上 海 科 学 技 术 出 版 社 出版、发行
(上海市闵行区号景路 159 弄 A 座 9F－10F)
邮政编码 201101　www. sstp. cn
徐州绪权印刷有限公司　印刷
开本 889×1194　1/16　印张 12.75
字数：370 千字
2023 年 9 月第 1 版　2023 年 9 月第 1 次印刷
ISBN 978－7－5478－6250－6/R·2794
定价：198.00 元

内 容 提 要

本书由美国从事耳鸣诊治的听力学专家 Richard S. Tyler 和 Ann Perreau 主编，涵盖了耳鸣的神经生理模型、心理模型，通过互联网提供引导的耳鸣自我治疗，耳鸣的"三轨并行"方案，耳鸣相关失眠的心理学治疗，优化助听器对耳鸣的治疗，声治疗与助听器综合治疗，以及包括引导意象、冥想、正念等方式的分心、放松、平静对耳鸣的治疗效果等，内容系统、前沿。

本书图文并茂，包含各类检查图表，并在附录中罗列耳鸣有关调查问卷，实用性、可读性强，适合耳鼻喉科医师和听力学从业人员阅读。

译 者 名 单

主　　译　｜　韩　朝　唐旭霞

主　　审　｜　迟放鲁

翻译秘书　｜　孙　娜　刘月红

译　　者　｜　（按姓氏笔画排序）

丁　娟　复旦大学附属华东医院

王文燕　宁波市奉化区中医医院

石　涯　浙江中医药大学附属第一医院

丛　宁　复旦大学附属眼耳鼻喉科医院

吕臻一　浙江中医药大学第一临床医学院

刘月红　复旦大学附属华东医院

孙　娜　复旦大学附属华东医院

李　斌　浙江中医药大学附属第一医院

李立恒　复旦大学附属华东医院

杨思怡　复旦大学附属华东医院

杨娟梅　复旦大学附属眼耳鼻喉科医院

何　晓　浙江中医药大学附属第一医院

迟放鲁　复旦大学附属眼耳鼻喉科医院

张　辰　浙江中医药大学附属第一医院

林羽沁　浙江中医药大学第一临床医学院

徐慧芳　浙江中医药大学附属第一医院

唐旭霞　浙江中医药大学附属第一医院

谌晶晶　浙江中医药大学附属第一医院

葛欣婷　浙江中医药大学第一临床医学院

蒋浩贤　上海交通大学医学院附属上海儿童医学中心

韩　朝　复旦大学附属华东医院

景　晶　浙江中医药大学第一临床医学院

谢鸿博　复旦大学附属华东医院

戴　硕　浙江中医药大学第一临床医学院

编 者 名 单

主编

Richard S. Tyler, PhD
Professor of Otolaryngology and Professor of
  Communication Sciences and Disorders
Roy J. and Lucille A. Carver College of Medicine
Department of Otolaryngology-Head and Neck
  Surgery
University of Iowa
Iowa City, Iowa, USA

Ann Perreau, BA, MA, PhD
Associate Professor of Communication Sciences and
  Disorders
Audiology Clinic Coordinator
Roseman Center for Speech, Language, and Hearing
Augustana College
Rockland Island, Illinois, USA

编者

Gerhard Andersson, PhD
Professor
Department of Behavioural Sciences and Learning
Department of Biomedical and Clinical Sciences
Linköping University
Linköping, Sweden

David M. Baguley, BSc, MSc, MBA, PhD
Professor of Hearing Sciences;
Consultant Clinical Scientist (Audiology)
NIHR Nottingham Biomedical Research Centre,
  Hearing Sciences

Division of Clinical Neuroscience, School of Medicine
University of Nottingham
Nottingham, UK

Courtney Baker, BA
Doctoral of Audiology Student
Northwestern University
Evanston, Illinois, USA

Manohar L. Bance, MB, ChB, MSc, MM
Professor of Otology and Skull Base Surgery
Department of Clinical Neuroscience
University of Cambridge
Cambridge, UK

Eldre Beukes, PhD
Department of Speech and Hearing Sciences
Lamar University
Beaumont, Texas, USA;
Vision and Hearing Sciences Research Centre
Anglia Ruskin University
Cambridge, UK

Claudia Coelho, MD, PhD
Department of Otolaryngology-Head and Neck
  Surgery
University of Iowa
Iowa City, Iowa, USA;
College of Medicine
Postgraduate Program in Medical Sciences
University of Vale do Taquari
Univates
Lajeado, Rio Grande do Sul, Brazil

Mithila Durai, BSc, MAud (Hons), PhD
Research Fellow (Audiology)
School of Population Health
The University of Auckland
Auckland, New Zealand

Mohamed Salah Elgandy, MD
Department of Otolaryngology-Head and Neck
　Surgery, Zagazig University
Az Zagazig, Ash Sharqiyah, Egypt;
Department of Otolaryngology-Head and Neck
　Surgery
University of Iowa
Iowa City, Iowa, USA

Elizabeth Fetscher, AuD
Communication Sciences and Disorders
Illinois State University
Normal, Illinois, USA

Phillip E. Gander, PhD
Associate Research Scientist
Department of Neurosurgery
University of Iowa
Iowa City, Iowa, USA

Fatima T. Husain, PhD
Professor
Department of Speech and Hearing Science,
　Neuroscience Program
The Beckman Institute for Advanced Science and
　Technology
University of Illinois at Urbana-Champaign
Champaign, Illinois, USA

Tania Linford, BSc, MAud
Professional Teaching Fellow;
Audiologist
Hearing and Tinnitus Clinic
Audiology, School of Population Health
The University of Auckland
Auckland, New Zealand

Patricia C. Mancini, PhD
Associate Professor
Department of Speech-Pathology and Audiology;
Full professor
Speech-Pathology and Audiology Sciences Post-
　Graduate Program
Federal University of Minas Gerais
Minas Gerais, Brazil

Elizabeth Marks, PhD
Clinical Psychologist and Lecturer
Department of Psychology
University of Bath
England, UK

Laurence McKenna, MClin Psychol, PhD
Consultant Clinical Psychologist
Royal National ENT & Eastman Dental Hospitals
UCLH & UCL
London, UK

Anne-Mette Mohr, MA, Candidate of Psychology
Clinical Psychologist;
Director
House of Hearing
Private Practising Clinical Psychologist
Psykologcentret Nordvest
Copenhagen, Denmark

Ann Perreau, BA, MA, PhD
Associate Professor of Communication Sciences and
　Disorders
Audiology Clinic Coordinator
Roseman Center for Speech, Language, and
　Hearing
Augustana College
Rockland Island, Illinois, USA

Michael Piskosz, BA, BS, MS
Product Manager
Oticon Medical, LLC
Somerset, New Jersey, USA

Grant D. Searchfield, BSc, MAud (Hons), PhD, MNZAS
Associate Professor;
Director
Hearing and Tinnitus Clinic;
Deputy Director
Eisdell Moore Centre, Faculty of Medical and Health Sciences
University of Auckland
Auckland, New Zealand

Alice H. Smith, MA AuD
Professional Teaching Fellow;
Team leader
Hearing and Tinnitus Clinic, Audiology, School of Population Health
The University of Auckland
Auckland, New Zealand

Richard S. Tyler, PhD
Professor of Otolaryngology and Professor of Communication Sciences and Disorders
Roy J. and Lucille A. Carver College of Medicine
Department of Otolaryngology-Head and Neck Surgery
University of Iowa
Iowa City, Iowa, USA

Shelley A. Witt, MA/CCC-A
Department of Otolaryngology-Head and Neck Surgery
University of Iowa
Iowa City, Iowa, USA

中 文 版 前 言

　　本书为原著第 2 版,提供了最全面的耳鸣背景资料和最新的治疗耳鸣和听觉过敏患者的策略。作为耳鸣管理的入门和高级教程,本书有助于读者深入全面学习听力学。此外,由于许多听力学从业人员和临床医师在评估和治疗耳鸣及听觉过敏方面没有接受过系统的培训,我们希望本书能为临床医师提供有价值的指导。尽管现在可以通过互联网和图书获取大量"信息"来帮助患者治疗耳鸣,但本教材提供了基于多年临床经验和研究及耳鸣相关的治疗方法,实用性更强。

　　本书涵盖了耳鸣的神经生理模型、心理模型,通过互联网提供引导的耳鸣自我治疗,耳鸣的"三轨并行"方案,耳鸣相关失眠的心理学治疗,优化助听器对耳鸣的治疗,声治疗与助听器结合治疗,以及耳鸣评估和管理等。同时,本书还介绍了耳鸣的检测、耳鸣治疗的未来方向,引导意象、冥想、正念等方式的分心、放松、平静对耳鸣的影响等内容。

　　感谢本书译者和审稿人的努力付出。但因译者水平有限,书中难免有不足之处,恳请读者批评指正。

韩　朝　唐旭霞

2023 年 4 月

英 文 版 序

听力学从业人员应具备必要的知识和技能，为有各种听力和前庭问题的患者提供适当的帮助。然而，听力学领域是丰富和多样化的，因此，听力学从业人员熟练掌握各个领域的专业知识是不太可能的。例如，听力学从业人员可以专门从事诊断、治疗、研究和（或）教学（仅举几个例子），可以选择特定的工作领域（例如医疗保健、私人执业、教育行业、医疗器械制造行业），甚至可以选择特定年龄段人群进行治疗［例如，婴儿、从出生到 3 岁儿童、学龄儿童、成人和（或）老年人］。在选择了特定的兴趣领域、工作领域和（或）年龄段人群后，听力学从业人员可以选择各种不同的理论、方法、设备和技术，所有这些都可以实现相同的目标。但是，问题就在于此，这个领域是如此丰富多样，以至于听力学从业人员常常感到不知所措，对自己的能力也不那么自信。从既往的经验来看，听力学从业人员可以依照课程，学到所需的知识和技能，有足够的信心走出课堂并开始练习为患者解决问题。

不幸的是，大多数课程在治疗耳鸣和（或）听觉过敏的患者方面仍然不那么有效，这种现状必须改变。整个听力学领域需要做得更好，为听力学从业人员提供必要的工具，让他们在这方面感到自信。这本书的作用就在于此！本书及其在线补充内容包含了最全面的背景和最新的策略与工具，用于治疗耳鸣和（或）听觉过敏的患者。每一位学习听力学的学生都应该阅读这本教材，这不仅是对这一感兴趣领域的介绍，也是一种先进的教学资源。此外，在治疗耳鸣和听觉过敏方面感觉储备不足的执业听力学从业人员，也可以考虑使用本教材及其在线补充材料作为指南。很难再找到这样一批有才华的作者了，他们不仅为耳鸣和听觉过敏的最新研究做出了贡献，而且还在临床实践中与患者共同解决问题，为患者提供他们急需的服务。听力学从业人员最适合与这类患者一起工作，需要为耳鸣和听觉过敏患者提供更好的管理服务。本书为听力学从业人员提供了更多的专业知识和诊疗信心，你手中握有开始工作所需的重要资源。阅读它，观看在线视频，然后对自己充满信心，并开始与耳鸣和听觉过敏患者一起实施这些治疗方法。如果你做了这项工作，你最终会对自己的职业生涯感到前所未有的满足。如果我（连同本书的作者）能完成这项工作，你也一定可以。

Shelley A. Witt, MA/CCC-A

Department of Otolaryngology-Head and Neck Surgery

University of Iowa

Iowa City, Iowa, USA

英文版前言

在本书第 2 版中,我们希望提供最全面的治疗背景和最新的治疗耳鸣和听觉过敏患者的策略。本教材作为耳鸣管理的入门和高级教学资源,对听力学学生来说是有用的。此外,由于许多听力学从业人员和临床医生在评估和治疗耳鸣和听觉过敏方面没有接受过充分的培训,我们希望本教材在为临床医生提供额外治疗工具和指导方面具有价值。

自 2005 年第 1 版出版以来,关于耳鸣治疗的新进展和受研究者重视的新领域已出现。例如,感官冥想和正念是一种治疗多种慢性亚健康状况的方法,包括耳鸣,现在已纳入我们的第 2 版。我们还回顾了近年来出现的智能手机应用程序,这些应用程序是治疗耳鸣的有效工具,但使用时需谨慎。此外,许多患者报告了对声音异常敏感的听觉过敏症,我们将其纳入新版。尽管现在有大量的"信息"可以通过互联网获得,也有许多图书介绍如何帮助患者治疗耳鸣,但本教材提供了基于多年临床经验和研究的耳鸣相关重要治疗方法的可靠信息。我们致力于满足听力学从业人员和临床医生的需求,通过提供相关和最新信息,包括来自世界各地备受尊敬的耳鸣临床医生和研究人员的各种观点,指导耳鸣和听觉过敏患者的诊疗全过程。

本书共 15 章。前 3 章概述了耳鸣模型、治疗方法和自我治疗。第 1 章回顾了耳鸣的神经生理学和心理学模型及耳鸣的治疗方法,包括耳鸣的咨询和声治疗。第 2 章提供了耳科疾病患者耳鸣治疗的方法,这些患者是根据耳科病理学诊断得出的,如梅尼埃病、前庭神经鞘膜瘤、单侧突发性感音神经性听力丧失和中耳肌肉阵挛。第 3 章总结了耳鸣相关的互联网交互、自助治疗的新兴方法,以及自助治疗(如手机应用程序和图书)有效性的研究证据。

接下来的 3 章,第 4~6 章,总结了听力学学者和心理学学者的咨询方法。第 4 章"耳鸣活动治疗"介绍了我们的咨询和声治疗计划,该计划已用于耳鸣治疗数十年,并为听力学从业人员和临床医生提供了实施这种基于图片的定制治疗方法的有益建议。第 5 章介绍了耳鸣的"三轨并行方案",这是一项心理咨询计划,概述了患者耳鸣轨迹、患者生活世界轨迹和临床医生-患者轨迹 3 个组成部分在治疗耳鸣方面的作用。第 6 章概述了失眠的心理管理,这是耳鸣患者中的一个常见问题,并回顾了适用于失眠的认知行为模型。

第 7~10 章介绍了使用助听器、声治疗、冥想和正念来治疗耳鸣的方法。第 7 章介绍了助听器在听力损失患者耳鸣治疗中的益处,并结合研究证据,概述了新的助听器技术和佩戴策略。第 8 章回顾了使用可穿戴设备的声治疗,包括声治疗耳鸣的有效机制,并根据患者个人目标为听力学从业人员和临床医生提供了合适的方案。第 9 章是第 2 版的新章节,探讨了用于耳鸣治疗的智能手机应用程序,包括用于耳鸣评估和管理的应用程序,以及用于健康教育的应用程序。第 10 章是一个新的章节,介绍了几种放松或分散耳鸣患者注意力的方法,包括冥想、正念、引导图像、生物反馈、渐进式肌肉放松、艺术治疗、音乐治疗、锻炼和探索新爱好。本章展示了许多这些放松技术,包括研究和临床报告。

最后 5 章提供了与耳鸣管理相关的具体指导,如治疗儿童耳鸣、实施结果评价、治疗听觉过敏以及探索耳鸣治疗的未来方向。第 11 章对儿童耳鸣的病因、诊断和治疗方案进行了全面回顾,通过对听力保护和耳毒性药物的教育和意识提升,从而预防耳鸣。第 12 章总结了测试耳鸣和耳鸣反应的方法,包括使用耳鸣的心理声学测试、问卷、日记,以及与抑郁、焦虑和睡眠相关的量表。第 13 章通过介绍其症状、原因和机制,以及诊断和治疗(包括咨询、声治疗、药物治疗和在嘈杂环境中的听力保护)来回顾听觉过敏的治疗方法。该章回顾了听觉过敏患者的常见主诉,以说明患者的日常体验,以及临床医生和听力从业人员如何处理这些主诉。第 14 章探讨了耳鸣的新疗法,如迷走神经刺激和经颅磁刺激,并解释了耳鸣的神经网络,以证明这些疗法的应用。最后一章,即第 15 章,为听力学从业人员和临床医生提供了一个综述,如何扩大自己的专业服务,并建立治疗耳鸣和听觉过敏的诊所。我们简要介绍了团体教育和个人咨询课程、诊所结构和服务收费。

除了本教材之外,我们还开发了新的在线资源,以演示本书中讨论的技术,并提供耳鸣和听觉过敏管理方面的有用工具。本书中的一些章节提供了附录,这些附录都是经过精心挑选的,以帮助听力学从业人员和临床医生在临床实践中实施治疗方案。除附录外,还有多个视频,如耳鸣和听觉过敏患者的访谈、咨询和声治疗演示、正念和冥想练习、心理声学测试及耳鸣患者的助听器配件。我们还提供辅导讲义,放松和声音疗法,耳鸣、听觉过敏和生活质量问卷,以及供临床医生和听力学从业人员在临床实践中使用的心理声学测试数据表。爱荷华大学和奥古斯塔纳学院诊所使用的耳鸣活动治疗手册和教学幻灯片也作为附录提供。所有视频均可在 Thieme MedOne 上获得。我们感谢本书审稿人的努力,包括相关研究人员、临床医生和听力学学生,他们为最终成书提供了宝贵的意见。

Richard S. Tyler, PhD

Ann Perreau, BA, MA, PhD

致　谢

许多人为我的事业以及提升我对耳鸣和听觉过敏的兴趣提供了帮助。

Jim Stouffer 帮助我认识到科学研究的重要性。Bill Yovetich 帮助我克服了口吃。Arnold Small、David Lilly、Jim Curtis 和 Paul Abbas 提供了该领域的详细背景。Ross Coles 帮我打开了耳鸣研究的大门。随后，Johnathan Hazell、Pawel、Margarette Jastreboff 和 Jean-Marie Aran 为我的研究打开了多样的视角。Jack Vernon 和 Mary Meikle 向我展示了他们是多么关心他们的患者。Peter Wilson 为我开启了耳鸣的认知行为疗法。Carol Bauer 和 Bob Dobie 带来了更多医学视角。Jay Rubenstein 和 Paul Van de Heyning 说服我用人工耳蜗帮助耳鸣患者。Dick Salvi 和 Josef Rauschecker 帮我寻找耳鸣的机制。Bill Noble 和 Dennis McFadden 对这项科学研究做出了贡献。Bob Levine 提出了体感问题。还有 Ann 和 Shelley……一个深思熟虑、专注的团队。哇，还有很多……

本书的每一位作者都影响了我的诊疗策略。我们的想法不必相同，但需要沟通和倾听，从不同的角度学习和适应；我们都有不同的观点，这是有益的，如此多的人都在朝着不同的方向努力着。

非常感谢你们所有人，我把这本书献给你们！

Richard S. Tyler，PhD

本书是由许多参与过我工作的人创作的。致我在爱荷华大学的导师：Carolyn Brown、Paul Abbas、Chris Turner 和 Ruth Bentler，感谢你们对我早年的指导。我感谢 Kathy Jakielski，她从我们在奥古斯塔纳学院第一次见面那天起就一直支持着我。我很欣赏我的很多同事，Shelley A. Witt、Hua Ou 和 Smita Agrawal，他们对我成为一名听力学学者产生了如此深远的影响。爱荷华大学耳鸣和听觉过敏诊所以及奥古斯塔纳学院 Roseman 言语、语言和听力中心的患者和研究参与者，每天都给我灵感和动力！我感谢多年来听力学专业的本科生、硕士研究生和博士研究生的参与，他们多年来为我的工作和研究做出了贡献。我感谢 Courtney Baker，他协助出版本书并录制了视频，这些是出版新书不可或缺的一部分。最后，感谢 Richard S. Tyler 让这个梦想成为现实，并帮助我实现这一里程碑！

我还要感谢 Annette Schneider，她协助我完成了这本书的最终审校。

Ann Perreau，BA，MA，PhD

目　　录

第 *5* 章

耳鸣的"三轨并行"方案：强调患者、临床医生和医患结盟的咨询
Three-Track Tinnitus Protocol：Counseling Emphasizing the Patient，the Clinician，and the Alliance

第 *6* 章

耳鸣相关失眠的心理管理
The Psychological Management of Tinnitus-Related Insomnia

第 *7* 章

优化助听器适用于耳鸣治疗
Optimizing Hearing Aid Fittings for Tinnitus Management

第 *8* 章

声治疗与助听器结合治疗
Combining Sound Therapy with Amplification

第 9 章

临床上与耳鸣相关的应用程序
The Clinical Relevance of Apps for Tinnitus

第 10 章

分心、放松，与耳鸣和平共处：图像引导、冥想、正念等
Distractions，Relaxation，and Peace with Tinnitus：Guided Imagery，Meditation，Mindfulness，and More

第 11 章

儿 童 耳 鸣
Tinnitus in Children

第 12 章

测量耳鸣和对耳鸣的反应
Measuring Tinnitus and Reactions to Tinnitus

第 *13* 章

听 觉 过 敏
Hyperacusis

第 *14* 章

探索耳鸣治疗未来的方向
Navigating Future Directions in Tinnitus Treatment

第 *15* 章

如何筹建一个耳鸣和听觉过敏诊所
Establishing a Tinnitus and Hyperacusis Clinic

视 频 目 录

视频 7.1　助听器安装演示

https://www.thieme.de/de/q.htm? p=opn/cs/21/10/16654652—a0fe6f0f

视频 8.1　叙述助听器和可穿戴耳鸣设备

https://www.thieme.de/de/q.htm? p=opn/cs/21/10/16654653—6158c63b

视频 10.1　展示正念/冥想练习

https://www.thieme.de/de/q.htm? p=opn/cs/21/10/16654654—9eee47cf

视频 11.1　采访耳鸣儿童或家长

https://www.thieme.de/de/q.htm? p=opn/cs/21/10/16654655—157ff15f

视频 12.1　心理声学测试演示

https://www.thieme.de/de/q.htm? p=opn/cs/21/10/16654656—ed2dbebf

视频 13.1　采访过敏患者1

https://www.thieme.de/de/q.htm? p=opn/cs/21/10/16654657—0e9e09cf

视频 13.2　采访过敏患者2

https://www.thieme.de/de/q.htm? p=opn/cs/21/10/16654658—8678167b

视频 13.3　采访过敏患者3

https://www.thieme.de/de/q.htm? p=opn/cs/21/10/16654659—d4090ee2

视频 13.4　采访过敏患者4

https://www.thieme.de/de/q.htm? p=opn/cs/21/10/16654660—09f3f20e

视频 15.1　介绍团队耳鸣活动治疗(TAT)的幻灯片

https://www.thieme.de/de/q.htm? p=opn/cs/21/10/16654661—ed613c62

第 1 章

耳鸣的神经生理学模型、心理学模型以及相应治疗

Neurophysiological Models，Psychological Models，and Treatments for Tinnitus

Phillip E. Gander and Richard S. Tyler

摘要

　　本章根据神经生理学和心理学的两种模型，对不同的耳鸣进行了概述，并对不同模型对应的耳鸣治疗方法和实施声治疗和咨询方案进行了总结。

关键词：神经生理学，心理学，治疗，声治疗，咨询

1.1　什么是耳鸣

　　McFadden 的研究给出了耳鸣的清晰定义：

- 是一种声音的感知（必须被听到）。
- 是非自愿的（不是故意产生的）。
- 来源于头部（不是听到的外界声音或对外界声音过于敏感）。

应该考虑患者的反应，其有利于鉴别耳鸣：

- 是否认为耳鸣是成问题的。
- 耳鸣发生的频率和发作持续的时间（例如，是一个月发作一次，每次持续 10 秒，还是每天都存在）。

　　耳鸣有几种不同的分类方法，例如从耳鸣的发生部位，以及耳鸣是否可以被患者以外的其他人听到——被患者以外的其他人听到，称为客观性耳鸣；只有患者能听到，称为主观性耳鸣。测试者也能听到的客观性耳鸣可能来自中耳，也可能是由感音神经系统引起的自发性耳声发射。客观性耳鸣偶尔可以通过体格检查来明确，并决定治疗方案，例如血管因素引起的耳鸣。然而，主观和客观的分类对于理解或治疗大部分形式的耳鸣并没有明显的帮助。反而是以类似于听力损失的分类方式，根据损伤部位或发生部位将耳鸣分为中耳性、感音神经性或是中枢性耳鸣，对耳鸣的理解和治疗会更有帮助。当条

件允许时，对于耳鸣患者来说首要的是进行一次全面的体格检查和对已确诊疾病的治疗。然而，体格检查通常不会发现明确的病因，这种耳鸣称为特发性耳鸣。在所有情况下，重要的是区分耳鸣和对耳鸣的反应，这被称为耳鸣的心理学模型。无论如何分类，本书中描述的治疗方法适用于所有类型的耳鸣。本章概述见附 1.1。

　　耳鸣对患者的总体影响取决于耳鸣的特性，并且因人而异。例如，声音越大或者越刺耳的耳鸣越容易令人烦躁。一些作者错误地认为心理声学因素与耳鸣烦恼无关或者不重要。尽管在了解耳鸣对患者的影响中，心理声学因素只是其中一个需要考虑的因素，但它的确是有相关性的。响度和烦恼程度之间缺乏高度相关性并不意味着响度不重要。Stouffer 和 Tyler 得出的结论是，耳鸣声响的患者比那些耳鸣声轻的患者承受的压力大。同样，压力大或者睡眠不足的患者会觉得耳鸣更烦人。

　　耳鸣不是一种人格障碍，但耳鸣的加重和持续与心理因素有关。尽管重度耳鸣患者可能会患有抑郁症，但根据我们的经验，在耳鸣患者中只有少数的人会合并严重的心理问题。毕竟，如果我们不停地听到一种无法控制但又不想听到的声音，只有少数人会觉得不受影响。

1.2　耳鸣的神经生理学模型

　　耳鸣的一个可能原因是中枢神经系统的适应不良性重塑。本质上，为了应对某些（通常是未知的）原因，保持神经系统平衡的机制（即内稳态）会引起耳鸣感知的变化。在正常的听觉系统中，由声音刺激引起的神经活动增加是声音感知的基础。

　　在听力损失的情况下，损失的听力频率对听觉系统的输入减少了，神经系统的正常运转是去恢复

表 1.1　耳鸣的神经生理学模型示例

Kiang，Moxon 和 Levine	正常毛细胞与缺失毛细胞之间的边界以及继发的神经活动
Tonndorf	毛细胞与盖膜之间静纤毛解偶联
Eggermont，Moeller	神经纤维之间的串扰（神经元间同步化）
Hazell	耳鸣是连接外毛细胞的中枢神经控制系统自动增益的结果（例如,在安静时通常会增加敏感度）
Penner 和 Bilger	自发耳声发射
Jastreboff	不协调的内毛细胞和外毛细胞损伤（受损的外毛细胞与相当完整的内毛细胞）
Salvi 等	外周听力损失重组后调到相似频率的中枢神经元增加
Llinas 等	丘脑和皮质之间异常的神经振荡联系
Norena 和 Eggermont Eggermont 和 Roberts	耳蜗损伤引起的听觉系统抑制减少,导致了神经同步性增加、自发放电和爆发式放电
Kaltenbach，zhang 和 Zacharek	耳蜗背侧核活动增加
Norena，Schaette 和 McAlpine，Zeng	听力损失后的动态平衡重塑导致的中枢增益增加,从而导致神经活动亢进
Leaver 等 Rauschecker 等	额-纹状体网络中门控和解释神经噪声"噪声消除系统"功能下降
Roberts，Husain 和 Eggermont	基底前脑胆碱能注意力系统参与耳鸣的发生和维持
De Ridder，Vanneste 和 Eggermont	与耳鸣"核心"子网络相互作用的多个大脑网络
De Ridder 等	听力损失减少输入,大脑填充缺失的信息以解决不确定性
Sedley 等	大脑将增加的神经噪声重新解释为声音

由于输入减少而改变的活动水平,以此保持平衡。这种恢复调节的一种机制是通过增加神经反应增益来改变神经元对其输入及由此产生的输出活动的敏感性。在没有声音刺激的情况下,增益的增加也会导致自发活动的增加。因此,神经生理学模型从逻辑上认为这种自发活动的增加是耳鸣产生的一种机制。无论起源于哪里,这种活动变化很可能会传递到听觉皮质,并导致听觉皮质自发性增加。表 1.1 回顾了多年来提出的一些神经生理学模型,其中一些精确到解剖或生理部位,另一些则是涉及耳鸣产生原理的整体模型。

总体而言,这些模型很多都是有深刻见解的、巧妙的。作为有用的模型,应该是可检验的或者可以利于更广泛的理解,并最终形成可检验的假说。不幸的是,这些模型中的许多都是相互排斥的,因此很难挑选出有助于更广泛理解的可检验的假设。

无论耳鸣的最初来源是什么,它都必须在听觉皮质中被察觉到（第 136 页,Tyler,Vanneste and De Ridder）。宽泛一点儿来说,在听觉皮质中编码

耳鸣有三种不同的机制:

- 由于活动的增加或减少或活动的边缘而增加的自发活动。
- 正常纤维与自发性活动增加的纤维之间交叉关联。
- 听力损失诱发听觉重塑后有更多相似频率的纤维。

图 1.1 展示了我们如何听到、处理和对声音做出反应。声音在耳蜗将声学信号转化为电信号,并通过脑干传递到大脑每个半球的颞叶内的听觉中枢。大脑的其他部分参与了我们对声音的记忆以及情感反应。这种听觉神经生理模型已经存在了几十年,早在 1988 年就被应用于耳鸣,后来被 Jastreboff 所推广。尽管引起耳鸣的机制可能发生在神经系统的任何地方,但它一定出现在大脑。Wilson 认为耳鸣是在听觉皮质中"通过许多细胞的活动模式"编码的。像正常声音一样,患者对耳鸣的任何反应都必须涉及大脑的其他区域,如杏仁核和自主神经系统。Hallam 等人讨论了"习服的神经生理学模型"及其

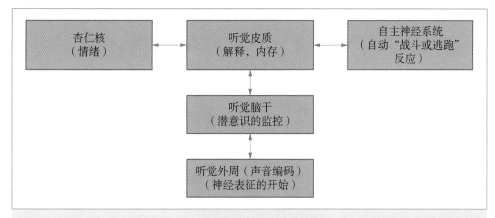

图 1.1 听到声音、处理声音及对声音作出反应的过程示意图。关于耳鸣的产生机制可能发生在任何部位，但它最终的表达出现在听觉皮质。任何情绪反应都必须涉及杏仁核和自主神经系统（图中没有显示这些区域之间的已知联系）

在理解和治疗耳鸣的情绪方面的重要性。这一模型在当时被广泛接受。

噪声引起的听力损失是耳鸣最常见的原因之一，众所周知，噪声会引起耳蜗损伤。早期关于噪声导致听力损失的研究强调，外毛细胞和内毛细胞都会受到影响。最近发现，在内毛细胞出现损伤之前，噪声创伤可切断内毛细胞和感觉神经元的连接，这种情况被称为耳蜗突触病。这也被称为"隐性听力损失"，因为主要影响阈值测试结果的外毛细胞功能不受影响。重要的是，有人提出内毛细胞功能的改变在某些情况下可能导致耳鸣的产生。

虽然耳蜗损伤可能是一种诱发因素，但耳鸣显然也一定涉及脑干和皮质，这可以从几个观察中得到证实，包括：

- 切断听神经在减轻耳鸣方面往往无效。
- 对耳鸣患侧和健侧耳朵的掩蔽效果相仿。
- 有观察到，一个右耳耳鸣的患者当右耳的耳鸣被掩蔽时，可以突然听到左耳耳鸣。
- 有文献报道，中枢听觉通路的紊乱会导致耳鸣。

有趣的是，耳鸣可能会受到其他神经生理系统的影响，这也许是一条线索。例如，在一些患者中，耳鸣可以通过触摸手、下巴活动、对头部施加压力或者眼睛凝视的变化而发生改变。无论这是耳鸣的一般特征，亦或仅仅是部分症状，都可以为耳鸣的治疗提供重要信息。

当然，由于耳鸣会引起情绪反应，其他负责情绪的神经生理系统也一定参与其中，包括自主神经系统和杏仁核。Hallam 等人和 Slater、Terry 都描述

了自主神经系统是如何参与耳鸣的。这种无意识的控制系统是为了"抵抗或放弃"。交感神经系统使身体处于准备活动状态，副交感神经系统在额外的警觉状态过后开始运行，使身体从"高度兴奋状态恢复到正常状态"。作者强调了感觉到的"危险"是如何与压力相关联的，并详细回顾了神经生理学反应。他们建议采取应对策略（例如放松技术）作为治疗耳鸣患者"不恰当的"自主神经反应的方法。众所周知，每当情绪被触发时，大脑中央（边缘系统）的一组皮质和皮质下结构就会参与其中。Jastreboff 指出，正因为如此，边缘系统一定参与了伴有情绪反应的耳鸣。然而，单个"边缘系统"的概念过于简单，因为这些结构涉及不同而相关的功能。更多近期的证据表明，一些特定结构，如杏仁核，可能比整个系统更重要。

我们喜欢 Goodey 向他的患者解释耳鸣的方式："耳朵提供的信息太少，以至于无法让听觉神经保持忙碌，特别是在安静环境下，所以以具有电活动特性的神经会自己产生信息，这些信息被感知为耳鸣。"

1.3 耳鸣的心理学模型

生理学模型和心理学模型是有内在联系的。如果没有一些神经生理学上的关联，一个人的思维或行为就不可能发生变化。专注于思考和行为的研究及相关的概念框架可以被认为是心理学。表 1.2 回顾了一些考虑耳鸣治疗的心理学框架。

这些模型当然不是相互排斥的。例如，Hallam 等人在他们的习服模型中指出，一个有机体需要分析（或关注）新的和潜在的重要刺激。我们对耳鸣的

表 1.2　耳鸣治疗中应考虑的心理因素

认知	已经形成了对耳鸣的不恰当的思维方式	Sweetow Andersson 和 Kaldo（第 8 章），Hallam 和 McKenna（第 6 章），Hallam 等人
习服	令人讨厌的耳鸣难以被习惯	Hallam 等人，Hallam，Hallam 和 McKenna（第 6 章）
注意力	无法将注意力从耳鸣上移开	Hallam 和 McKenna（第 6 章），Hallam 等人
学习	对耳鸣的反应是学习得到的	Jastreboff 和 Hazell，Bartnik 和 Skarz'yn'ski（第 10 章），McKenna，Hallam 等人
接受	无论好坏都接受耳鸣	Mohr
所有权	拥有耳鸣，耳鸣属于我的	Mohr 和 Hedelund

看法会影响我们的倾向。外部事件可以强化或是抑制我们的行为。学习理论，尤其是经典的条件反射理论，被认为是耳鸣反应的一个重要因素。Hallam 等人提出："习服可以被强烈的、令人厌恶的和不可预测的刺激所延迟，这些刺激已经被学习赋予了情感上的意义。"

1.4　耳鸣治疗的分类

我们可以从两个方面对耳鸣的治疗方法进行分类。首先，第一种治疗可以直接针对耳鸣，减轻耳鸣的程度或完全消除耳鸣。这可以通过 Baguley 在第 2 章描述的药物或电抑制或神经调节来达到。Husain 在第 14 章中讨论了对这些方法的重要见解。其次，还可以治疗患者对耳鸣的反应。药物可以用来治疗抑郁症和焦虑症患者，并帮助解决睡眠问题。Baguley 在第 2 章中强调了一些更常见的疾病是如何影响咨询策略的。药物治疗对于一些患者来说很重要，但它们并不是针对耳鸣的，所以在这里不进行综述。咨询和声治疗是从 20 世纪 80 年代初一直使用的两种治疗方法。附 1.1 提供了一个治疗方案总结。

1.5　耳鸣治疗中的咨询

无论我们与患者在一起的时间是 1 分钟还是 60 分钟，与患者交谈和倾听是当前治疗的基石。耳鸣患者的咨询通常是由听力师进行的，在现有的许多咨询策略中缺乏很强的理论背景。心理学家使用非常具体的指导方针制定了不同的咨询方法（文献记载有数百种）。表 1.3 提供了这些框架的几个例子，摘自 Flasher 和 Fogle 的精彩总结。

表 1.3　心理咨询方法

存在主义疗法	关注个体在生活中的整体存在，以及如何处理问题。考虑不确定性、意义和孤立（第 5 章）
认知疗法	思想影响行为，确定是哪种错误的思维方式，并确定应对和纠正思想的步骤（第 3 章和第 4 章）
人文主义疗法	以非指导性方式促进个人成长和提供积极的支持（第 5 章和第 15 章）
行为疗法	重点是改变患者的行为方式（第 3 章、4 章和 5 章）

这些理论框架也不是相互排斥的，但我们怀疑耳鸣咨询应该得益于对不同咨询方法的理论背景的深度理解，那些在该方面接受过一些培训的临床医生能够更好地为耳鸣患者服务。

1.5.1　要给予支持

我们和其他人已经注意到对耳鸣患者给予支持和积极鼓励的重要性，无论采用哪种咨询策略，提供合理的希望并表明你是知识渊博、富有同情心和真诚关怀的人，都可能是有帮助的。Mohr 在第 5 章对此提出了一种全新的方法。

1.5.2　提供信息

大多数针对耳鸣的治疗方法都提供了信息。无论你坚持哪种神经生理或心理模型，提供信息都能帮助患者更好地了解他们的问题，减轻受害者的感觉，并使他们在治疗中处于领先地位。表 1.4 概述了可以提供的信息类型。

这些话题彼此之间相关的重要性尚不清楚。讨论它们中的任何一个都不太可能产生负面影响，因

表1.4　提供给耳鸣患者的信息的大体分类

听力	我们是如何听到声音的
	听力的解剖学和生理学
听力损失	听力损失的解剖学和生理学
	听力损失的后果
耳鸣的流行病学	耳鸣的患病率
	耳鸣的原因
	耳鸣相关的常见问题
耳鸣的机制	神经的自发活动
	神经生理学模型（表1.1）
中枢神经系统	大脑在感知声音和对声音做出反应中的作用
	反复暴露于刺激的效果
习服	严重刺激的后果
	无法习服耳鸣的后果
注意力	影响注意力的因素
学习	有助于学习的因素
睡眠	影响睡眠的因素
专注	影响专注的因素
听觉训练	影响听力和理解的因素
生活方式	整体生活方式如何影响健康，包括饮食、锻炼和行为
自我形象	自我形象如何影响我们的信念和反应
治疗方案	适用于听力损失的各种治疗方案，包括助听器、人工耳蜗和听力训练
耳鸣的治疗方案	适用于耳鸣的各种治疗方案，包括应对策略、放松疗法、认知行为疗法和健全疗法

此，真正的问题是纳入或排除哪些内容，以及在每个主题上花费多少时间。显然，太多的信息可能会让一些患者不知所措，而且提供的信息可能太详细或不够清晰。这可能会阻止患者参与治疗的其他方面。我们建议使用图片来简化咨询过程。

治疗的许多咨询部分主要侧重于提供有关听力、听力损失和耳鸣的信息。一些研究人员，例如Hallam，在他们的研究方法中包括了关于习服和注意力的讨论（参见本书的第3章、4章、5章和10章），而另一些人则更关注大脑机制和学习。所有在这本书中提到的临床医生都提供了他们特色的咨询

方法信息，主题和重点的多样性是显而易见的。例如，第9章展示了患者如何使用应用程序来方便与诊室面诊相结合的信息交流。

1.5.3　咨询的组成部分

简而言之，成功的咨询有三个组成部分：

- 改变思想。
- 改变行为。
- 理解个别患者的需求。

1.5.3.1　改变思想

提供信息可以改变患者对耳鸣的看法。然而，即使信息是有用的，仅仅给患者说教也是不够的。了解是什么导致了耳鸣、患者如何学会对此做出反应，以及患者如何帮助自己是很重要的。这是包括认知疗法在内的治疗的关键部分（参见Hallam等人；也参见本书的第3章、4章、9章和10章），即使是针对幼儿也是如此（参见第11章）。

1.5.3.2　改变行为

有时仅仅通过提供信息就可以改变行为。然而，练习所需的行为通常更有效。一些应对策略涉及改变行为；另一些则涉及情绪反应。提供特定任务是改变行为的一部分。第3章、4章、9章和13章提供了许多让患者参与行为管理的案例。

1.5.3.3　理解个别患者的需求

耳鸣治疗更广泛的方面涉及了解个别患者，该患者如何看待耳鸣，得到过什么帮助，以及耳鸣如何融入患者整体生活当中。倾听是第一步，而不是提供信息。第5章所讨论的耳鸣三种方案就是一个很好的例子。

1.5.4　咨询治疗方案的示例

目前已经有了几种咨询治疗方案和策略。大多数都包含提供信息的某些方面。有几个超越了这一点。Tyler和Baker建议，咨询需要考虑患者的所有困难。他们建议咨询的重点是解决与耳鸣相关的情绪问题。Hazell建议："单独地处理耳鸣是徒劳和不切实际的。"表1.5总结了其中的一些方案和策略。

1.5.4.1　认知行为疗法

认知行为疗法应用于耳鸣已经有一段时间了，在文献中也有非常详细的讨论，而且可以说是对照研究中唯一的已被证明有效的方法。尽管并不总是被提及，一些常规的概念在许多耳鸣咨询方案中都

表 1.5 耳鸣治疗咨询策略

Tyler 和 Baker，Tyler 和 Babin，Tyler 等	信息咨询	提供信息，考虑与耳鸣相关的情绪问题
Clark 和 Yanick	信息咨询	了解个别患者的需求
Sweetow	认知行为疗法	提供信息，睡眠，改变态度和自负，转移注意力策略（关注），应对策略，认知行为疗法
Hallam	习服疗法	习服，注意力，放松，改变环境
Coles	习服疗法	提供信息
Coles 和 Hallam	习服疗法	放松，耳鸣反应的习服
Hazell	掩蔽疗法	提供信息，考虑患者的所有问题（如业务、财产和家庭），安慰，注意力，放松，日记，改变环境
Slater 和 Terry	指导性治疗	提供信息，注意力行为，习服，生活方式改变（变得积极有活力）
Lindberg 等	耳鸣行为疗法	提供信息，应对
Stouffer 等	信息咨询	各种放松方法，提供信息，记录日记，改变行为
Jastreboff 和 Hazell	再训练疗法	提供信息，指令式方法
Davis	伴随耳鸣生活	提供信息，压力管理，睡眠，改变观念想法
McKenna	习服疗法	提供信息，习服，放松，应对压力，倾听患者
Henry 和 Wilson	认知行为疗法	提供信息，自助策略，睡眠、抑郁，注意力控制，认知行为疗法，放松，应对策略，预防复发
Tyler 和 Erlandsson	重新聚焦疗法	三层次治疗，注意力，参与其他活动
Tyler 等	耳鸣活动疗法	团队会议，个别咨询，思想和情绪、听力、睡眠、专注，助听器，声治疗
Henry 等	进行性耳鸣管理	五个水平的治疗，分类，听力学管理，团队教育，耳鸣评估，个性化管理

有应用。"提供信息"这一部分旨在改变人们对耳鸣的看法。认知行为疗法的基本前提是：你的耳鸣是客观存在的，你如何去看待它会导致一种特殊的情绪反应。

1.5.4.2 指导性咨询

指导性咨询，或再训练治疗，本身是一种独立的方法，因为它明确地不赞成考虑个人需求、解决个人关切或者为启动行为改变提供建议。例如，Jastreboff 将它描述为一次"教学会议"："它从来不是，也不可能是协作性的。"此外，不要打算通过"改变患者对耳鸣的感知、注意力和情绪……以改善患者的福祉、日常生活、社交和工作能力"。

这种指导性咨询方法引起了几个临床医生的担忧。例如，Wilson 等人批评了再训练治疗对咨询的"教学"方法，认为这种方法似乎忽视了包括更具互动性的方法的标准咨询程序。再训练治疗忽略了引导患者发现无用想法、形成现实的信念和态度并改变他们的情绪反应的基本原则。Kroener-Herwig 等人批评了再训练治疗的许多组成部分，其中之一是它"完全忽视了"帮助患者改变行为的程序。他们认为，大部分耳鸣患者需要更复杂完善的策略，而不是简单地向他们传授信息。相反，他们认为一些患者应该接受干预计划，以改变他们对耳鸣、情绪和行为的看法。McKenna 质疑 Jastreboff 模型的基本哲学，指出它依赖的经典条件反射的视角忽视了耳鸣的人的因素。最近的耳鸣再训练疗法（TRT）的随机对照试验发现，除了标准护理外，它的效果很小，甚至没有效果。

1.6 声治疗针对的是患者对耳鸣的反应

几十年来，声音已经被用于治疗耳鸣（见本书

Searchfield 编写的第 7 章和第 8 章）。它的作用可以理解为：

- 减少患者对耳鸣的关注。
- 降低耳鸣的响度。
- 用烦扰性较小的噪声（背景声音）代替恼人的噪声（耳鸣）。
- 使患者能够对耳鸣有所控制。

声治疗包括使用背景声音、助听器、完全掩蔽、部分掩蔽（包括再训练治疗）和音乐治疗。本书的大部分章节都包括了直接或间接的声治疗。最近的一项研究表明，声治疗确实可以帮助一些患者。

1.6.1 声治疗咨询

实际上，所有声治疗都与某种形式的咨询相结合，即使它只是提供信息。更典型的是，除了关于耳鸣、听力损失、注意力和习服的基本信息外，还包括关于使用声音的具体咨询。无论声治疗是使用助听器还是部分掩蔽，都需要和咨询相结合。Bentler 和 Tyler 在有关声治疗的讨论中指出：无论选择何种治疗策略，咨询都是一个不可或缺的组成部分。Coles（第 395 页）提到除了声治疗外，"良好的咨询对于中断这种恶性循环大有裨益"。表 1.6 列出了声治疗咨询中通常涉及的一些问题。

表 1.6　声治疗咨询的组成部分

背景声音使用的基本原理

避免使用过于强烈的噪声发生器；因为可能会干扰语音和日常声音感知，并可能损害听力

噪声发生器类型的选择

选择一个耳朵或两个耳朵来接收噪声发生器

耳模的选择（如果适用）

背景噪声的使用时间

资料来源：Hazell；Tyler 和 Bentler

偶尔，声治疗的进行似乎不包括咨询。例如，Henry 和 Wilson（第 574 页）提示对于部分或完全掩蔽治疗，目前尚未见到具体的咨询方案发表。这与 Hazell 提出的耳鸣部分掩蔽治疗不一致。在 Hazell 关于掩蔽治疗的讨论中，详细的咨询策略是一个重要的组成部分。我们认为，如果没有咨询，就不应该被称为合理的声治疗。Searchfield（第 8 章）和

Perreau 等人（第 10 章）持相同观点。

1.6.2 助听器的使用

运用背景声治疗耳鸣的历史已经有 50 多年了。因为大多数耳鸣患者也有听力损失，使用助听器放大背景噪声是合乎逻辑的，许多临床医生也提到使用助听器的好处（例如 Bentlerlder、Tyler 和 Searchfield 等）。第 7 章为耳鸣患者佩戴助听器提供了一个极好的详细策略。

在 20 世纪 70 年代末和 80 年代初，研究人员观察到，一些患者需要高水平的噪声来掩蔽耳鸣，即使这样也不能完全掩蔽耳鸣。Vernon 和 Schleuning 强调，实际的噪声水平应该由患者控制。Hazell 和 Wood 发现，可以设置掩蔽声，使患者同时听到掩蔽声和耳鸣。他们指出，噪声会分散注意力，使患者不再那么关注耳鸣本身。其他作者报告说，通过使用非完全掩蔽耳鸣（部分掩蔽耳鸣）的噪声，可以降低耳鸣的响度。

这种方法能够让患者决定他们所能耐受的噪声水平。Hazell（第 114 页）提到掩蔽声"通常在强度略低于患者耳鸣响度的情况下最有效"。

部分掩蔽是一个来自心理声学文献的术语，指的是在背景噪声存在下音调的响度可以降低的现象（例如，Scharf；表 1.7）。

表 1.7　文献中对部分掩蔽的描述示例

Tyler 和 Babin	"噪声和耳鸣都能听到，但耳鸣的响度降低"（第 3213 页）
	患者应"使用最低水平的掩蔽来实现完全缓解"（第 3213 页）
Coles 和 Hallam	"一种低水平的背景声音，可以降低耳鸣的响度"（第 994 页）
Erlandsson 等人	降低来自完全掩蔽条件的噪声，直到能舒服地"听"（第 40 页）
Hazell	"掩蔽的声音并不能完全盖住耳鸣"，它提供的是一种"令人分心的背景声音"（第 107 页）
	"耳鸣倾向于'突破'掩蔽噪声"（第 112 页）
Coles	"当掩蔽只提供低水平的背景声音时，耳鸣的响度就会降低"（第 398 页）

（续表）

Tyler 和 Bentler	"有时，一个掩蔽可以减少耳鸣的音量或烦恼，即使耳鸣仍然可以听到"（第 55 页）
	"部分掩盖耳鸣，但产生最低的声压级和最小的言语干扰"（第 59 页）
Bentler 和 Tyler	"敦促患者使用最低的……掩蔽级别来提供足够的缓解"（第 30 页）
Jastreboff 和 Hazell	"低于引起烦恼或不适的水平"（第 210 页）

1.6.3　音乐治疗

对于许多耳鸣患者来说，听背景音乐是一种可以接受，甚至更令人愉快的选择。Slater 和 Terry 发现，他们抽样调查的耳鸣患者中，近 50% 的人听音乐来帮助治疗耳鸣。我们认为，对耳鸣患者使用音乐治疗应该获得比目前更多的关注。Searchfield 在第 8 章、Perreau 等人在第 4 章推荐使用背景音乐。

1.6.4　听觉过敏

许多耳鸣患者也患有听觉过敏。Hazell 等报道，耳鸣患者的平均不舒适响度水平比无耳鸣的听力损失患者低 10～15 dB（综述见 Nelting）。

耳鸣和听觉过敏之间的关系尚不清楚。响度被认为是由神经活动的数量或水平来编码的。听觉过敏的存在意味着，相比正常情况，在给定的强度下，出现了比正常情况更多的神经纤维参与或更高的活动率。Hazell 认为，中枢神经系统通过一种"增益控制"机制来增加外周敏感性，影响外毛细胞的活动和耳鸣（见 Jastreboff 和 Zeng）。

1.6.4.1　耳鸣患者听觉过敏的治疗

耳鸣患者的听觉过敏需要一些额外的咨询和合理的声治疗，因此，这个主题包含在第 13 章中。治疗伴有听觉过敏的耳鸣的主要困难是由于使用声治疗有时会加重听觉过敏。因此，治疗耳鸣的临床医生如果使用声治疗，确定他们的患者是否有听觉过敏，并进行适当的调整是很重要的。

Sheldrake 等（Coles 引用）建议听觉过敏患者每天佩戴噪声发生器 6 小时。噪声应该是"可听到，但舒适（不一定完全掩盖耳鸣……）"（第 399 页）。Sheldrake 认为，在某些病例中，听觉过敏的患者可在几天至 6 个月的时间内恢复，许多患者逐渐恢复

了对强声的耐受性。

1.7　耳鸣治疗的障碍

1.7.1　临床医生或患者的负面信念

许多临床医生的认识是耳鸣治疗的障碍，例如，他们认为：

- 他们没有接受训练。
- 他们帮不了患者。
- 他们将得不偿失。

这本书的主要目的之一就是提供各种治疗策略的具体实例。听力学家、临床心理学家和耳科医生应该接受培训，以实施大部分治疗策略。我们相信，这本书中描述的所有治疗方法都可以帮助患者。研究最终将确定哪些是最有帮助的，哪些治疗对哪些患者最有效，治疗有效的研究也应当有追加的资助。这种情况下，更多的临床医生将腾出时间提供耳鸣治疗。作为临床医生，我们的工作是向患者展示如何学会与耳鸣一起生活。

1.7.1.1　患者也有观念障碍。他们有时相信：

- 什么都做不了。
- 没有人理解他们的耳鸣。
- 在某个地方，有人有解药。

那些认为耳鸣无法缓解的患者通常不寻求治疗。这可能会推迟干预，并在患者最终寻求帮助时已经成为了更严重的耳鸣。认为什么都做不了，没有人理解的这种观念令患者苦恼。他们的危机感加深，他们可能会更加退缩。经济条件好的绝望患者，一旦认为有希望，就会长途跋涉、支付巨额费用。如果还没有成功，这往往会让他们的情况变得更糟。通过提供良好的治疗，评估临床疗效，并将这些关于临床服务的信息公布于众，有需要的患者可以寻求帮助。

1.7.1.2　会话的持续时间和次数

治疗的最佳次数和持续时间因患者而异。一些患者需要长期的随访，对于许多患者来说，一次简单的 5 分钟讨论就足够了，有的人则需要更长的咨询时间。临床心理学文献表明，大多数患者将受益于几周内几次短时间（不到 1 小时）的面诊。Hazell 建议，声治疗通常需要使用 2～3 个月的噪声发生器，

才能产生益处。需要研究来确定最佳治疗时间,这将因人而异。会话的数量及持续的时间可能与医疗保险挂钩。

1.7.1.3 医疗保险

在听力损失和耳鸣的诊疗中,医保通常是可用的。在美国,治疗中枢听觉处理障碍和提供听觉康复都有医疗报销代码。此外,还有许多用于提供心理治疗的医疗报销代码,包括洞察力导向、行为矫正和支持性心理治疗、互动心理治疗、家庭心理治疗、生物反馈、行为矫正和认知行为治疗。这些代码通常由临床心理学家和精神病学家使用。证明耳鸣治疗临床有效性的研究将有助于医保报销。

1.7.1.4 心理咨询

Flasher 和 Fogle 建议听力师可以使用他们所了解的心理学基本原理和技术。显然,患有临床抑郁症、焦虑症或其他精神疾病的患者需要适当地转诊。但是,这并不意味着听力师不能参与治疗这些患者的耳鸣。根据我们的经验,精神科医生和心理学家与在治疗耳鸣方面有经验的听力师合作是非常受欢迎的。治疗耳鸣患者需要承诺、计划和一些临床专业知识。如果你正在读这本书,你很可能是有心的,如果你还没有计划,这本书将提供几个选择。临床专业知识来自培训和经验,某些个人特性可以通过学习获得,通过有人指导的真实临床体验更容易获得。以下是一些理想的特性:

- 倾听的能力。
- 耐心。
- 鼓励患者的能力。
- 能够坦率地谈论抑郁、焦虑和其他心理问题的能力。
- 情感洞察力。
- 自我意识。

- 笑对生活中的苦乐参半的能力。
- 积极的自尊。
- 情绪稳定。

1.8 总结

咨询和声治疗是耳鸣的基本治疗方法。有许多咨询选项,其中大多数包括提供有关听力损失、耳鸣和注意力的信息。我们认为咨询应考虑个体的情绪状态。因为认知和行为疗法适用于这些问题,所以我们可以从认知和行为疗法方面学到更多。除此之外我们应该重视改善睡眠。一些患者可能会从集中注意力和放松的系统治疗中受益,但这些只作为可选方案。Henry 和 wilson 提供的详细综合的治疗计划是一项重要的贡献,是对 Hallam, Slater, Terry 和 Davis 的全面治疗方案的补充。这本书的章节展示了不同的咨询方法。

声治疗应该作为一种选项,包括可穿戴和不可穿戴的设备。提供背景音可以消除刺激性耳鸣的一些恼人特征,较低水平的部分掩蔽通常更容易被接受,应该探索使用音乐和其他类型的非随机噪声来治疗耳鸣。为了说明耳鸣患者的经历,本章还对耳鸣患者进行了两次访谈,可在配套网站上找到。访谈描述了他们对耳鸣的反应,讨论了耳鸣的挑战,并为其他耳鸣患者提供了建议。

1.9 鸣谢

David M. Baguley, Anthony Cacace, Scott Mitchell, Richard Salvi 和 Grant D. Searchfield 对之前的草稿提出了非常有帮助的建议。

参考文献

[1] McFadden D. Tinnitus: Facts, Theories, and Treatments. Washington, DC: National Academy Press; 1982

[2] Coles RRA. Tinnitus and its management. In: Stephens SDG, Kerr AG, eds. Scott-Brown's Otolaryngology. Guildford, UK: Butterworth; 1987

[3] Tyler RS, Babin RW. Tinnitus. In: Cummings CW, Fredrickson J-M, Harker L, Krause CJ, Schuller DE, eds. Otolaryngology: Head and Neck Surgery. St. Louis, MO: Mosby; 1986:3201 – 3217

[4] Tyler RS, Aran J-M, Dauman R. Recent advances in tinnitus. Am J Audiol. 1992;1(4):36 – 44

[5] Dauman R, Tyler RS. Some considerations on the classification of tinnitus. In: Aran J-M, Dauman R, eds. Proceedings of the Fourth International Tinnitus Seminar. Bordeaux, France: Kugler & Ghedini; 1992:225 – 229

[6] Hiller W, Goebel G. Factors influencing tinnitus loudness and annoyance. Arch Otolaryngol Head Neck Surg. 2006; 132(12):1323 – 1330

[7] Hiller W, Goebel G. When tinnitus loudness and annoyance are discrepant: audiological characteristics and psychological

profile. Audiol Neurotol. 2007;12(6):391-400

[8] Stouffer JL, Tyler RS. Characterization of tinnitus by tinnitus patients. J Speech Hear Disord. 1990; 55 (3): 439-453

[9] Folmer RL, Griest SE, Martin WH. Chronic tinnitus as phantom auditory pain. Otolaryngol Head Neck Surg. 2001;124(4):394-400

[10] Fowler EP, Fowler EP, Jr. Somatopsychic and psychosomatic factors in tinnitus, deafness and vertigo. Ann Otol Rhinol Laryngol. 1955;64(1):29-37

[11] Nondahl DM, Cruickshanks KJ, Huang GH, et al. Tinnitus and its risk factors in the Beaver Dam offspring study. Int J Audiol. 2011;50(5):313-320

[12] Roberts LE. Neural plasticity and its initiating conditions in tinnitus. HNO. 2018;66(3):172-178

[13] Turrigiano G. Homeostatic synaptic plasticity: local and global mechanisms for stabilizing neuronal function. Cold Spring Harb Perspect Biol. 2012;4(1):a005736

[14] Sedley W. Tinnitus: does gain explain? Neuroscience. 2019; 407:213-228

[15] Cacace AT. Expanding the biological basis of tinnitus: crossmodal origins and the role of neuroplasticity. Hear Res. 2003;175(1-2):112-132

[16] Eggermont JJ. Physiological mechanisms and neural models. In: Tyler R, ed. Tinnitus Handbook. San Diego, CA: Singular; 2000

[17] Eggermont JJ, Roberts LE. The neuroscience of tinnitus. Trends Neurosci. 2004;27(11):676-682

[18] Eggermont JJ, Roberts LE. Tinnitus: animal models and findings in humans. Cell Tissue Res. 2015;361(1):311-336

[19] Jastreboff PJ. Phantom auditory perception (tinnitus): mechanisms of generation and perception. Neurosci Res. 1990;8(4):221-254

[20] Salvi RJ, Lockwood AH, Burkard R. Neural plasticity and tinnitus. In: Tyler R, ed. Tinnitus Handbook. San Diego, CA: Singular; 2000:123-148

[21] Vernon JA, Moeller AR. Mechanisms of Tinnitus. Boston, MA: Allyn & Bacon; 1995

[22] Sedley W, Friston KJ, Gander PE, Kumar S, Griffiths TD. An integrative tinnitus model based on sensory precision. Trends Neurosci. 2016;39(12):799-812

[23] Tyler RS. Tinnitus. In: Evered D, Lawrenson G, eds. Tinnitus. (Ciba Foundation Symposium 85). London: Pitman; 1981:136,137

[24] Vanneste S, De Ridder D. The auditory and non-auditory brain areas involved in tinnitus. An emergent property of multiple parallel overlapping subnetworks. Front Syst Neurosci. 2012a; 6:31

[25] Kiang NYS, Moxon EC, Levine RA. Auditory-nerve activity in cats with normal and abnormal cochleas. In: Wolstenholme GEW, ed. Sensorineural Hearing Loss. London: J&A Churchill; 1970:241-273

[26] Eggermont JJ. Tinnitus: some thoughts about its origin. J Laryngol Otol. 1984;9:31-37

[27] Moeller AR. Pathophysiology of tinnitus. Ann Otol Rhinol Laryngol. 1984;93(1 Pt 1):39-44

[28] Salvi RJ, Wang J, Powers NL. Plasticity and reorganization in the auditory brainstem: implications for tinnitus. In: Reich GE, Vernon JA, eds. Proceedings of the 5th International Tinnitus Seminar. Portland, OR: American Tinnitus Association; 1996:457-466

[29] Tonndorf J. Stereociliary dysfunction: a case of sensory hearing loss, recruitment, poor speech discrimination and tinnitus. Acta Otolaryngol. 1981;91(5-6):469-479

[30] Hazell JWP. Tinnitus masking therapy. In: Hazell JWP, ed. Tinnitus. London: Churchill Livingston; 1987:96-117

[31] Penner MJ, Bilger RC. Adaptation and the masking of tinnitus. J Speech Hear Res. 1989;32(2):339-346

[32] Llinás RR, Ribary U, Jeanmonod D, Kronberg E, Mitra PP. Thalamocortical dysrhythmia: a neurological and neuropsychiatric syndrome characterized by magnetoencephalography. Proc Natl Acad Sci U S A. 1999;96(26):15222-15227

[33] Noreña AJ, Eggermont JJ. Changes in spontaneous neural activity immediately after an acoustic trauma: implications for neural correlates of tinnitus. Hear Res. 2003;183(1-2):137-153

[34] Kaltenbach JA, Zhang J, Zacharek MA. Neural correlates of tinnitus. In: Snow JB, ed. Tinnitus: Theory and Management. London: BC Decker Inc; 2004:141-161

[35] Noreña AJ. An integrative model of tinnitus based on a central gain controlling neural sensitivity. Neurosci Biobehav Rev. 2011;35(5):1089-1109

[36] Schaette R, McAlpine D. Tinnitus with a normal audiogram: physiological evidence for hidden hearing loss and computational model. J Neurosci. 2011;31(38):13452-13457

[37] Zeng FG. An active loudness model suggesting tinnitus as increased central noise and hyperacusis as increased nonlinear gain. Hear Res. 2013;295:172-179

[38] Leaver AM, Renier L, Chevillet MA, Morgan S, Kim HJ, Rauschecker JP. Dysregulation of limbic and auditory networks in tinnitus. Neuron. 2011;69(1):33-43

[39] Rauschecker JP, May ES, Maudoux A, Ploner M. Frontostriatal gating of tinnitus and chronic pain. Trends Cogn Sci. 2015;19(10):567-578

[40] Rolls ET. Limbic systems for emotion and for memory, but no single limbic system. Cortex. 2015;62:119-157

[41] Roberts LE, Husain FT, Eggermont JJ. Role of attention in the generation and modulation of tinnitus. Neurosci Biobehav Rev. 2013;37(8):1754-1773

[42] De Ridder D, Vanneste S, Weisz N, et al. An integrative model of auditory phantom perception: tinnitus as a unified percept of interacting separable subnetworks. Neurosci Biobehav Rev. 2014;44:16-32

[43] De Ridder D, Vanneste S, Freeman W. The Bayesian brain: phantom percepts resolve sensory uncertainty. Neurosci Biobehav Rev. 2014;44:4-15

[44] Goodey R. Tinnitus: When the patient complains of noises in the ear. Patient Management. 1988;17(9):75-89

[45] Wilson JP. Theory of tinnitus generation. In: Hazell JWP, ed. Tinnitus. London: Churchill Livingstone; 1987:20 – 45

[46] Hallam RS, Rachman S, Hinchcliffe R. Psychological aspects of tinnitus. In: Rachman S, ed. Contributions to Medical Psychology. Vol. 3. Oxford: Pergamon Press; 1984:31 – 53

[47] Hazell JWP, Wood SM, Cooper HR, et al. A clinical study of tinnitus maskers. Br J Audiol. 1985;19(2):65 – 146

[48] Liberman MC, Dodds LW. Single-neuron labeling and chronic cochlear pathology. III. Stereocilia damage and alterations of threshold tuning curves. Hear Res. 1984;16 (1):55 – 74

[49] Kujawa SG, Liberman MC. Adding insult to injury: cochlear nerve degeneration after "temporary" noise-induced hearing loss. J Neurosci. 2009;29(45):14077 – 14085

[50] House JW, Brackmann DE. Tinnitus: surgical treatment. Ciba Found Symp. 1981;85:204 – 216

[51] Tyler RS, Conrad-Armes D. Masking of tinnitus compared to masking of pure tones. J Speech Hear Res. 1984;27(1): 106 – 111

[52] Cacace AT. The limbic system and tinnitus. In: Snow J, ed. Tinnitus: Theory and Management. Hamilton, Canada: BC Decker; 2004:162 – 170

[53] Levine RA, Abel M, Cheng H. CNS somatosensory-auditory interactions elicit or modulate tinnitus. Exp Brain Res. 2003;153(4):643 – 648

[54] Sanchez TG, Rocha CB. Diagnosis and management of somatosensory tinnitus: review article. Clinics (São Paulo). 2011;66(6):1089 – 1094

[55] Slater R, Terry M. Tinnitus: A Guide for Sufferers and Professionals. London: Croom Helm; 1987

[56] LeDoux J. Emotion, Memory, and the Brain. New York: Simon & Schuster; 1994

[57] Mega MS, Cummings JL, Salloway S, Malloy P. The limbic system: an anatomic, phylogenetic, and clinical perspective. J Neuropsychiatry Clin Neurosci. 1997;9(3): 315 – 330

[58] Husain FT. Neural networks of tinnitus in humans: elucidating severity and habituation. Hear Res. 2016;334: 37 – 48

[59] Jastreboff PJ. Tinnitus habituation therapy (THT) and tinnitus retraining therapy (TRT). In: Tyler RS, ed. Handbook of Tinnitus. San Diego, CA: Singular; 2000: 357 – 376

[60] McKenna L. Models of tinnitus suffering and treatment compared and contrasted. Audiol Med. 2004;2:1 – 14

[61] Elgandy MS, Tyler RS, Coelho C. Help! Our tinnitus patients want a drug? SJO. 2019. DOI: 10.32474/SJO. 2019.02.000147

[62] Murai K, Tyler RS, Harker LA, Stouffer JL. Review of pharmacologic treatment of tinnitus. Am J Otol. 1992;13 (5):454 – 464

[63] Dauman R. Electrical stimulation for tinnitus suppression. In: Tyler RS, ed. Tinnitus Handbook. San Diego: Singular; 2000:377 – 398

[64] Dobie RA, Hoberg KE, Rees TS. Electrical tinnitus suppression: a double-blind crossover study. Otolaryngol Head Neck Surg. 1986;95(3 Pt 1):319 – 323

[65] Elgandy MS, Tyler R, Dunn C, Hansen M, Gantz B. A unilateral cochlear implant for tinnitus. Int Tinnitus J. 2018;22:128 – 132

[66] Hazell JWP, Jastreboff PJ, Meerton LE, Conway MJ. Electrical tinnitus suppression: frequency dependence of effects. Audiology. 1993;32(1):68 – 77

[67] Quaranta N, Wagstaff S, Baguley DM. Tinnitus and cochlear implantation. Int J Audiol. 2004;43(5):245 – 251

[68] Rubinstein JT, Tyler RS. Electrical suppression of tinnitus. In: Snow J, ed. Tinnitus: Theory and Management. Hamilton, Canada: BC Decker; 2004:326 – 335

[69] Tyler RS, Owen RL, Bridges J, Gander PE, Perreau A, Mancini PC. Tinnitus suppression in cochlear implant patients using a sound therapy app. Am J Audiol. 2018;27 (3):316 – 323

[70] Zwolan TA, Kileny PR, Souliere CR, Kemink JL. Tinnitus suppression following cochlear implantation. In: Aran J-M, Dauman R, eds. Tinnitus 91: Proceedings of the Fourth International Tinnitus Seminar. Amsterdam: Kugler; 1992:423 – 426

[71] Peter N, Kleinjung T. Neuromodulation for tinnitus treatment: an overview of invasive and non-invasive techniques. J Zhejiang Univ Sci B. 2019;20(2):116 – 130

[72] Vanneste S, De Ridder D. Noninvasive and invasive neuromodulation for the treatment of tinnitus: an overview. Neuromodulation. 2012b; 15(4):350 – 360

[73] Sweetow RW. Cognitive-behavioral modification in tinnitus management. Hearing Instruments. 1984;35:14 – 52

[74] Sweetow RW. Cognitive aspects of tinnitus patient management. Ear Hear. 1986;7(6):390 – 396

[75] Hallam RS. Tinnitus: Living with the Ringing in Your Ears. New York: HarperCollins; 1989

[76] Jastreboff PJ, Hazell JWP. A neurophysiological approach to tinnitus: clinical implications. Br J Audiol. 1993;27(1): 7 – 17

[77] Mohr AM. Reflections on tinnitus by an existential psychologist. Audiol Med. 2008;6:73 – 77

[78] Mohr AM, Hedelund U. Tinnitus person-centred therapy. In: Tyler RS, ed. Tinnitus Treatment: Clinical Protocols. New York: Thieme; 2006:198 – 216

[79] Flasher LV, Fogle T. Counseling Skills for Speech-Language Pathologists and Audiologists. Clifton Park, NY: Thomson/Delmar Learning; 2004

[80] Coles RRA, Hallam RS. Tinnitus and its management. Br Med Bull. 1987;43(4):983 – 998

[81] Tyler RS, Haskell G, Preece J, Bergan C. Nurturing patient expectations to enhance the treatment of tinnitus. Semin Hear. 2001;22:15 – 21

[82] Tyler RS, Bergan C. Tinnitus retraining therapy: a modified approach. Hear J. 2001;54(11):36 – 42

[83] Bentler RA, Tyler RS. Tinnitus management. ASHA. 1987;29(5):27 – 32

［84］ LaMarte FP, Tyler RS. Noise-induced tinnitus. AAOHN J. 1987;35(9):403 – 406

［85］ Sheldrake JB, Wood SM, Cooper HR. Practical aspects of the instrumental management of tinnitus. Br J Audiol. 1985;19(2):147 – 150

［86］ Tyler RS, Baker LJ. Difficulties experienced by tinnitus sufferers. J Speech Hear Disord. 1983;48(2):150 – 154

［87］ Hallam RS, Jakes SC, Hinchcliffe R. Cognitive variables in tinnitus annoyance. Br J Clin Psychol. 1988;27(3):213 – 222

［88］ Tyler RS, Stouffer JL, Schum R. Audiological rehabilitation of the tinnitus client. J Acad Rehabilitative Audiol. 1989; 22:30 – 42

［89］ Clark JG, Yanick P. Tinnitus and Its Management. Springfield, IL: Charles C Thomas; 1984

［90］ Lindberg P, Scott B, Melin L, Lyttkens L. Behavioural therapy in the clinical management of tinnitus. Br J Audiol. 1988;22(4):265 – 272

［91］ Stouffer JL, Tyler RS, Kileny PR, Dalzell LE. Tinnitus as a function of duration and etiology: counselling implications. Am J Otol. 1991;12(3):188 – 194

［92］ Johnson RM, Goodwin P. The use of audiometric tests in the management of the tinnitus patient. J Laryngol Otol Suppl. 1981;(4):48 – 51

［93］ Davis P. Living with Tinnitus. Woolahra, Australia: Gore & Osment; 1995

［94］ Henry JL, Wilson PH. The Psychological Management of Chronic Tinnitus: A Cognitive-Behavioral Approach. Boston, MA: Allyn & Bacon; 2001

［95］ Henry JL, Wilson PH. Tinnitus: A Self-Management Guide for the Ringing in Your Ears. Boston, MA: Allyn & Bacon; 2002

［96］ Tyler RS, Erlandsson S. Management of the tinnitus patient. In: Luxon LM, Furman JM, Martini A, Stephens D, eds. Textbook of Audiological Medicine. Oxford: Isis; 2000:571 – 578

［97］ Tyler RS, Gogel SA, Gehringer AK. Tinnitus activities treatment. Prog Brain Res. 2007;166:425 – 434

［98］ Henry JA, Zaugg TL, Myers PJ, Schechter MA. The role of audiologic evaluation in progressive audiologic tinnitus management. Trends Amplif. 2008;12(3):170 – 187

［99］ Andersson G, Lyttkens L. A meta-analytic review of psychological treatments for tinnitus. Br J Audiol. 1999; 33(4):201 – 210

［100］ Dobie RA. A review of randomized clinical trials in tinnitus. Laryngoscope. 1999;109(8):1202 – 1211

［101］ Tunkel DE, Bauer CA, Sun GH, et al. Clinical practice guideline: tinnitus. Otolaryngol Head Neck Surg. 2014; 151(2) Suppl:S1 – S40

［102］ Jastreboff MM. Controversies between cognitive therapies and TRT counseling. In: Hazell J, ed. Proceedings of the Sixth International Tinnitus Seminar. London: THC; 1999:288 – 291

［103］ Wilson PH, Henry JL, Andersson G, Hallam RS, Lindberg P. A critical analysis of directive counselling as a component of tinnitus retraining therapy. Br J Audiol. 1998;32(5):273 – 286

［104］ Kroener-Herwig B, Biesinger E, Gerhards F, Goebel G, Verena Greimel K, Hiller W. Retraining therapy for chronic tinnitus: a critical analysis of its status. Scand Audiol. 2000;29(2):67 – 78

［105］ Bauer CA, Berry JL, Brozoski TJ. The effect of tinnitus retraining therapy on chronic tinnitus: a controlled trial. Laryngoscope Investig Otolaryngol. 2017;2(4):166 – 177

［106］ Scherer RW, Formby C, Tinnitus Retraining Therapy Trial Research Group. Effect of tinnitus retraining therapy vs standard of care on tinnitus-related quality of life: a randomized clinical trial. JAMA Otolaryngol Head Neck Surg. 2019;145(7):597 – 608

［107］ Vernon J. Attemps to relieve tinnitus. J Am Audiol Soc. 1977;2(4):124 – 131

［108］ Tyler RS, Perreau A, Powers T, et al. Tinnitus sound therapy trial shows effectiveness for those with tinnitus. J Am Acad Audiol. 2020;31(1):6 – 16

［109］ Goodhill V. The management of tinnitus. Laryngoscope. 1950;60(5):442 – 450

［110］ Vernon J, Schleuning A. Tinnitus: a new management. Laryngoscope. 1978;88(3):413 – 419

［111］ Searchfield GD, Kaur M, Martin WH. Hearing aids as an adjunct to counseling: tinnitus patients who choose amplification do better than those that don't. Int J Audiol. 2010;49(8):574 – 579

［112］ Tyler RS, Bentler RA. Tinnitus maskers and hearing aids for tinnitus. Semin Hear. 1987;8(1):49 – 61

［113］ Hazell JWP, Wood S. Tinnitus masking: a significant contribution to tinnitus management. Br J Audiol. 1981; 15(4):223 – 230

［114］ Scharf B. Fundamentals of auditory masking. Audiology. 1971;10(1):30 – 40

［115］ Tyler RS, Conrad-Armes D. The determination of tinnitus loudness considering the effects of recruitment. J Speech Hear Res. 1983;26(1):59 – 72

［116］ Nelting M, ed. Hyperakusis. Stuttgart: Georg Thieme Verlag; 2003

［117］ Erlandsson S, Ringdahl A, Hutchins T, Carlsson SG. Treatment of tinnitus: a controlled comparison of masking and placebo. Br J Audiol. 1987;21(1):37 – 44

［118］ Jastreboff PJ, Hazell JWP. Tinnitus Retraining Therapy: Implementing the Neurophysiological Model. New York: Cambridge University Press; 2004

［119］ Gladding S. Conseling: A Comprehensive Profession. Upper Saddle River, NJ: Prentice Hall; 2000

［120］ Riley J. Counseling: an approach for speech-language pathologists. Contemporary Issues in Communication Sci Disorders. 2002;29:6 – 16

［121］ Zimmerman BJ, Abraham I, Schmidt SA, Baryshnikov Y, Husain FT. Dissociating tinnitus patients from healthy controls using resting-state cyclicity analysis and clustering. Netw Neurosci. 2018;3(1):67 – 89

◆ 附 1.1　耳鸣概述 ◆

附 1.1.1　定义和病因

耳鸣是一种症状,感觉到来自自己大脑的声音,它通常伴有感音神经性听力损失。许多人诉说,他们的耳鸣听起来像铃声、蟋蟀声或嗡嗡声,但耳鸣也可能听起来像许多不同的声音。产生耳鸣的机制还不是很清楚。任何导致听力损失的情况都会引起耳鸣,包括噪声暴露、衰老、创伤和药物。

附 1.1.2　患病率

大约每 10 人中就有 1 人患有耳鸣,每 200 人中就有 1 人患有非常恼人的耳鸣,干扰了他们正常生活的能力。在大约 75% 的患者中,耳鸣在他们的一生中保持不变。在大约 10% 的患者中,耳鸣会恶化,在大约 15% 的患者中,耳鸣会随着时间的推移而改善。大多数患者能够学会适应它。

附 1.1.3　反应

人们对耳鸣的反应极为不同。一些人觉得这有点麻烦,但基本上可以忽略。其他人则因耳鸣而苦恼,难以集中注意力和入睡。

附 1.1.4　听觉过敏

许多耳鸣患者觉得中等强度的声音非常不舒服。当出现这种"听觉过敏"时,应该同耳鸣一起治疗。治疗通常包括脱敏。

附 1.1.5　检测

可以通过确定与耳鸣具有相同音调和响度的声音的频率和音量来检测耳鸣。大多数患者也可以用噪声或纯音来掩盖耳鸣。掩盖耳鸣所需的噪声是可以检测的。

附 1.1.6　问卷调查表

现在有几个标准化的问卷来衡量耳鸣的障碍性质。患者会回答这样的问题,例如:"耳鸣会影响你与人交谈的能力吗?"

附 1.1.7　治疗

耳鸣可能是其他疾病的症状。首先,进行一次全面的体检,以确定你是否需要内科或外科治疗。在大量耳鸣患者的对照研究中,没有一种药被证明是有效的。然而,有几种治疗方法可以帮助人们应对耳鸣。包括以下内容。

附 1.1.8　心理治疗

认知行为矫正:这种方法帮助你以合理的方式谈论耳鸣,计划和进行试验来改变你对耳鸣的想法和反应。

放松疗法:有许多技术,例如,使用录制的轻柔音乐或生物反馈疗法,可以帮助患者在受到耳鸣困扰时放松。

附 1.1.9　药物

虽然药物一般不能治疗耳鸣,但它们可以帮助减轻压力和促进睡眠。

附 1.1.10　助听器

大多数耳鸣患者也有听力损失,可能会受益于助听器。比较容易的沟通可以减少压力,从而减轻耳鸣。助听器还会放大背景噪声,许多耳鸣患者反馈,当他们听到低水平的背景声音时,他们的耳鸣会好些。

附 1.1.11　声治疗

大多数患者诉说,背景噪声或音乐的存在是有帮助的。

这些声音可以:
- 掩蔽(盖住)耳鸣。
- 降低耳鸣的响度(同时仍能听到耳鸣)。
- 分散患者对耳鸣的注意力。

声治疗中使用的声音类型包括:
- 宽频噪声(听到的类似"sssshhhh"声)。许多患者反馈,听噪声比听耳鸣要轻松。
- 音乐,通常是柔和、轻快的背景音乐(如古典巴洛克音乐、简单的钢琴音乐)。
- 特别为放松或分散注意力而制作的声音(例如,海浪拍打海岸的声音,雨滴落在树叶上的声音,有时这些声音与轻音乐结合在一起)。

有几种不同的设备可以产生这些声音：

- 类似助听器的可穿戴设备。
- 带有耳机或插入式耳机（iPod 或 MP3 播放器）的可穿戴设备。
- 不可穿戴设备，包括收音机、iPad 或平板电脑上的应用程序，或者专门为放松或耳鸣而制作的声音发生器。一些设备有不同的声音可供选择，许多型号的设备都有计时器，在床边使用时会很有用。

声治疗并不一定要一直使用。在同一可穿戴设备中也可以同时获得噪声发生器和助听器。

附 1.1.12　习服或再训练疗法

大脑自然而然地习惯不重要的声音。例如，在进入一个房间的几秒钟内，我们的大脑就忽略了嘈杂的冰箱声音。再训练疗法结合了咨询和习服，来减少患者对耳鸣的恐惧，并为患者构建一个经常处于低水平的背景噪声环境。此时可能需要可穿戴式噪声发生器。

附 1.1.13　重新聚焦疗法

许多患者将注意力集中在其耳鸣上，他们一天中大部分时间都在想自己的耳鸣。他们越想自己的耳鸣，情况就越糟，情况越糟糕，他们就越想这件事。

重新聚焦疗法帮助患者将注意力集中在生活中其他喜欢的事情上，让患者保持忙碌是很重要的，把患者的注意力集中在生活中喜欢的事情上，试着把耳鸣忘到脑后。

附 1.1.14　一般性建议

- 做个全面检查，以确定你的耳鸣不适合药物治疗。
- 当你处于强噪声环境时，请使用听力保护措施。
- 如果交流有困难，你应该使用单侧或双侧助听器。
- 如果强声让你感到烦躁，这可能与你的听觉过敏有关，你应该考虑脱敏治疗。
- 试着用低音量的背景音来降低耳鸣的显著性。
- 试着把你的注意力从耳鸣上移开，把注意力放在你喜欢的事情上，并全神贯注于你喜欢的事情。
- 如果这还不够，可以考虑心理治疗、药物治疗、声治疗、再训练治疗和重新聚焦治疗。联系一位有耳鸣患者治疗经验的听力师、耳科医生或心理医生。
- 加入美国耳鸣协会寻求支持和信息：邮政信箱 424049，华盛顿特区 20042 - 4049。网址：http://www.ata.org。

（徐慧芳　林羽沁　唐旭霞　译）

第2章

耳科疾病患者的耳鸣治疗

Treating Tinnitus in Patients with Otologic Conditions

David M. Baguley and Manohar L. Bance

摘要

耳科疾病患者烦恼耳鸣的治疗,与耳科疾病相关的麻烦耳鸣患者所需的治疗方法,与那些无明确病理改变的耳鸣治疗方法截然不同。这一章,围绕该主题,以梅尼埃病、前庭神经鞘膜瘤、突发感音神经性听力下降和中耳肌阵挛为例,阐述需要多学科合作方法来处置耳鸣。

关键词:耳鸣,耳科学,梅尼埃病,前庭神经鞘膜瘤

世界各地都有耳鸣治疗的指南,但很少关注相关耳科疾病的状态和潜在疾病的治疗。在本章节中,我们分享了有明确耳科疾病的耳鸣患者的治疗方法,并坚定地认为耳鸣治疗必须与疾病的治疗相结合。这在治疗本身可能使耳鸣恶化的情况下尤为重要。例如,使用庆大霉素鼓室注射治疗梅尼埃病有加重听力损失和耳鸣的风险,就像经迷路入路切除前庭神经鞘膜瘤一样。将耳鸣治疗纳入整体治疗计划,将提高总体治疗成功的可能性。

这一治疗模式还蕴含着多学科团队合作的思维。在神经耳科学团队中,建立了良好的外科团队协作,但是在耳鸣治疗方面,不管药物还是手术治疗,团队中都必须有耳鸣治疗师。来自各个学科的观点的碰撞是无价的,正是这种多学科合作的模式,孕育着新的、有效的耳鸣治疗手段。

我们将在本章中详细描述以下四种疾病的耳鸣治疗方案:梅尼埃病、前庭神经鞘膜瘤、单耳突发感音神经性听力下降(突聋)、中耳肌阵挛。另外,半规管裂以及良性颅内高压相关的耳鸣治疗也将在本章节中提及。

虽然我们仅仅重点描述了这几类疾病的治疗方法,但其中的一些见解仍可帮助读者治疗其他与耳鸣相关的耳科疾病,例如耳硬化症、颈静脉球体瘤和传导性听力下降。

2.1 梅尼埃病患者的耳鸣治疗

梅尼埃病表现为三联征反复发作的眩晕(每次持续数分钟到数小时不等),患耳耳鸣和听力下降,还经常会出现耳闷胀及响度重振现象。初起耳鸣声仅间断性出现,常呈低音调、轰鸣声、嗡嗡声,或是海浪声等,后期随着听力的下降,耳鸣声常持续存在。不同文献报道的梅尼埃病的发病率差异较大,为$(4.3 \sim 100)/100\,000$,男女比例大致相同,$30 \sim 40$岁人群好发。该病通常累及双耳,此概率在$2\% \sim 73\%$。

相关研究表明,梅尼埃病可能有特征性的耳鸣症状。Stouffer和Tyler两人指出,相较于其他病因的耳鸣患者,梅尼埃病患者耳鸣严重程度分级更高,更恼人。Douek和Reid发现梅尼埃病患者的耳鸣音匹配多为低频声(通常为$125 \sim 250$ Hz),与大部分耳鸣患者表现出的高音调(超过$3\,000$ Hz)耳鸣声不同。Erlandsson等人发现伴有焦虑和抑郁的梅尼埃病患者通常难以忍受耳鸣。临床医生并不会对焦虑或抑郁的梅尼埃病患者自觉症状更重这一现象感到惊讶,应考虑对可以治疗的焦虑或抑郁进行筛查,如使用医院焦虑抑郁量表(HADS)等,因此我们在治疗梅尼埃病患者的耳鸣症状时应当考虑到这一特殊情况。在耳鸣和听力下降共同存在的情况下,应当考虑助听设备的使用,并把可能的波动性听力下降以及偶发的响度重振纳入治疗方案中。尽管大多数病例表现为单耳听力下降,可能不符合传统的助听器选配方案,但是大量强有力的证据表明单耳听力轻度下降就可能引起听力障碍。

药物和手术治疗梅尼埃病的目的通常在于控制眩晕的发作,但这些治疗有可能加重耳鸣及听力损失。已证实前庭神经切断术可消除迷路信号的输

入。前庭下神经包含中间传出纤维,这些纤维在
Oort 接合处加入耳蜗神经,当前庭下神经被切断
时,到耳蜗的中间传出听觉输入也被中断,从而破坏
了通过传出系统对频率选择性和耳鸣强度编码的假
设。Scharf 等人通过对 16 名患者进行心理声学测
试,发现前庭神经切断术并没有使耳鸣症状减轻。
Baguley 等人回顾了有关前庭神经切断术对耳鸣影响
的文献,发现大部分患者的耳鸣与术前一样或有加重。

梅尼埃病的药物治疗(如倍他司汀、利尿剂等),
其常规使用剂量无耳毒性。然而,只要患者对药物
副作用或睡眠障碍感到焦虑,几乎所有的药物都可
能导致耳鸣的出现。目前,广泛应用的侵入性的干
预措施是鼓室内注射类固醇激素。尽管类固醇激素
无耳毒性,但它可能会造成鼓膜穿孔进而引起传导
性听力下降,使耳鸣加重,虽然这种情况出现的概率
很低。另外一个较常用的方法是鼓室内注射庆大霉
素,用化学迷路切除术来控制眩晕,这一方法对耳鸣
治疗的疗效没有一致结论。有部分学者发现鼓室内
注射庆大霉素后耳鸣可减轻甚至消失,但因为庆大
霉素潜在的耳蜗毒性,故也应考虑到因此而导致耳
鸣加重的可能。

值得注意的是,Vernon 等人报道称随着梅尼埃
病患者眩晕症状的控制,一些患者会更加关注耳鸣,
因而更加受到耳鸣困扰。这为本文所述的治疗手段
提供了有力支撑,即干预梅尼埃病的前庭及听觉症
状的同时需进行耳鸣的治疗。

2.1.1　治疗方案

为解决上述问题,针对梅尼埃病患者耳鸣治疗
的几个要素,总结如表 2.1。

表 2.1　梅尼埃病患者耳鸣的具体治疗措施

具体疗法	治疗时机
对耳鸣与逐渐减弱的眩晕之间的关联性进行咨询	贯穿始终
多程序助听器的选配	第二阶段较为恰当
放松疗法	第二/第三阶段较为恰当
焦虑或抑郁患者的转诊	由 HADS 得分决定
听力康复训练(言语朗读、听力策略、听觉训练)	贯穿始终

缩写词:HADS,医院焦虑抑郁量表

2.1.1.1　与眩晕的关系

对许多患者来说,逐渐加重的耳鸣可能是眩晕
发作的前驱症状。因此,耳鸣与失用性眩晕之间的
强关联性可能是患者持续痛苦的原因之一,需要心
理咨询来进行干预。尽管药物或手术可减少眩晕
发作的程度及频率,但耳鸣造成的心理相关的问题
将会持续存在。正如前面所提及的,当眩晕消退,
耳鸣声可能会明显增大。因此,如果梅尼埃病患者
的眩晕症状已控制,则应立即对其进行耳鸣治疗
干预。

2.1.1.2　声治疗与波动性听力下降

梅尼埃病患者典型的听力下降表现为单耳的,
低频为主的,通常不会影响日常生活。然而,这一现
象却对耳鸣的声治疗有重要的影响。我们应该注意
到梅尼埃病患者对于低频噪声的感知会减低,并且
这很可能是与耳鸣声相匹配的频率区域。因此,如
果使用噪声掩蔽,我们需要适配能够在低频产生足
够能量的装置来有效地减少耳鸣的强度。当然,一
个多程序装置,只要其中一个程序能产生更多的低
频噪声,也是有帮助的。

在我们的门诊,最常见到的就是单耳佩戴多记
忆功能助听器的患者或单侧梅尼埃病患者。对于双
侧梅尼埃病患者来说,助听器的选配几乎总是必须
的。助听器应当根据患者的听力图来进行验配,对
于可能存在重振的患者,应当考虑到需要使用适当
压缩。当患者听力出现波动的时候,助听器内的程
序应当满足听力下降或改善时的增益需求,需要对
患者进行详细的使用指导。除此之外,还需要指导
患者的语音阅读、听力和沟通策略以及听觉训练。

2.1.1.3　压力、耳鸣和梅尼埃病

由于压力、耳鸣及梅尼埃病之间的关系较为复
杂,面对患者,临床医生需要掌握一些技巧,首先应
详细地记录病史。虽然进行性的肌肉松弛疗法有
一定的作用,但一部分患者可能需要借助生物反
馈技术来学习如何降低慢性交感神经的兴奋。除
此之外,睡眠保健疗法可能也是松弛疗法的一
部分。

2.1.1.4　焦虑抑郁患者的转诊

鉴于梅尼埃病患者中有着明确的焦虑和抑郁发
病率,在耳鸣患者的病史中,这些症状是非常明显
的,并且可能与耳鸣有一定的关系。仔细运用一些
筛查手段(例如 HADS)对耳鸣患者来说是有帮
助的。

2.2 前庭神经鞘膜瘤患者的耳鸣治疗

前庭神经鞘膜瘤是一种发生于前庭神经的良性肿瘤,比起听神经瘤,前庭神经鞘膜瘤这一病名更为准确。该病发生率为(1~2)/100 000,若为 2 型神经纤维瘤病(NF2)(图 2.1)则常累及双侧。前庭神经鞘膜瘤患者中大多数都有耳鸣症状,有研究统计了473 例患者,73%有耳鸣症状,11%以耳鸣为主要症状。关于前庭神经鞘膜瘤患者耳鸣的产生,有几种假说:一种是神经元接触假说(受压的蜗神经内神经纤维的交叉传导),肿瘤阻碍了内听道内迷路动脉的血流,从而导致耳蜗病变,亦或是由耳蜗生化功能的减退引起。另一个假说是,因为内听道受压,导致了前庭下神经内中间听觉传出通路的潜在功能障碍。有意思的是,很多手术切除肿瘤的患者,术后仍有耳鸣,发生率约为 83%。有研究显示,大概有 2.5%~6%的患者,术后耳鸣十分严重,一项针对 143 人的网络调查中,27%的患者认为术后耳鸣是非常大的问题。

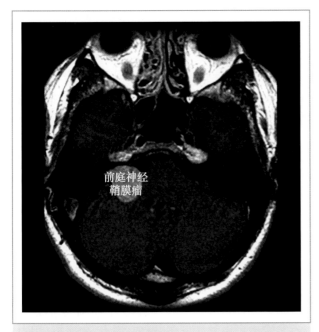

图 2.1 右侧前庭神经鞘膜瘤

术后耳鸣的产生机制仍不清楚,就像术前耳鸣一样。正如之前提到的,神经元接触假说也适应于术后耳鸣现象,因为信号交叉传导现象也存在于受损的外周神经。肿瘤切除需要切除前庭下神经和前

庭上神经,因此,由于前庭下神经内的传出纤维的切除,会导致传出功能障碍。但是,这一观点也存在争议,因为相较于经迷路径路手术,成功保听患者术后耳鸣的发生明显减少。若保听手术能成功,理论上耳蜗神经的功能是保留了的,尽管可能对听力有轻微的影响,当然,不管何种手术方式,一旦肿瘤切除,则前庭神经也被切断。

放疗是治疗前庭神经鞘膜瘤的另一种方式。但是极少有人关注放疗对耳鸣的影响,甚至有些研究根本没有提到这一症状(例如,Mahboubi 等)。Hebbet等人发现一组前庭神经鞘膜瘤患者采用放疗后耳鸣症状减轻,但并未报道症状改善的具体程度。

尽管已有文献表明,前庭神经鞘膜瘤治疗后出现严重痛苦的耳鸣并不常见,在了解耳鸣可能持续存在的情况下,患有此类耳鸣的患者在术前等待过程中(或是处于观察、等待、影像学复查过程中)可能会选择进行耳鸣治疗。有研究表明,术前程度较强或令人烦躁的耳鸣声在术后很有可能更恼人。因此,在确诊和讨论手术或其他治疗肿瘤的手段后,患者了解耳鸣产生的原因并意识到耳鸣可能会加重,会更好地配合治疗。

医生可以使用一些问卷,例如耳鸣障碍量表(THI)、耳鸣功能指数(TFI),来帮助诊断患者的耳鸣是否伴有明显的痛苦,以便确定治疗的必要性。这些治疗能让一些患者术前的耳鸣有所减轻,从而使他们更能忍受等待手术的过程(15%~18%的患者接受了经迷路径路切除肿瘤)。对于耳鸣持续的患者,这些治疗将提高其在术后对耳鸣的适应性。同时,我们应注意到那些术前无耳鸣的患者有可能在术后出现耳鸣(概率为 27%~35%)。应当给予这些患者详细的宣教,告知其术后耳鸣发生的可能性,减轻手术后耳鸣出现时的恐慌感。

2.2.1 治疗方案

在此方案中,患有前庭神经鞘膜瘤及恼人耳鸣的患者在接受神经耳科学治疗后,将接受耳鸣专科门诊的咨询,确定耳鸣是一个问题。针对患有前庭神经鞘膜瘤的耳鸣患者,其治疗要点总结如表 2.2。

2.2.1.1 治疗机制

即使将耳鸣相关信息告知确诊前庭神经鞘膜瘤的患者,也很少有人能够理解它。考虑到确诊肿瘤及随后可能的神经外科手术治疗给患者带来的冲击力,患者的这一反应并不意外。我们有机会告知患

表2.2　前庭神经鞘膜瘤耳鸣治疗的具体措施

具体疗法	治疗时机
对耳鸣和前庭神经鞘膜瘤间的关联性进行咨询	确诊后或治疗后1个月内
助听器的验配,机型包括CROS、BiCROS、经颅CROS或对侧骨BAHA	根据患者的患病时间和治疗策略来量身定制
松弛疗法(渐进式肌肉放松疗法)	第一阶段
焦虑或抑郁患者的转诊	根据HADS得分提供的信息
听力康复训练(语言阅读、听力策略、听觉训练)	贯穿始终

缩写词:BAHA,骨锚式助听器;BiCROS,双耳对传式助听器;CROS,单耳信号对传式助听器;HADS,医院焦虑抑郁量表

者耳鸣产生的原因,可能和前庭神经鞘膜瘤有关,耳鸣可能出现在术前或术后或者是观察和等待的任意时间。在术前或是对于随访观察和等待的患者,我们可以告知患者,耳鸣可能是因为耳蜗受到影响(因为缺血或功能减退),而在术后则可使用幻肢类比法。如上所述,我们简单回顾了这些机制的主要内容,而细节部分在其他文献中有详尽说明。患有凝视调节型耳鸣的患者可能发现对这一现象的解释特别有益,但是必须明白有很多问题尚未得到解答。

2.2.1.2　观察,等待,影像学复查

随着"观察,等待,影像学复查"方案的逐渐盛行,对于耳鸣和及时治疗需求应该给予特别关注。然而我们往往倾向于忽视这类患者耳鸣的治疗(也不考虑进行听力或前庭康复),尽管这类治疗是十分有益的。对于保守治疗的前庭神经鞘瘤患者,耳鸣已经被明确是降低患者生活质量的一大因素。特别值得注意的是,保守治疗的患者对耳鸣声的变化十分敏感(例如耳鸣的音调和响度),并且担忧这类变化是肿瘤体积突然增大的信号,在这种情况下,则会更频繁地使用核磁共振成像来监测肿瘤的大小。

2.2.1.3　禁忌使用富声

对于那些行经迷路径路切除前庭神经鞘膜瘤的患者或是术中保留听力失败的患者来说,将会出现永久的单侧极重度感音神经性听力下降。因此,我们常用的掩蔽策略,使用持续低水平的背景噪声是不恰当的,因为患者发现很难在有背景噪声的环境下识别声音。我们应当避免使患者听力障碍加重的情况出现。另外,对一些患者来说,对侧耳(好耳)的声暴露可能会使耳鸣加重。

2.2.1.4　术后听觉过敏

有意思的是,接受牺牲听力的前庭神经鞘膜瘤切除术的患者,可能在术后即出现对侧耳的听觉过敏现象。然后很快缓解。这一现象尚未得到论证,实际上也很难完成,但是我们可以向患者进行解释。合理地讨论这一现象会涉及对突然失去传入的听觉系统的影响,以及随后可能对听觉传出通路产生的不良影响。单耳信号对传式助听器、双耳信号对传式助听器、经颅对传式助听器或对侧骨锚式助听器为严重听力损失耳提供了感知声音的可能性。患者助听器选配的详细方案很容易获取(参考Dillon)。前庭神经鞘膜瘤患者使用这些设备能获益的证据很少,虽然有证据显示在某些情况下,对侧使用骨导助听器能改善患者的言语识别。关于助听设备改善耳鸣的证据则更少。视觉输入似乎能减轻来自幻手的疼痛,鉴于幻肢效应与前庭神经鞘膜瘤切除术后的耳鸣类似,以此类推,提供来源于重度至极重度听力损失耳的声音输入也许能减轻耳鸣。这一领域还需要进一步研究,在这类患者中可以谨慎地开展信号对传式助听器的试验。

对于2型神经纤维瘤病患者以及患有严重耳鸣的单耳前庭神经鞘膜瘤患者来说,保留前庭神经鞘膜瘤,行耳蜗植入,通过声音的传入来抑制耳鸣,是一种新兴的治疗方式。

2.3　单耳突发性感音神经性听力下降(突聋)患者的耳鸣治疗

突聋是耳科急症,应及时检查治疗以保留听力,特别是及时口服或鼓室内注射类固醇激素。同时临床医生还应当完善影像学检查来排除前庭神经鞘膜瘤。绝大多数患者都是特发性的,但一部分单侧突发性耳聋也可由耳气压伤(例如:潜水、坐飞机、用力擤鼻等)、头部创伤、手术创伤、爆震伤或者化疗药物造成的耳毒性损伤引起。然而,我们对突聋这一疾病对患者日常生活造成的影响仍缺乏关注。

单侧听力下降的患者可出现听力障碍。一项对43名单耳听力正常的成人患者的听力障碍量表的问卷调查显示,将近3/4(73%)的患者有轻度或者

更为严重的听力障碍,这表明了尽管对侧耳听力正常,这类患者仍存在"交流和心理问题"。这些患者是从耳鼻喉科门诊招募的,但是并未记录其单耳听力下降的时长,也未记录听力下降是缓慢发生的还是突然发生的。可以预料的是,突发的和创伤引起的单侧听力下降的影响比起病隐匿者更为严重。

另一项使用耳鸣障碍量表来研究成人突聋与耳鸣障碍的关系,并以耳鸣障碍量表作为结局指标。研究人员在 1988～1997 年将调查问卷以邮寄方式发送到 38 名患者手中,有 21 人回复了该问卷,其中 14 人表明自己有耳鸣症状。对数据进行统计学分析后发现,总的耳鸣障碍量表得分的中位数是 20 分(四分位距是 52 分)。14 名耳鸣患者中有 4 名为中度或重度耳鸣(28.6%),耳鸣与突聋同时出现的患者有 8 名(57%),在 48 小时内出现耳鸣的有 6 位(43%)。21 名患者中 18 名有显著的听力障碍(86%)。因此,突聋患者出现恼人的耳鸣并不少见,我们建议对这类患者进行系统的听力和耳鸣治疗,同时在入院时对突聋进行药物治疗(表 2.3)。

表 2.3 突聋患者耳鸣的具体治疗措施

具体疗法	治疗时机
早期听力学干预	抢救性治疗完成后(例如:全身使用或鼓室注射类固醇激素)
关于耳鸣发生机制的宣教	抢救性治疗完成后(例如:全身使用或鼓室注射类固醇激素)
助听器的使用,机型包括单耳信号对传式助听器、双耳对传式助听器、经颅单耳对传式助听器或对侧骨锚式助听器	根据患者对时机和方案的倾向性选择
焦虑或抑郁患者的转诊	根据 HADS 评分提供的信息

2.3.1 早期干预

激素类药物治疗后,患者很可能会焦虑不安。此外,因为患者在医院或者进行其他医疗活动时,基本上是结构化和有限的交流,患者可能意识不到单侧突聋所引起的潜在的障碍。然而,在药物治疗阶段增加耳鸣的早期讨论和支持的机会,可能获得更好的结果。

2.3.2 相关机制的信息

与其他已经阐述的耳科病理机制一样,对耳鸣机制进行的准确且与时俱进的阐释是有益的。其中突聋可以参考幻肢理论。

2.3.3 听力治疗

对许多患者来说,伴随突聋出现的耳鸣障碍与听力障碍是密切相关的。因此,听觉策略、语言阅读和听觉辨别的结构化训练等指导对这些患者来说是非常有帮助的。针对单耳听力下降的重度耳鸣患者,耳蜗植入是一种新兴治疗手段,有报道称该方法能有效地抑制耳鸣声。

2.3.4 与中耳肌阵挛相关耳鸣的治疗

中耳肌阵挛(MEM)是一种以耳内重复的(尽管很少是规律的)声音感觉或运动感知为特征的疾病。大多数呈单耳发病,听到的声音可以是咔嗒声或嗡嗡声。中耳肌阵挛可与心理压力相关或者因压力原因而恶化。其诊断主要基于患者的病史;尽管在某些情况下,肌阵挛活动可以在长时声导抗中被记录(图 2.2),而在耳镜检查中很少能观察到鼓膜的运动。尽管中耳肌阵挛的表现与主观性耳鸣不同,但当临床医生不确定如何对中耳肌阵挛患者进行治疗时,很可能将其转诊至耳鸣专科门诊。患者经常被这种症状所困扰,甚至出现情绪不稳定的情况(例如发疯抓狂或极度烦躁),甚至有患者会说:"那感觉就像有一只疯狂的昆虫卡在我耳朵里!"有时可通过在闭合的眼睑上吹气,抚摸面部或用振动的音叉举到耳道口引发中耳肌阵挛。

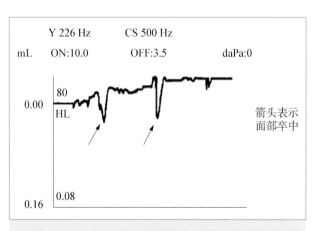

图 2.2 由巨大声音或面部中风引起的中耳肌阵挛(MEM)相关耳鸣受试者的长时声导抗

中耳肌阵挛的鉴别诊断包括：颞下颌关节弹响，吞咽时咽鼓管开合时的声音，腭肌阵挛，鼓膜上附着的毛发或其他异物，以及耳道内的昆虫！

病史询问、耳镜检查、听力检查以及诊断性声导抗的测试之后，我们可借助包含中耳肌肉的耳解剖图来对患者进行解释。

在某些情况下，外耳道的压力可以缓解症状。当患者出现时常把示指放入耳内，或在鼓室压力测量期间告诉操作者咔嗒声已经停止的现象，则提示有诊断为中耳肌阵挛的可能。我们可以通过紧密贴合的定制硅胶耳模来长期维持这种效果，就像游泳时一样。另外，还可以切断鼓膜张肌或镫骨肌或者两者同时切除，这种治疗方案所存在的问题是临床医生如何明确区分受累肌肉。Aron 等人的研究提供了一些关于声导抗如何帮助解决该问题的指南。简而言之，当外耳道处于压力之下时，尽管鼓膜张肌的舒缩程度大于镫骨肌，鼓膜张肌和镫骨肌都会导致鼓室顺应性下降（输入导纳减少）。随着外耳道负压增加，鼓膜张肌收缩反而使输入导纳增加，镫骨肌收缩则仍使输入导纳减少。值得注意的是，鼓室内的这两条肌肉可以共同收缩（表 2.4）。

表 2.4　中耳肌阵挛耳鸣的具体治疗

具体疗法	治疗时机
密闭式耳模的试用	确诊后即可进行
松弛疗法（渐进式肌肉放松疗法）	第一阶段
选择性的肌腱切断术	医生和患者共同决定

2.4　其他相关疾病

有许多耳部和神经系统疾病以耳鸣为特征。对于主诉为自听增强和/或搏动性耳鸣的患者，应考虑半规管裂的可能性。良性颅内高压（BIH）也可能表现出搏动性耳鸣的症状（通常与心脏同步），躺下时症状加重。在以上两种情况下，耳鸣的管理是治疗方案中的重要组成部分。

2.5　总结

本章节讨论了四种耳科疾病中耳鸣治疗的具体措施。在任何情况下，团队合作是治疗这些疾病的关键，最重要的是要意识到对疾病进行治疗可能会加重甚至引起耳鸣。及时和必要的耳鸣咨询以及耳鸣治疗对于疾病治疗的总体成效至关重要。

2.6　鸣谢

David M. Baguley 得到了英国国家健康研究所的支持，但本文中的观点仅代表他个人，并不代表英国国家健康研究所或英国卫生和社会护理部的观点。

参考文献

［1］ Cima RFF, Mazurek B, Haider H, et al. A multidisciplinary European guideline for tinnitus: diagnostics, assessment, and treatment. HNO. 2019;67 Suppl 1:10 - 42

［2］ Tunkel DE, Bauer CA, Sun GH, et al. Clinical practice guideline: tinnitus. Otolaryngol Head Neck Surg. 2014; 151(2) Suppl:S1 - S40

［3］ AAO-HNS. Guidelines for the diagnosis and evaluation of therapy in Meniere's disease. Otolaryngol Head Neck Surg. 1995;113(3):181 - 185

［4］ Henry JL, Wilson PH. The psychological management of chronic tinnitus. Boston, MA: Allyn & Bacon; 2001

［5］ Basura GJ, Adams ME, Monfared A, et al. Clinical practice guideline: Meniere's Disease. Otolaryngol Head Neck Surg. 2020;162 2_suppl:S1 - S55

［6］ Lopez-Escamez JA, Carey J, Chung WH, et al. Classification Committee of the Barany Society, Japan Society for Equilibrium Research, European Academy of Otology and Neurotology (EAONO), Equilibrium Committee of the American Academy of Otolaryngology-Head and Neck Surgery (AAO-HNS), Korean Balance Society. Diagnostic criteria for Meniere's disease. J Vestib Res. 2015;25(1): 1 - 7

［7］ Wazen JJ, Spitzer JB, Ghossaini SN, et al. Transcranial contralateral cochlear stimulation in unilateral deafness. Otolaryngol Head Neck Surg. 2003;129(3):248 - 254

［8］ da Costa SS, de Sousa LC, Piza MR. Meniere's disease: overview, epidemiology, and natural history. Otolaryngol Clin North Am. 2002;35(3):455 - 495

[9] Huppert D, Strupp M, Brandt T. Long-term course of Meniere's disease revisited. Acta Otolaryngol. 2010; 130 (6):644 – 651

[10] Stouffer JL, Tyler RS. Characterization of tinnitus by tinnitus patients. J Speech Hear Disord. 1990;55(3):439 – 453

[11] Douek E, Reid J. The diagnostic value of tinnitus pitch. J Laryngol Otol. 1968;82(11):1039 – 1042

[12] Svedlund J, Zoger S, Holgers K-M. (2002). The Hospital Anxiety and Depression Scale as an instrument in tinnitus. In: Patuzzi R, ed. Proceedings of the VIIth International Tinnitus Seminar. Perth: University of Western Australia

[13] Erlandsson SI, Eriksson-Mangold M, Wiberg A. Meniere's disease: trauma, distress and adaptation studied through focus interview analyses. Scand Audiol Suppl. 1996; 43 Suppl 43:45 – 56

[14] Wright T. Meniere's disease. BMJ Clin Evid. 2015;2015: 505

[15] Harford E, Barry J. A rehabilitative approach to the problem of unilateral hearing impairment: the contralateral routing of signals (CROS). J Speech Hear Disord. 1965; 30:121 – 138

[16] Newman CW, Jacobson GP, Hug GA, Sandridge SA. Perceived hearing handicap of patients with unilateral or mild hearing loss. Ann Otol Rhinol Laryngol. 1997; 106 (3):210 – 214

[17] Rasmussen GL. The olivary peduncle and other fiber projections of the superior olivary complex. J Comp Neurol. 1946;84:141 – 219

[18] Oort H. Uber die Verastellung des Nervus Octavus bei Sautetieren. Anat Anz. 1918;51:272 – 280

[19] Scharf B, Magnan J, Chays A. On the role of the olivocochlear bundle in hearing: 16 case studies. Hear Res. 1997;103(1 – 2):101 – 122

[20] Baguley DM, Axon P, Winter IM, Moffat DA. The effect of vestibular nerve section upon tinnitus. Clin Otolaryngol Allied Sci. 2002;27(4):219 – 226

[21] Patel M, Agarwal K, Arshad Q, et al. Intratympanic methylprednisolone versus gentamicin in patients with unilateral Meniere's disease: a randomised, double-blind, comparative effectiveness trial. Lancet. 2016;388(10061): 2753 – 2762

[22] Atlas JT, Parnes LS. Intratympanic gentamicin titration therapy for intractable Meniere's disease. Am J Otol. 1999;20(3):357 – 363

[23] Silverstein H, Arruda J, Rosenberg SI, Deems D, Hester TO. Direct round window membrane application of gentamicin in the treatment of Meniere's disease. Otolaryngol Head Neck Surg. 1999;120(5):649 – 655

[24] Berryhill WE, Graham MD. Chemical and physical labyrinthectomy for Meniere's disease. Otolaryngol Clin North Am. 2002;35(3):675 – 682

[25] Vernon J, Johnson R, Schleuning A. The characteristics and natural history of tinnitus in Meniere's disease. Otolaryngol Clin North Am. 1980;13(4):611 – 619

[26] McKenna L. Tinnitus and insomnia. In: Tyler RS, ed. The Tinnitus handbook. San Diego, CA: Singular; 2000

[27] Bjelland I, Dahl AA, Haug TT, Neckelmann D. The validity of the Hospital Anxiety and Depression Scale. An updated literature review. J Psychosom Res. 2002;52(2): 69 – 77

[28] Andersson G, Kaldo-Sandström V, Ström L, Strömgren T. Internet administration of the Hospital Anxiety and Depression Scale in a sample of tinnitus patients. J Psychosom Res. 2003;55(3):259 – 262

[29] Svedlund J, Zoger S, Holgers K-M. (2002). The Hospital Anxiety and Depression Scale as an instrument in tinnitus. In: Patuzzi R, ed. Proceedings of the VIIth International Tinnitus Seminar. Perth: University of Western Australia

[30] Driscoll CLW. Vestibular schwannoma. In: Jackler RK, Driscoll CLW, eds. Tumours of the ear and temporal bone. Philadelphia: Lippincott Williams & Wilkins; 2000: 172 – 218

[31] Moffat DA, Baguley DM, Beynon GJ, Da Cruz M. Clinical acumen and vestibular schwannoma. Am J Otol. 1998;19 (1):82 – 87

[32] Møller AR. Pathophysiology of tinnitus. Ann Otol Rhinol Laryngol. 1984;93(1 Pt 1):39 – 44

[33] Schuknecht HF. Pathology of the ear. 2nd ed. Philadelphia, PA: Lea & Febiger; 1993

[34] Baguley DM, Chang P, Moffat DA. Tinnitus and vestibular schwannoma. Semin Hear. 2001;22:65 – 77,88

[35] Bell JR, Anderson-Kim SJ, Low C, Leonetti JP. The persistence of tinnitus after acoustic neuroma surgery. Otolaryngol Head Neck Surg. 2016;155(2):317 – 323

[36] Baguley DM, Moffat DA, Hardy DG. What is the effect of translabyrinthine acoustic schwannoma removal upon tinnitus? J Laryngol Otol. 1992;106(4):329 – 331

[37] Andersson G, Kinnefors A, Ekvall L, Rask-Andersen H. Tinnitus and translabyrinthine acoustic neuroma surgery. Audiol Neurotol. 1997;2(6):403 – 409

[38] Seltzer Z, Devor M. Ephaptic transmission in chronically damaged peripheral nerves. Neurology. 1979;29(7):1061 – 1064

[39] Catalano PJ, Post KD. Elimination of tinnitus following hearing preservation surgery for acoustic neuromas. Am J Otol. 1996;17(3):443 – 445

[40] Mahboubi H, Sahyouni R, Moshtaghi O, et al. CyberKnife for treatment of vestibular schwannoma: a meta-analysis. Otolaryngol-Head and Neck Surg. 2017;157(1):7 – 15

[41] Hebb ALO, Erjavec N, Morris DP, et al. Quality of life related to symptomatic outcomes in patients with vestibular schwannomas: a Canadian Centre perspective. Am J Otolaryngol. 2019;40(2):236 – 246

[42] Baguley DM, Stoddart RL, Moffat DA. What is the demand for audiological and vestibular rehabilitation after surgery for vestibular schwannoma? In: Sanna M, et al. eds. Acoustic neurinoma and other CPA tumors. Bologna: Monduzzi; 1999:1101 – 1105

[43] Wang JJ, Feng YM, Wang H, et al. Changes in tinnitus

after vestibular schwannoma surgery. Sci Rep. 2019;9(1): 1743

[44] Newman CW, Jacobson GP, Spitzer JB. Development of the tinnitus handicap inventory. Arch Otolaryngol Head Neck Surg. 1996;122(2):143 – 148

[45] Newman CW, Sandridge SA, Jacobson GP. Psychometric adequacy of the Tinnitus Handicap Inventory (THI) for evaluating treatment outcome. J Am Acad Audiol. 1998;9 (2):153 – 160

[46] Meikle MB, Henry JA, Griest SE, et al. The tinnitus functional index: development of a new clinical measure for chronic, intrusive tinnitus. Ear and Hearing. 2012;32:1 – 24

[47] Baguley DM, Andersson G. Factor analysis of the tinnitus handicap inventory. Am J Audiol. 2003;12(1):31 – 34

[48] Bashjawish B, Kiliç S, Baredes S, Eloy JA, Liu JK, Ying Y-LM. Changing trends in management of vestibular schwannoma: a national cancer database study. The Laryngoscope. 2019;129:1197 – 1205

[49] Lloyd SK, Kasbekar AV, Baguley DM, Moffat DA. Audiovestibular factors influencing quality of life in patients with conservatively managed sporadic vestibular schwannoma. Otol Neurotol. 2010;31(6):968 – 976

[50] Cope TE, Baguley DM, Moore BC. Tinnitus loudness in quiet and noise after resection of vestibular schwannoma. Otol Neurotol. 2011;32(3):488 – 496

[51] Dillon H. Hearing aids. 2nd ed. New York: Thieme; 2012

[52] Bosman AJ, Hol MK, Snik AF, Mylanus EA, Cremers CW. Boneanchored hearing aids in unilateral inner ear deafness. Acta Otolaryngol. 2003;123(2):258 – 260

[53] Finbow J, Bance M, Aiken S, Gulliver M, Verge J, Caissie R. A comparison between wireless CROS and bone-anchored hearing devices for single-sided deafness: a pilot study. Otol Neurotol. 2015;36(5):819 – 825

[54] Niparko JK, Cox KM, Lustig LR. Comparison of the bone anchored hearing aid implantable hearing device with contralateral routing of offside signal amplification in the rehabilitation of unilateral deafness. Otol Neurotol. 2003; 24(1):73 – 78

[55] Wazen JJ, Spitzer JB, Ghossaini SN, et al. Transcranial contralateral cochlear stimulation in unilateral deafness. Otolaryngol Head Neck Surg. 2003;129(3):248 – 254

[56] Arts H. Differential diagnosis of sensorineural hearing loss. In: Cummings C, Fredickson J, Harker L, eds. Otolaryngology head and neck surgery. Volume 4 Ear and cranial base. St Louis: Mosby. 1998.

[57] Ramachandran VS, Rogers-Ramachandran D. Synaesthesia in phantom limbs induced with mirrors. Proc Biol Sci. 1996;263(1369):377 – 386

[58] Harris F, Tysome JR, Donnelly N, et al. Cochlear implants in the management of hearing loss in Neurofibromatosis Type 2. Cochlear Implants Int. 2017;18(3):171 – 179

[59] Hughes GB. Sudden hearing loss. In: Gates GA, ed. Current therapy in otolaryngology: head and neck surgery. 6th ed. St. Louis, MO: Mosby; 1998

[60] Fishman JM, Cullen L. Investigating sudden hearing loss in adults. BMJ. 2018;363:k4347

[61] Plontke SK. Diagnostics and therapy of sudden hearing loss. GMS Curr Top Otorhinolaryngol Head Neck Surg. 2018;16:Doc05

[62] Newman CW, Weinstein BE, Jacobson GP, Hug GA. The Hearing Handicap Inventory for Adults: psychometric adequacy and audiometric correlates. Ear Hear. 1990;11 (6):430 – 433

[63] Chiossoine-Kerdel JA, Baguley DM, Stoddart RL, Moffat DA. An investigation of the audiologic handicap associated with unilateral sudden sensorineural hearing loss. Am J Otol. 2000;21(5):645 – 651

[64] Cabral Junior F, Pinna MH, Alves RD, Malerbi AF, Bento RF. Cochlear implantation and single-sided deafness: a systematic review of the literature. Int Arch Otorhinolaryngol. 2016;20(1):69 – 75

[65] Bance M, Makki FM, Garland P, Alian WA, van Wijhe RG, Savage J. Effects of tensor tympani muscle contraction on the middle ear and markers of a contracted muscle. Laryngoscope. 2013;123(4):1021 – 1027

[66] Aron M, Floyd D, Bance M. Voluntary eardrum movement: a marker for tensor tympani contraction? Otol Neurotol. 2015;36(2):373 – 381

[67] Ward BK, Carey JP, Minor LB. Superior canal dehiscence syndrome: lessons from the first 20 years. Front Neurol. 2017;8:177

[68] Wall M. Update on idiopathic intracranial hypertension. Neurol Clin. 2017;35(1):45 – 57

[69] Andersson G. The role of psychology in managing tinnitus: a cognitive behavioral approach. Semin Hear. 2001;22: 65 – 76

[70] Hoistad DL, Melnik G, Mamikoglu B, Battista R, O'Connor CA, Wiet RJ. Update on conservative management of acoustic neuroma. Otol Neurotol. 2001;22(5):682 – 685

[71] Stangerup SE, Tos M, Thomsen J, Caye-Thomasen P. True incidence of vestibular schwannoma? Neurosurgery. 2010;67(5):1335 – 1340, discussion 1340

[72] Valente M, Valente M, Enretto J, Layton KM. Fitting strategies for patients with unilateral hearing loss. In: Valente M, ed. Strategies for selecting and verifying hearing aid fittings. 2nd ed. New York: Thieme; 2002

（谌晶晶　吕臻一　唐旭霞　译）

第3章

通过互联网提供引导的耳鸣自我治疗

Internet-Delivered Guided Self-Help Treatments for Tinnitus

Gerhard Andersson and Eldre Beukes

摘要

本章介绍通过互联网提供的耳鸣认知行为治疗的发展和评估。涵盖了治疗的不同方面,包括如何提供治疗以及治疗的有效性研究。也提到可能遇到的一些问题。

关键词:耳鸣,依托互联网,认知行为疗法,引导下的自助

3.1 背景

3.1.1 耳鸣和自助材料

在获得卫生保健方面存在很多的障碍,包括听力卫生保健领域。这导致许多患者无法寻求或获得专业的帮助。有的患者可能试图在没有卫生保健人员和医院设备的情况下进行自我治疗。近年来,自我疗法的推广,增加了获取卫生保健的机会。虽然自我治疗并不能替代评估和治疗,但当专业帮助无法获取或太昂贵时,自我治疗可能是唯一的选择。自我治疗方式给人们提供了在他们自己时间内可以进行治疗的信息和资源。附3.2提供了这类信息传单的样子。自助材料包括信息传单、自助图书(阅读疗法)、互联网资源、手机应用程序,或这些方法的组合。

耳鸣,是一种常见的、可能是让人非常痛苦的疾病,耳鸣患者常被推荐使用自我治疗材料。尽管专业耳鸣门诊的需求量很高,但是存在种种地域和服务的限制,例如缺乏训练有素的专业人员,往往限制了对正确耳鸣治疗方法的获取。由于提供耳鸣治疗所面对的这些挑战,出现了许多自我治疗的资源。其中一个例子就是耳鸣和耳鸣治疗的信息传单,这些是由国家级组织开发的,例如,美国耳鸣协会、瑞典听力障碍协会和英国耳鸣协会。这些传单,或由

当地耳鸣诊所制作,以资料袋的形式分发,有助于传播关于耳鸣和耳鸣治疗的准确信息。

对于那些需要更多信息的人,通常推荐耳鸣自助治疗图书。令人惊讶的是,与治疗抑郁和失眠等相关疾病的图书相比,关于耳鸣的自助图书很少。回顾所有关于耳鸣的自助文献和信息不是本章的主要内容,因此我们仅评论几个例子。心理学家Richard Hallam出版了一本早期有影响力的耳鸣自助图书,该书已被翻译成至少两种其他语言(瑞典语和德语)。除了关于掩蔽疗法的部分现在已经过时,其中大部分内容仍可参考。Davis出版了一本自助图书《与耳鸣一起生活》,其中有很好的建议。这本书的风格使它易于被大多数想要了解更多耳鸣信息的人所接受。Henry和Wilson出版了一本自助认知行为治疗方法的书:《耳鸣:耳朵响声的自我管理指导》。另一本自助图书《与耳鸣和听觉过敏一起生活》由McKenna等人编著。

尽管经验性支持一些疾病,诸如头痛、睡眠问题和焦虑等使用自助图书治疗,但只有两项关于耳鸣患者进行自助图书治疗耳鸣疗效的对照研究。Malouff等人研究了Henry和Wilson的书,Kaldo等人评估了瑞典自助认知行为疗法(CBT)的书,这本书也被翻译成德语。这些研究结果迥异,在Kaldo等人的研究中,看到了中度到较大程度的效果。后来有一本瑞典自助书是基于接纳导向的CBT。仅以网络项目的形式进行了测试。

在过去的25年里,由于互联网使用的增加,使互联网越来越多地被作为低成本自助信息获取的主要渠道,通常也被用于搜索与健康有关的信息,例如发生耳鸣时的建议。关于耳鸣的信息可以在许多互联网平台上找到,例如Youtube视频和社交媒体,例如耳鸣脸书群。还可以通过许多可下载的手机应用程序,以信息和富声的形式来帮助治疗耳鸣(第9

章）。接受耳鸣治疗之前或同时也可以参考这些自助资料。关于互联网自助材料,有两个因素需要考虑,一是关于耳鸣的在线医疗保健信息的质量存在很大的差异性;二是仅靠自助的有效性是很难与有一定的指导或专业支持的情况有效性相当的。专业的指导支持患者寻求自我治疗,给患者提供治疗进展的反馈,并在整个治疗过程中密切监测进展。即使只提供了非实时的少量支持(例如,通过电子邮件),与没有提供支持的情况相比,也可以得到更好的结果。与自助干预相关的障碍,可以通过互联网,以结构化的方式提供标准化的自助材料结合少量的专业支持来解决。

互联网是全球性的计算机网络,是一个提供共享信息的电子通信设施和平台。互联网的使用极大地改变了世界范围内接触和传播信息的便利性。随着互联网覆盖了世界上大多数人口,基于互联网的耳鸣自助指导程序已经被开发出现。通过互联网提供治疗比其他自助资源有优势,因为可以持续不延迟地提供建议。与常规的治疗相比,它是具有经济效益的,它使那些地理上远离专业耳鸣中心的人可以获得治疗。在线耳鸣干预真正的潜力表现在降低获取耳鸣治疗的难度,以及减少耳鸣相关问题等方面。由于这些干预形式在耳鸣自我治疗中的潜力,本章重点关注关于提供在线耳鸣干预的考量。

3.2　通过互联网提供的自助指导

本质上,互联网自助治疗是一种常规的临床治疗方案的转变,形式的改变。它包括三个要素:评估、提供干预材料和进行干预时由专业人员指导。

干预形式不同于传统的治疗,因为在线互动功能使用户能够在线完成评估、小测验、工作表、日记和练习,向专业人员提供反馈。为了使干预措施有效,需要从许多方面进行考虑。其中两个最重要的方面是干预的理论基础和用于干预的平台。下面的章节将讨论指导自助的要素。

3.2.1　互联网平台的技术功能

重要的是仔细评估要用的互联网平台。平台应该具有大多数电子设备都可以访问的网页,来提供干预材料,例如,笔记本电脑、平板电脑和智能手机。需要强化的技术能力,以确保它以用户为中心,增加干预的参与度。由瑞典设计的电子平台,iTerapi,已经用于各种疾病,并测试了 100 多个行为干预试验,包括几个耳鸣和其他听觉疾病的试验。该平台可以根据所需的数据安全措施和技术性能进行适当的定制开发。它使治疗师和接受干预措施的用户之间的沟通成为可能。这种交互可以是同步的(例如,在 skype 上的实时在线聊天),也可以是非同步的(例如,电子邮件),也可以是使用混合的方法(例如,电子邮件加电话)。Vlaescu 等人描述了 iTerapi 治疗研究平台的具体技术和功能,而 Beukes 等人描述了专门针对耳鸣干预的方面,在临床中还有其他一些类似于 iTerapi 的解决方案。

为了能够进行干预,个人需要通过电脑、智能手机或平板电脑访问互联网。在开始干预之前,应该确保电子设备和网络连接,以及具有使用计算机的经验。不需要较高的互联网和计算机技术经验,因为平台设计是用户友好型,没有技术难度(图 3.1)。对于患者来说,在线环境类似于在线

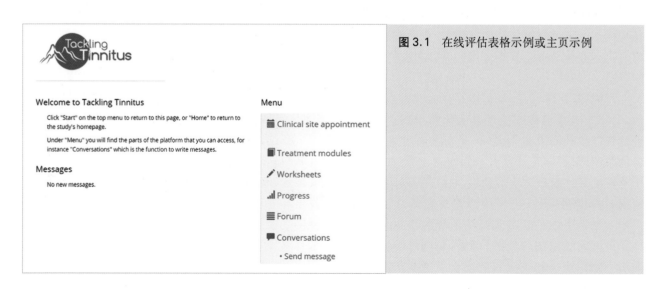

图 3.1　在线评估表格示例或主页示例

支付系统,也就是说,这些系统是加密的,并且在登录时常使用双重身份验证。当互联网停止工作,或当患者本人无法上网时,还可以通过电话联系治疗师。

3.2.2 进行评估

最开始个人通过网上注册干预。在开始治疗前,建议进行全面的医学和听力筛查。自我报告的问卷也应包括在筛查中,以评估耳鸣的严重程度和相关问题。这些工作可以在网上或诊室进行,并通过进一步检查,排除可能的疾病,如重大健康问题(癌症)。为了易于使用和方便存储数据,在线完成问卷是首选。此外,研究表明,在线管理并不影响调查问卷的心理测量特性(例如,Andersson等)。在诊室或电话评估阶段,一旦筛查完成,建议与患者交流。同样干预完成后与患者个人交流。尽管这种个人交流在在线干预中并不是连续的(例如,Rheker等),但个人交流增强了患者接受干预的体验。在干预完成后,建议进行评估问卷随访,以评估干预效果。通过完成简短问卷以评估进展也可以实现每周监测。

3.2.3 干预的理论基础

干预措施的理论基础对获得长期效果来说至关重要。许多耳鸣干预措施的出现,并不都是基于强有力的实证研究。CBT治疗耳鸣是基于耳鸣与心理压力之间的联系而发展的。它旨在通过行为调整来转变对耳鸣的无益想法,从而改变个体对耳鸣的反应。使用CBT治疗耳鸣已经进行了多年的对照和纵向研究。许多研究结果强调了CBT在减少耳鸣痛苦和烦恼、焦虑以及改善日常生活功能方面的有效性。由于强有力的证据支持,目前的全球实践指南建议为耳鸣患者提供CBT。尽管有这些建议,但全球范围内提供耳鸣CBT治疗非常少,而且通常是最少推荐的耳鸣治疗方法。

考虑到获取CBT治疗耳鸣存在限制,瑞典开发了一本针对耳鸣患者的CBT手册。该手册内容有很强的理论支持,是建立在认知原理和学习理论方法基础上的。它由Andersson等人首次发表,已经使用了20多年,并在许多随机对照试验中进行过评估。该手册历经多次发展,并有四种语言版本供使用。自1999年以来,瑞典还将其作为常规医疗保健提供(见Kaldo-Sandström等)。在开发任何基于互联网的干预措施时,应优先考虑提供此类循证的手册。

3.2.4 干预内容

干预内容包含几个反映面对面治疗的模块,其中一些是根据客户的需要量身定制的(例如,失眠管理;见第6章)。这些部分通常在6~10周的时间内系统地提供,在此期间,每周发布2~3个模块(图3.2)。包括CBT原则,如目标设定、明确的结构、积极参与、预防复发和设置完成干预的时间框架。在当前的英文版本中,有22个模块,其中17个推荐给每个人使用,还有5个可选模块(表3.1)。这些模块分为6个部分:①概述;②渐进式使用的放松指导;③CBT策略;④富声建议;⑤处理耳鸣影响的可选模块;⑥复发预防和疗效维持。作为对文字的进一步补充,还有图表(例如,思想、情绪、行为和身体感觉是如何联系起来的)和视频(例如,放松演示)(图3.3)。下面是对iTerapi系统上的模块进行概述。

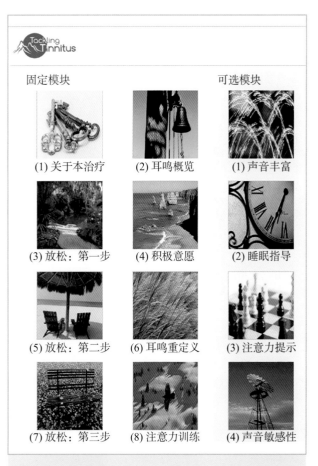

固定模块　　　　可选模块

(1) 关于本治疗　(2) 耳鸣概览　(1) 声音丰富
(3) 放松:第一步　(4) 积极意愿　(2) 睡眠指导
(5) 放松:第二步　(6) 耳鸣重定义　(3) 注意力提示
(7) 放松:第三步　(8) 注意力训练　(4) 声音敏感性

图3.2　治疗4周主页

表 3.1　示例模块用于互联网基础的 CBT 耳鸣治疗

模块	内容	干预负荷	
		阅读时间	日常练习
第一部分:概览			
程序的原理和内容的解释	对相关内容的解释及介绍	15 min	设定目标
耳鸣概览	帮助理解耳鸣的解释	15 min	读取模块
第二部分:渐进式放松指导			
第一步:深度放松	使用放松的基本原理,以及紧张的肌肉和放松的肌肉之间的区别	15 min	每天 2 次,每次 10～15 min
第二部:深呼吸	使用膈肌呼吸,使用放松词,首先放松时不紧张	10 min	每天 2 次,每次 10 min
第三步:整个身体放松	同时放松整个身体,而不是单个的肌肉群	10 min	每天 2 次,每次 10 min
第四步:经常放松	在日常活动中经常加入分类放松	10 min	5～10 次,1～2 min
第五步:快速放松	在压力事件后使用放松	10 min	每天 7～15 次,每次达到 1 min
第六步:常规放松	每周常规加入深度和快速的放松	10 min	每周 2 次深度放松,每天 8 次经常放松,在困难情况中、前或后快速放松
第三部分:CBT 技术			
正面图像	使用正面心理图像来帮助放松和减少压力	10 min	每天 2 次,每次 5 min
改变耳鸣观点	重新解释耳鸣,使其与另一种更中性或积极的声音联系起来	10 min	每天 1 次,每次 5 min
转移注意力	将注意力从耳鸣转移到其他触觉、听觉或视觉刺激的方式	10 min	每天 4 次,每次 2 min
思维模式	理解思想对情绪和行为的影响	15 min	每周 3 次,每次 10 min
具有挑战性的想法	解决消极的思维模式	15 min	每周 4 次,每次 5 min
正念	关注当下	10 min	在正常活动中每天 2～5 次
倾听耳鸣	分级暴露,以减少与耳鸣相关的回避和恐惧	10 min	每天 1 次
第四部分:富声			
富声*	使用背景声音来分散人们对耳鸣的注意力,当出现听力损失时,使用助听器	10 min	必要时
第五部分:处置耳鸣的影响			
睡眠指导*	改善睡眠的策略	15 min	必要时
提高注意力*	提高注意力和任务管理的技巧	10 min	每日实施
听力贴士*	帮助听力困难的沟通策略	15 min	必要时
第六部分:维持和预防复发			
总结	每章的关键信息	15 min	阅读模块
未来计划	维持和预防复发	15 min	未来计划

缩写:CBT,认知行为治疗。* 根据表达需要修改过

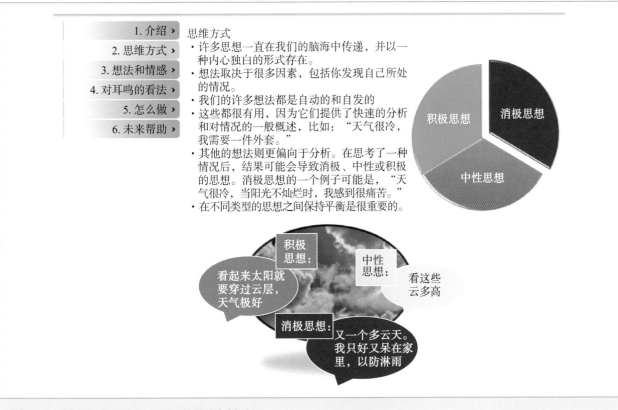

图 3.3 耳鸣认知行为疗法(CBT)干预的实例页面

3.2.4.1 第一部分:概述

首先概述了干预的几个主题信息,包括如何浏览项目,影响耳鸣的心理机制是怎样的,以及如何设定治疗目标。包括了一个有关耳鸣的模块,以便增加理解耳鸣和耳鸣知识,并澄清常见的虚假信息。

3.2.4.2 第二部分:应用放松

一个渐进放松计划用来帮助快速放松和日常生活中的放松,如表 3.1 所列。它从应用放松第一步开始,指明紧张和放松的肌肉之间的区别。这包括依次拉伸和放松每个肌肉群。第二步是控制呼吸放松而不拉扯肌肉。第三步进行到同时放松所有的肌肉群。第四步鼓励在日常生活中经常放松,以建立放松的习惯。第五步讨论了在压力事件中的放松,第六步包括了每周的放松计划。互联网管理提供了一种灵活的方法来提供信息,包括在练习放松技巧时可能出现的障碍和问题的解决信息。与放松有关的指导还包括了如何使用积极的意念技巧。毫无疑问,放松计划非常有用,患者发现通过互联网学习放松相当容易(例如,Beukes)。关于这些技术的更多信息将在第 10 章中描述。

3.2.4.3 第三部分:CBT 工具

CBT 的内容包括思想解析、认知重建和正面意象技术。我们自己的自助项目的认知治疗部分解释了理解耳鸣痛苦的"情境-认知-情绪"视角。它还引入了常见的认知"错误"(例如,过度概括),以及寻找替代负面自动想法的方法。这是一种基于文字的自助手段,通过图表(图 3.3)和视频指导清晰地呈现信息。如果出现问题或发生误解,可以在治疗过程中的任何时间联系治疗师。

接着是回顾注意力转移。例如,训练患者如何将注意力从耳鸣转移到其他声音上,或从耳鸣转移到其他身体感觉或正面象上。重新解释耳鸣和逐级暴露于耳鸣与安静环境等技术也给予了展示。

3.2.4.4 第四部分:富声

基于声音的方法,包括使用助听器治疗听力损失和声治疗以降低耳鸣的感知,从而易于习服,也包括在干预中。涵盖了富声的目的、使用何种声音、声音的强度,以及提供声音的方式。解释了突然变化或对比的作用,提示背景声音的突然变化(例如,从播放音乐到停止音乐)可能会增加耳鸣的显著性。虽然它是恼人的,但可以解释,这种对比效果并不危险,也不是耳鸣响度永久增加的信号。关于使用何种声音,最重要的原则是患者不应该完全掩蔽他们的耳鸣。在注意力被吸引的特点(兴趣)方面患者可能会有所不同。例如,当患者专注于其他事情时,通常一个毫无意义的背景声音(例如,来自街道的交通)足以吸引患者注意力,但也有一些情况,一个有趣的声音(例如,网络直播)更能吸引患者注意力。

3.2.4.5　第五部分:处理耳鸣的影响

可选模块增加了定制元素,参与者可以选择是否执行这些模块。这些模块解决伴随耳鸣的一些实际困难。例如,提供了解决失眠和听力困难的建议和策略,提供了关于听觉过敏的信息,如何通过逐渐的富声和暴露,来处理听觉过敏。因为耳鸣会让专注任务变得更加困难,所以对于如何减少耳鸣患者常有的注意力困难建议也包括在内。这些策略包括编码和促进记忆提取的方法。

3.2.4.6　第六部分:预防复发和维持

最后一个模块评论干预和目标实现。最后一节讨论了这些策略的长期维持问题,例如,这个模块包括计划或未来这些练习如何执行。因为该计划鼓励持续有用的技术、放松、定期的物理训练,复发被最大程度地降低。

3.2.5　支持患者

在接受干预时,建议患者由专业人员指导。专业人员可以对已进行的干预提供反馈,介绍每周的新材料,回答问题,鼓励患者,并提供释疑。尽管从患者的角度来看,通过互联网实施干预的治疗组合得到了高度评价,但仍需要更多的关于在线指导作用的研究。在何种沟通方式可以提供最佳指导、指导数量以及由谁提供指导,该指南并未完全确定。在提供 CBT 方面具有专业知识的心理学家是提供这一指导的最佳人选,但很少有心理学家参与耳鸣康复。研究显示,依托互联网的治疗师的经验水平和资质似乎没有影响治疗效果。因此,临床医生指导的自助与其他形式的管理相结合是一种有希望的替代方案。最近还发现,治疗主要是通过该项目提供,且主要的支持是鼓励和回答有关该项目的问题,因此听力师可以作为提供支持的治疗师。

当指导是在线进行的时候,会有潜在的缺点,因为没有办法观察技术如放松训练,是否被正确地操作。因此,跟踪家庭作业依从性和每周评估记录卡,

与监测进程和鼓励患者发送遇到的问题同等重要。在提供指导时,可以解决应用这些技术和做放松训练时存在的潜在问题。

3.2.6　培养依从性

与任何自助干预一样,治疗依从性和坚持取决于接受干预的个人。虽然互联网治疗可以遵循现有的临床方案,正如 Uppsala 治疗方案,但是某些操作方面必须细化,以避免误解基于互联网的耳鸣自我治疗的目的。自助治疗不是一个快速的解决方案,也不只是包含信息,患者应该意识到。他们需要每天花时间来进行治疗练习,所需的时间取决于所使用的策略,每天至少需要 20～45 分钟。为了使治疗产生效果,患者要定期完成所有练习,如果有任何疑问或技术问题,要联系他们的治疗师,这非常重要。大多数提供的模块都涉及家中作业和平台上的练习日志(或日记)需要定期完成和持续提交(图 3.4)。当提交了练习日志,治疗师就能对治疗进展的反馈做出响应,关注积极的方面。此外,对即刻产生治疗效果的误解,以及对一些患者来说,期望太过严格执行指导以致不能坚持指导的问题得到解决。例如,患者可能认为,如果他们不能按照指导的次数完成练习,治疗就不会起作用。反馈的另一个用途是帮助患者在合理的时间内完成治疗。有的患者可能需要鼓励才能填写日记和进入下一个模块。

3.3　互联网干预耳鸣的评估和潜在问题

3.3.1　基于互联网的耳鸣自我治疗效果

基于互联网治疗耳鸣的效果已经在对照的有效性试验和有效性研究中得到验证,也在荟萃分析中进行了总结。第一个试验是在瑞典进行的,结果非常好,但脱失率很高。该方案随后进行了升级,对提供面对面的 CBT 对照组进行了验证。接着,该项目被翻译成英文,并在一个随机试验中进行了验证。该项目无对照组的有效性试验也已经发表,瑞典的研究人员还开发了一个基于接受和承诺疗法的项目,并在随机对照试验中进行了验证。此外,与德国研究人员的合作发起并进行了三个对照试验。另外一个德国研究小组开发并测试了他们自己的项目。最新的英文版的互联网 CBT 升级版项目,已经在一个开放试验、一个对照效果试验和一个对照有效性试验中进行了验证。

图 3.4 耳鸣互联网干预中使用的表单或日记的案例

记录进程

当使用本技术时记录,使用如下表格形式:

日期	在本节之前我的分数 打分 1~10,10 为非常成功	行动 例如改变你对耳鸣的看法	评论 这可能包括何时、何地、何事、做了多长时间,你也可以记录你下次可以做出什么不同或者改变	本次进行得如何 打分 1~10,10 为非常成功
7月7日	0	改变对耳鸣的看法	声音:叶子沙沙声 图像:日落时的平静湖面 音量:风吹来掩盖声音 评论:我觉得会很困难,但真的有效。明天会尝试不同的图像来对比。花费 5 min	2
7月8日	2	改变对耳鸣的看法	声音:时钟滴答 图像:在一个温暖的小木屋舒适地坐着 音量:火焰爆裂声 评论:我觉得时钟节律的滴答不太有用,尽管我能够很好地探索图像。我可能会试着替代	3

在总结对照效果时,Beukes 等报道了耳鸣痛苦的总体控制效应大小为中等($d=0.50$)。然而,与未治疗组相比,对比未治疗组($d=0.61$)与主动治疗组($d=0.35$),预期效果更大。值得注意的是,来自德国和英国的最新试验展现出更大的治疗效果差异。总的来说,互联网 CBT 已经表明有潜力改善耳鸣困扰和伴随的共病,如抑郁、焦虑和抑郁,包括干预后的即刻效果和长期效果(如 Beukes 和 Weise 等)。

3.3.2 放弃和依从性相关的问题

也许是因为互联网的天然属性,以及在我们的第一次对照试验中的选择性招募,我们最初遇到的问题就是我们首先想到的退出治疗,后来,转变为缺乏时间而造成的问题。在门诊中,患者因为时间限制而拒绝治疗会立刻表现出来。在进一步的研究中,由于所采取的方案的限制,退出治疗比例很高。在后来的试验中,退出率有所改善,平均退出率为 14%(范围为 4%~51%),这表明这种干预措施是可行的。

干预依从性可能是问题所在,但并不比常规门诊治疗更差。有趣的是,当在门诊中实施基于互联网的治疗时,我们发现那些从我们国家之外来的转诊患者对治疗的依从性更高。这很有可能得益于他们从本国获取转诊的努力(这在瑞典经常受到限制)。因此,除了简单的干预形式之外,还要考虑许多可能与依从性有关的因素。

3.3.3 安全和技术考虑

在任何互联网干预中,暴露敏感信息的风险和数据安全都是需要考虑的重要问题。安全和加密的通信用来降低身份盗窃的可能性。不仅要求个人密码登录,还需要使用唯一的会自动发送到客户端的手机上的一次性密码(或通过单独的读卡器)。随着互联网使用越来越多和技术的进步,有关安全的问题变得不那么难以解决。然而,目前还无法百分之百地保证用户免受入侵。我们的患者很少提到这个问题。然而,安全问题应该与患者讨论,特别是当他们与家人共享电脑和电子邮件账户时。如果在患者开始治疗之前进行讨论,就不会出现这些问题。例如,个人反馈应通过平台上的网络信息系统加密发送,这是首选,而不是通过电子邮件,后者有更大的安全漏洞风险。目前我们的系统还没有遇到任何安全漏洞。

由于我们所有的患者第一次评估都是面对面,

出现虚假反应的风险降低。与我们之前的研究相比,参与者保持匿名(例如,Anderssen 等),应该监测关于问卷不实回答和不依从(同时仍然发送家庭作业)的回答。

3.4　总结

互联网目前已广泛传播,世界上大多数人都利用互联网获取信息,包括与健康有关的信息。鉴于安全措施已经到位,它越来越被接受,成为医生-患者互动的媒介。互联网也被耳鸣患者广泛用于获取有关他们病情信息的途径,众多的网页、脸书群组和其他处理这种情况的社交媒体都证明了这一点。

互联网在某种程度上改变了提供医疗保健的方式,这种情况很可能会继续下去。然而,随着技术的变化,需要对互联网干预的问题进行进一步的研究,除了治疗效果外,我们还可以了解更多关于互联网干预的变化机制。

总之,开发和测试自助方法对耳鸣的治疗是有必要的。绝大多数的在线信息(如应用程序)和自助图书还没有得到实验评估,很多自助材料很有可能可以作为门诊治疗的辅助手段。互联网有望以更低的成本接触到许多无法获得干预措施的人。

参考文献

［1］ Barnett M, Hixon B, Okwiri N, et al. Factors involved in access and utilization of adult hearing healthcare: a systematic review. Laryngoscope. 2017;127(5):1187 – 1194

［2］ Mahboubi H, Lin HW, Bhattacharyya N. Prevalence, characteristics, and treatment patterns of hearing difficulty in the United States. JAMA Otolaryngol Head Neck Surg. 2018;144(1):65 – 70

［3］ Zarenoe R, Bohn Eriksson T, Dahl J, Ledin T, Andersson G, & on behalf of the Östergötland tinnitus team. Multi-disciplinary group information for patients with tinnitus: an open trial. Hear Balance Commun. 2018;16:120 – 125

［4］ Hallam RS. Living with tinnitus: dealing with the ringing in your ears. Wellingborough: Thorsons; 1989

［5］ Davis P. Living with tinnitus. Woollahra: Gore & Osment Publications; 1995

［6］ Henry JL, Wilson PH. Tinnitus: a self-management guide for the ringing in your ears. Boston, MA: Allyn & Bacon; 2002

［7］ McKenna L, Baguley D, McFerran DJ. Living with tinnitus and hyperacusis. London: Sheldon Press; 2010

［8］ Kaldo V, Renn S, Rahnert M, Larsen H-C, Andersson G. Use of a self-help book with weekly therapist contact to reduce tinnitus distress: a randomized controlled trial. J Psychosom Res. 2017;63(2):195 – 202

［9］ Malouff JM, Noble W, Schutte NS, Bhullar N. The effectiveness of bibliotherapy in alleviating tinnitus-related distress. J Psychosom Res. 2010;68(3):245 – 251

［10］ Kaldo V, Andersson G. Kognitiv beteendeterapi vid tinnitus ［Cognitive-behavioral treatment of tinnitus］. Lund: Studentlitteratur; 2004

［11］ Weise C, Kleinstäuber M, Kaldo V, Andersson G. Mit Tinnitus leben lernen. Ein manual für therapeuten und betroffene. Berlin: Springer Verlag; 2016

［12］ Zetterqvist V, Andersson G, Kaldo V. Leva med tinnitus ［Living with tinnitus］. Stockholm: Natur och Kultur; 2013

［13］ Hesser H, Gustafsson T, Lundén C, et al. A randomized controlled trial of Internet-delivered cognitive behavior therapy and acceptance and commitment therapy in the treatment of tinnitus. J Consult Clin Psychol. 2012;80(4): 649 – 661

［14］ Jiang S, Street RL. Pathway linking Internet health information seeking to better health: a moderated mediation study. Health Commun. 2017;32(8):1024 – 1031

［15］ Manchaiah V, Dockens AL, Flagge A, et al. Quality and readability of English-language Internet information for tinnitus. J Am Acad Audiol. 2019;30(1):31 – 40

［16］ Basch CH, Yin J, Kollia B, et al. Public online information about tinnitus: a cross-sectional study of YouTube videos. Noise Health. 2018;20(92):1 – 8

［17］ Manchaiah V, Ratinaud P, Andersson G. Representation of tinnitus in the US newspaper media and in Facebook pages: cross-sectional analysis of secondary data. Interact J Med Res. 2018;7(1):e9

［18］ Sereda M, Smith S, Newton K, Stockdale D. Mobile apps for management of tinnitus: Users' survey, quality assessment, and content analysis. JMIR Mhealth Uhealth. 2019;7(1):e10353

［19］ Tan SSL, Goonawardene N. Internet health information seeking and the patient-physician relationship: a systematic review. J Med Internet Res. 2017;19(1):e9

［20］ Barak A, Klein B, Proudfoot JG. Defining internet-supported therapeutic interventions. Ann Behav Med. 2009;38(1):4 – 17

［21］ Baumeister H, Reichler L, Munzinger M, Lin J. The impact of guidance on internet-based mental health interventions — a systematic review. Internet Interv. 2014;1(4):205 – 215

［22］ Andersson G. Internet-delivered psychological treatments. Annu Rev Clin Psychol. 2016;12:157 – 179

［23］ Beukes EW, Manchaiah V, Allen PM, Baguley DM, Andersson

G. Internet-based interventions for adults with hearing loss, tinnitus, and vestibular disorders: A systematic review and meta-analysis. Trends Hear. 2019;23:2331216519851749

[24] Vlaescu G, Carlbring P, Lunner T, Andersson G. An e-platform for rehabilitation of persons with hearing problems. American Journal of Audiology. 2015;24:271-275

[25] Vlaescu G, Alasjö A, Miloff A, Carlbring P, Andersson G. Features and functionality of the Iterapi platform for internet-based psychological treatment. Internet Interventions. 2016;6:107-114

[26] Bhatt JM, Lin HW, Bhattacharyya N. Prevalence, severity, exposures, and treatment patterns of tinnitus in the United States. JAMA Otolaryngol Head Neck Surg. 2016;142(10):959-965

[27] Rheker J, Andersson G, Weise C. The role of "on demand" therapist guidance vs. no support in the treatment of tinnitus via the internet: a randomized controlled trial. Internet Interv. 2015;2:189-199

[28] Beukes EW, Manchaiah V, Davies ASA, Allen PM, Baguley DM, Andersson G. Participants' experiences of an Internet-based cognitive behavioural therapy intervention for tinnitus. Int J Audiol. 2018;57(12):947-954

[29] Fuller T, Cima R, Langguth B, Mazurek B, Vlaeyen JWS, Hoare DJ. Cognitive behavioural therapy for tinnitus. Cochrane Database Syst Rev. 2020;1(1):CD012614

[30] Hesser H, Weise C, Westin VZ, Andersson G. A systematic review and meta-analysis of randomized controlled trials of cognitive-behavioral therapy for tinnitus distress. Clin Psychol Rev. 2011;31(4):545-553

[31] Hoare DJ, Kowalkowski VL, Kang S, Hall DA. Systematic review and meta-analyses of randomized controlled trials examining tinnitus management. Laryngoscope. 2011;121(7):1555-1564

[32] Fuller TE, Haider HF, Kikidis D, et al. Different teams, same conclusions? A systematic review of existing clinical guidelines for the assessment and treatment of tinnitus in adults. Front Psychol. 2017;8:206

[33] Hallam R, Rachman S, Hinchcliffe R. Psychological aspects of tinnitus. Contr Med Psychol. 1984;3:31-53

[34] Andersson G, Kaldo-Sandström V, Ström L, Strömgren T. Internet administration of the Hospital Anxiety and Depression Scale in a sample of tinnitus patients. J Psychosom Res. 2003;55(3):259-262

[35] Kaldo-Sandström V, Larsen HC, Andersson G. Internet-based cognitive-behavioral self-help treatment of tinnitus: clinical effectiveness and predictors of outcome. Am J Audiol. 2004;13(2):185-192

[36] Beukes EW, Manchaiah V, Baguley DM, Allen PM, Andersson G. Process evaluation of Internet-based cognitive behavioural therapy for adults with tinnitus in the context of a randomised control trial. Int J Audiol. 2018;57(2):98-109

[37] Morin CM. Relief from insomnia: getting the sleep of your dreams. New York: Doubleday; 1996

[38] Andersson G. Hearing impairment. In C. Radnitz (Ed.), Cognitive-behavioral interventions for persons with disabilities. Northvale, NJ: Jason Aronson. 2000;183-204

[39] Sucala M, Schnur JB, Constantino MJ, Miller SJ, Brackman EH, Montgomery, GH. The therapeutic relationship in e-therapy for mental health: a systematic review. J Med Internet Res. 2021;14(4):e110

[40] Berger T. The therapeutic alliance in internet interventions: a narrative review and suggestions for future research. Psychother Res. 2017;27(5):511-524

[41] Gander PE, Hoare DJ, Collins L, Smith S, Hall DA. Tinnitus referral pathways within the National Health Service in-England: a survey of their perceived effectiveness among audiology staff. BMC Health Serv Res. 2011; 11:162

[42] Beukes EW, Baguley DM, Allen PM, Manchaiah V, Andersson G. Audiologist guided Internet-based cognitive behaviour therapy for adults with tinnitus in the United Kingdom: a randomised controlled trial. Ear Hear. 2018; 39(3):423-433

[43] Andersson G, Strömgren T, Ström L, Lyttkens L. Randomized controlled trial of internet-based cognitive behavior therapy for distress associated with tinnitus. Psychosom Med. 2002;64(5):810-816

[44] Kaldo V, Levin S, Widarsson J, Buhrman M, Larsen HC, Andersson G. Internet versus group cognitive-behavioral treatment of distress associated with tinnitus: a randomized controlled trial. Behav Ther. 2008;39(4):348-359

[45] Abbott JA, Kaldo V, Klein B, et al. A cluster randomised trial of an internet-based intervention program for tinnitus distress in an industrial setting. Cogn Behav Ther. 2009;38(3):162-173. Add Andersson 2000

[46] Kaldo V, Haak T, Buhrman M, Alfonsson S, Larsen H-C, Andersson G. Internet-based cognitive behaviour therapy for tinnitus patients delivered in a regular clinical setting: outcome and analysis of treatment dropout. Cogn Behav Ther. 2013;42(2):146-158

[47] Jasper K, Weise C, Conrad I, Andersson G, Hiller W, Kleinstäuber M. Internet-based guided self-help versus group cognitive behavioral therapy for chronic tinnitus: a randomized controlled trial. Psychother Psychosom. 2014; 83(4):234-246

[48] Weise C, Kleinstäuber M, Andersson G. Internet-delivered cognitive-behavior therapy for tinnitus: a randomized controlled trial. Psychosom Med. 2016;78(4):501-510

[49] Rheker J, Andersson G, Weise C. The role of "on demand" therapist guidance vs. no support in the treatment of tinnitus via the internet: a randomized controlled trial. Internet Interventions. 2015;2:189-199

[50] Nyenhuis N, Zastrutzki S, Weise C, Jäger B, Kröner-Herwig B. The efficacy of minimal contact interventions for acute tinnitus: a randomised controlled study. Cogn Behav Ther.2013;42(2):127-138

[51] Beukes EW, Allen PM, Manchaiah V, Baguley DM, Andersson G. Internet-based intervention for tinnitus: outcome of a single-group open trial. J Am Acad Audiol.

2017;28(4):340 - 351

[52] Beukes EW, Andersson G, Allen PM, Manchaiah V, Baguley DM. Effectiveness of guided internet-based cognitive behavioral therapy vs face-to-face clinical care for treatment of tinnitus: a randomized clinical trial. JAMA Otolaryngol Head Neck Surg. 2018;144(12):1126 - 1133

[53] Beukes EW, Allen PM, Baguley DM, Manchaiah V, Andersson G. Long-term efficacy of audiologist-guided Internet-based cognitive behavior therapy for tinnitus. Am J Audiol. 2018;27 3S:431 - 447

[54] Vlaescu G, Carlbring P, Lunner T, Andersson G. An e-platform for rehabilitation of persons with hearing problems. Am J Audiol. 2015;24(3):271 - 275

◆ 附 3.1　建议的耳鸣自助资源 ◆

附 3.1.1　耳鸣相关图书

- 《耳鸣:对耳朵里声音的自我管理指导》(Henry and Wilson 2002)。
- 《耳鸣患者手册》(Tyler 2016)。

附 3.1.2　耳鸣网络支持

- 美国耳鸣协会:www. ata. org。
  - 支持小组。
  - 电话/邮件支持。

附 3.1.3　声治疗

- 音效枕头:www. soudpillow. com(50～150美元)。
- 声音发生器:www. amazon. com(40 多美元)。
  - SNOOZ 白噪声机器(80 美元)。
  - Marpac Dohm 白噪声发生器(45 美元)。

附 3.1.4　智能手机应用程序

- ReSound[GN] 缓解耳鸣。
- Phonak 耳鸣平衡。
- Starkey 放松。
- Widex Zen 耳鸣管理。

附 3.1.5　焦虑治疗资源

附 3.1.5.1　图书

- 《焦虑与恐惧症工作簿》(Bourne 2015)。
- 《掌握你的焦虑和恐慌 Ⅲ》(Craske and Barlow 2006)。
- 《感受恐惧,无论如何》(Jeffers 1992)。
- 《不要恐慌:控制焦虑发作》(Wilson 1996)。
- 《担心:控制它并明智地使用它》(Hollowell 1997)。

附 3.1.5.2　在线

- 焦虑恐慌互联网资源:www. algy. com/anxiety/anxiety. php。
- 美国焦虑障碍协会:www. adaa. org。

附 3.1.6　抑郁症的资源

附 3.1.6.1　图书

- 《贯穿抑郁症的思维方法》(Williams 等人 2007)。
- 《感觉良好:新的情绪疗法》(Burns 1999)。
- 《思维超越情绪:通过改变思维方式来改变你的感觉》(Greenberger and Padesky 1995)。
- 《理解和克服抑郁症:一种常见的感觉方式》(Bates 1999)。

附 3.1.6.2　在线

- 美国国家精神疾病联盟:www. nami. org。
- 抑郁症官网:www. depression. org。

附 3.1.7　关于压力管理和放松的资源

附 3.1.7.1　图书

- 《放松和减少压力的工作手册》(Davis 等人 2008)。
- 《你去哪里,哪里就是你》(Kabat-Zinn 1994)。
- 《压力和放松手册:自助技巧的实用指南》(Madders 1997)。
- 《健康之书:一本关于维持健康和治疗与压力相关疾病的全面指南》(Benson and Stuart 1992)。
- 《一本基于正念的减压手册》(Stahl and Goldstien 2010)。

附 3.2　耳鸣自我治疗手册

如果你有耳鸣,这本书值得读一读,你会得到很有价值的缓解建议和方法。这种自我治疗可以在寻求……(在这里插入你的诊所名称)的听力学家的专业建议之前或之后进行。然而,我们建议你要去看一下耳科医生,以保证你的耳鸣不是需要担心的潜在的健康状况所导致的。如果你不放心,你可以要求转诊给你的内科医生或其他专家来确定。你可能不得不等待预约,所以为什么不现在就开始帮助自己控制耳鸣呢?

通过遵循本笔记中的建议,你就可以自己治疗耳鸣,并有可能使耳鸣逐渐减少到最终不再重要的程度。

附 3.2.1　耳鸣是什么

耳鸣是指从你的一侧或双侧耳朵或头部听到声音的体验。它通常被描述为铃声、嗡嗡声或口哨声。这通常缘于听力系统的轻微紊乱,通常与衰老或较强噪声的暴露有关。它是一种症状,而不是一种疾病。

虽然耳鸣有时会非常痛苦,但它通常不会危及生命,你的生活质量可以恢复。你可能无法完全摆脱耳鸣的声音,但你可以逐渐减少或消除耳鸣对你的影响,这样你就几乎不会注意到它。大多数对耳鸣感到难受的人能学会通过为自己做事来改善耳鸣。然而,这可能需要花费几个月的时间——这很正常,所以不要感到沮丧。

附 3.2.2　你的听觉系统

当你听到外界的声音时,它以波的形式在空气中传播,并被你的内耳(耳蜗)转换为神经信号,就像微小的电流。这些信号通过你的听觉神经向上传递到你的大脑的基部。然后,你的大脑就会整理出其中最重要的东西。大脑通常能够忽略毫无意义的声音,且它能够学会对耳鸣的内在声音做同样的忽略。

我们可以在其他声音的嘈杂声中分辨出特定的声音。例如,大多数人几乎都能在一屋子人的喋喋不休中听到自己的名字从某个人的口中冒出来,可以在一个完整的管弦乐队中分辨出一种乐器。不幸的是,许多患有耳鸣的人对耳鸣声音也是这样,在众多声音中耳鸣一出现就被注意到。我们自然会听到那种新的、不熟悉的、不想要的噪声。

附 3.2.3　选择性和注意力

你的听觉系统具有自动的选择性特性。也就是说,你大脑中的听觉系统有一部分对选择出的某些重要的、奇怪的或令人担忧的声音(包括耳鸣)增加了感受度,并过滤掉其他声音的听觉。此外,随着年龄的增长,你听到外部声音的能力会降低,因此缺乏对比性的声音会使你更加意识到内部的耳鸣噪声。任何其他形式的听力障碍或损害,如反复暴露在巨大的噪声中(例如,枪声、工作时的噪声,或非常大声的音乐),都会再叠加到这种自然发生的听力损失上,使耳鸣更加明显。

附 3.2.4　习服

想象一下你有了一台新的冰箱。一开始,你总能听到它的嗡嗡声,但过了一段时间,你会发现你不会再注意到它了。其他人第一次听到你的新冰箱就会说它有多响,但你已经适应了它——你不再注意到它,你的大脑已经决定停止监测它持续的、毫无意义的、没有威胁性的滴答声。这是一个自然的过程,被称为习服,你的大脑用它来停止过度监测各种无害的信息——这也适用于耳鸣。

随着时间的推移,耳鸣会自然地消退。这并不是一种渐进的疾病,不是你耳鸣的时间越长,或者年纪越大,或者你变得听力损失越大,则耳鸣越重——恰恰相反!你可以做点什么来加速这个习服过程,并减轻耳鸣的一些影响,直到它消退。

附 3.2.5　焦虑、紧张和学习如何放松

担心耳鸣是很正常的,因此会导致紧张,所以学习如何放松是缓解过程的一部分。耳鸣经常会造成紧张和担忧的恶性循环,而担忧使耳鸣更甚。附图显示了这一工作机制。

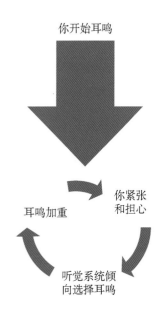

你开始耳鸣

你紧张
和担心

耳鸣加重

听觉系统倾
向选择耳鸣

但是你打破了这一循环！如果你打破了,事件链就会反转。

第一步,再读一遍这些笔记,以确保你知道你对耳鸣的担心程度,且持续地去听耳鸣会助长这种恶性循环。监测耳鸣并担心它只会让情况变得更糟。

附 3.2.6　放松训练

为了帮助缓解你身体的紧张,你可以使用简单的放松练习,包括训练你的身体放松。你可以在书中阅读训练的内容,通过播客或 YouTube 来听,或者通过参加我们的耳鸣治疗活动来学怎么做,随便你选。

下面是一些简单的放松练习的例子:

(1) 想象一下,你正在浏览你的身体。找一个舒适的姿势,把你的注意力集中到你的呼吸和你所关注的身体部位。从你的脚开始,呼吸并用意识扫描你的脚。扫过脚,再让你的意识从身体的这个部位转移到下一个部位。可以延伸到你的腿,再延伸到你的背部和腹部,然后再延伸到你的手、手臂、脖子、下巴和脸。如果你的注意力离开了呼吸,这时不需要去判断你的想法,只需把你的注意力带回呼吸中。

(2) 慢慢深呼吸,屏住呼吸一会儿,放松,然后呼出,再等一会儿,再慢慢深呼吸,如此反复。

一旦你学会了这样的呼吸和肌肉放松练习,只要你有时间和空间,就可以经常做一做。这需要一些练习,但你很快会开始感受到它带来的好处,你将逐渐学会不练习就能放松你的身体。当你学会放松你的身体时,你会发现放松你的思想也就更容易了。

有的人发现,芳香疗法、改善姿势、按摩、冥想、普拉提和瑜伽都有类似的放松的好处,就简单地如同在放松的环境中休息一下一样,也许就需要一点昏暗的灯光和柔和的音乐。关键是要找到能帮助你最容易放松的方法,并经常练习。

附 3.2.7　声治疗

耳鸣的正常自然病程是让它逐渐消退到背景中,这样你最终就几乎意识不到它——也就是我们之前描述过的习服过程。

你可以通过增加你附近的背景音量这一过程来进行练习,一些听力学家称之为"声治疗"。这减少了你的耳鸣水平和它引起的紧张之间的对比度,从而促进习惯化过程和中断上述恶性循环。其中所涉及的原理和过程与大多数声治疗中使用的相似。

额外的背景声音可以来自:

- 令人愉快的低水平的声音,从电视、收音机来获取音乐,从一个风扇或从一扇打开的窗户之外获取音乐。
- 声音调节器——播放自然声音的平板电脑或智能手机应用程序(如温和的波浪声、雨的声音,或溪流声),或"白色"噪声(一种连续的"嘶"样的声音)。
- 一种可穿戴的噪声发生器——它看起来和戴起来均像一个助听器,但能发出"嘶"的声音。
- 佩戴和使用助听器,即使你只有轻微的听力困难。

要确切地说额外的声音放在什么音量最好,是因人而异的,但我们发现,大多数患者更喜欢略低于他们耳鸣的音量水平,从而降低他们耳鸣的突出程度。然而,如果这对你来说太大了,那么就使用你能忍受的最大的音量。但如果你想使用更多的噪声,掩盖(遮蔽)你的耳鸣,只要你放在你觉得合适的音量就可以。

避免进入安静的房间和环境是关键。在安静的环境下,你的大脑会试图更清楚地听到任何声音,其中包括耳鸣的声音。你应该在背景相当安静的时候,尽可能多和尽可能长时间地加强你的背景声音。

如果不断增加的背景声音吵到了你周围的其他人,那可以使用个人听力设备,例如智能手机和头戴式耳机。你可能会发现,使用"入耳式"耳机比使用头戴式耳机更能让声音进入你的耳朵。

最重要的是,你还需要在床上进行声治疗,无论是睡觉还是醒着。如果你躺在安静的夜晚听着耳鸣睡不着，或者在夜里醒来听到耳鸣，这尤其有害。你可以试着开着窗户睡觉，或者在房间里放置一个轻轻滴答作响的时钟，或者用一个声音枕头连接到你选择的声源上。这样你也不太会打扰到别人。

附 3.2.8　娱乐和健康

有积极的兴趣和爱好可以提高你的生活质量，可以让你从更好的角度来看待你的耳鸣，这样你仍然可以充分享受生活。现在学习或参与进来都不会太晚！

有的人已经发现了耳鸣积极的一面，并迎接它促使自己做一些新的事情，重新点燃旧的兴趣，或者挑战为耳鸣支持小组工作。你的总体健康状况如何？你是否得到了一个良好的、多样化的饮食，充分的锻炼和休息，以及一些愉快的社交活动？如果你发现特定的食物或饮料，或活动等情况加重了你的耳鸣，你可以减少它们，远离它们，或者找到替代品。只要做一点点调整，你就会发现耳鸣不会阻止你以你想要的方式继续生活。

附 3.2.9　听觉过敏

这意味着对响亮的声音过于敏感，甚至是中等音量的声音。许多患有棘手的耳鸣的人都有这个问题，可能是由类似的大脑机制引起的。像耳鸣一样，听觉过敏通常可以使用前面描述过的声治疗程序来改善，尽管对于听觉过敏，叠加的声音水平会在几周或几个月内逐渐增加。这一治疗过程被称为"脱敏治疗"。

附 3.2.10　耳塞

如果你有耳鸣，除了在很吵的噪声环境中以外，你不应该戴任何入耳耳塞，那会使听力更加困难。它们对你的耳鸣没有帮助：事实上，戴耳塞可能会让耳鸣看起来更响。总的来说，如果你有听觉过敏，带耳塞不是个好主意（除非你在一个无法忍受的巨大噪声中暂时使用耳塞），因为它们阻止你的耳朵去适应声音。另一方面，当你暴露在非常大的声音中时，无论你是否有耳鸣或听觉过敏，你都应该使用听觉防护。

附 3.2.11　暂时性耳聋和暂时性耳鸣

如果你暴露在特别大的声音中，例如，大声的音乐或烟花，或在很大的噪声中工作，你可能会经常经历听力迟钝或耳鸣，或两者都有。如果你不会因此而陷入极度焦虑的状态，这种情况通常会在几分钟或几小时后消失。不过，这些暂时的影响应该被当作一种警告——如果你把耳朵反复暴露在这样响亮的声音中，就会有永久性伤害的风险。

附 3.2.12　进一步的信息和帮助

深入了解耳鸣，你可能会感觉到你现在可以学会忽略你的耳鸣了。在我们的诊所，我们提供耳鸣治疗，包括声治疗和咨询使用耳鸣活动治疗这一为每个患者提供的个性化治疗。如果你想了解更多关于耳鸣的信息或安排一次预约，请联系我们。

资料来源：改编自 Sizer DI, Coles RRA. Tinnitus self-treatment. In Tyler RS, Tinnitus Treatment：Clinical Protocols，1st ed. Thieme Publishers. 2006。

（丛　宁　韩　朝　译）

第 4 章

耳鸣活动治疗

Tinnitus Activities Treatment

Ann Perreau，Richard S. Tyler，Patricia C. Mancini，and Shelley A. Witt

摘要

　　耳鸣活动治疗（TAT）是 20 世纪 80 年代由爱荷华大学所开发用于治疗令患者困扰的耳鸣。TAT 具有三个目标：①提供耳鸣相关问题的咨询；②建议应对耳鸣的方案；③推荐患者使用部分掩蔽的声治疗。TAT 的独特之处在于其使用基于图片的咨询材料，有图像和图表以帮助患者理解复杂概念，从而确保治疗有条不紊地进行。我们建议在疗程中使用耳鸣主要功能调查表判断患者所处的阶段和评估治疗效果。TAT 的内容包括了前言与总结及受耳鸣影响的四个环节：想法和情绪、听力和交流、睡眠及注意力。我们在每一环节中都安排了家庭作业和练习活动，以便患者练习推荐方案。在 TAT 治疗中，我们主张采取协作和整体分析的方法，通过倾听患者的意见，了解他们的需求，并提供指导性的建议，以解决他们的担忧，从而帮助患者改善他们的耳鸣。树立患者的期望和提供信心是治疗患者耳鸣的关键。

关键词：耳鸣，咨询，声治疗，听力师

4.1　介绍

　　耳鸣活动治疗（TAT）作为我们的耳鸣咨询和声治疗方式，是在 20 世纪 80 年代为帮助耳鸣治疗而建立的，内容上包括耳鸣处理方案和完全掩蔽、部分掩蔽治疗方式。在耳鸣治疗中一个重要环节即明确患者现在所面临的问题是否与耳鸣相关，而这可以通过耳鸣问卷调查来实现，具体内容我们将在后续第 12 章中详细阐述。同时我们认为应重视患者所有不适体验，避免只关注耳鸣问题。例如在治疗过程中我们会询问患者对生活的总体看法，以评价他们的情绪是否良好。有关耳鸣的信息咨询应被纳入活动治疗的各个阶段，以减少对耳鸣的恐惧、未知和误解，促进患者对耳鸣治疗更具信心，利于患者接纳他们的耳鸣。在整个治疗过程中我们建议针对每个患者所面临的不同问题，在听力师的指导下开展针对性活动和治疗。最终，耳鸣活动治疗结合声治疗（特别是部分掩蔽）以降低患者耳鸣的显著性，我们一般建议开始时使用最低级别的掩蔽声，使耳鸣和背景声音都能被听到。我们向患者演示部分掩蔽治疗原理时，常将耳鸣在安静环境及掩蔽环境下的差异比喻为蜡烛分别处于黑暗房间与明亮房间中的烛光感知差异。如图 4.1 所示，耳鸣在安静的房间里更明显，而在有低分贝背景声音的情况下则不明显。但声治疗并不适合所有的患者，尤其是那些有听力损失的患者，他们在接受声治疗后会出现语言感知降低的情况。许多患者都曾自行尝试过声治疗，所以为患者提供声治疗指导是治疗中重要的部分。更多具体细节请参考第 7 章和第 8 章的声治疗部分。

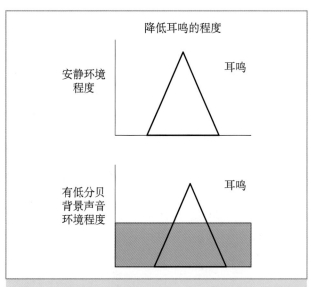

图 4.1　显示光和声音的部分掩蔽，说明耳鸣被一个低水平的背景声音所部分掩盖

在 TAT 中实施的咨询方案受到一些重要研究的启发,更多关于我们治疗方法的最新描述见于文献。我们治疗耳鸣的经验和与其他专家的讨论使我们将耳鸣患者所面临的问题分为四大类:

- 想法和情绪。
- 听力和交流。
- 睡眠。
- 注意力。

这些功能性障碍会导致患者额外的社交和工作问题。我们相信一个完整的治疗方案应该解决所有方面的问题,而任何与患者疾病无关的方面都不需要包含在咨询中。在这些方面提供的咨询将在本章后续部分进行更详细的描述。

TAT 的关键原则包括培养患者的治疗信心,使用图片化对患者受耳鸣影响的方面提供咨询,并实施以患者为中心的治疗方法。

4.1.1 培养患者治疗信心

首先,我们强调听力学家必须重视培养患者信心和为患者提供一个积极向好的治疗远景,而不是消极的预后(对耳鸣无能为力)。具体措施包括:

- 具有有经验的专业人士的表现。
- 富有同情心。
- 展示你对耳鸣的专业了解度。
- 提供一个清晰的治疗计划。
- 表现出你对患者真诚的关怀。
- 提供合理的治疗预期。

4.1.2 基于图片的咨询

TAT 还采用了 2001 年为耳鸣患者推出的基于图片的咨询。采用这种方式,患者和听力师以互动的方式分享插图,以方便讨论各种与耳鸣及其治疗有关的话题。基于图片的方法有以下几个优点:

- 使咨询有序地开展。
- 临床医生不会遗漏重要的概念。
- 患者更容易理解这些概念。
- 治疗易于被其他听力师和治疗师所使用。
- 在进行耳鸣治疗比较中,易于控制跨条件或不同治疗师进行的咨询。

4.1.3 以患者为中心的方法

我们强调通过合作的方式使耳鸣咨询符合患者的需求和兴趣的重要性。因耳鸣活动治疗包括多个

课程,可以选择与患者最相关和对患者最有益的课程。我们在开始进行耳鸣治疗时,通常会与患者确定三个治疗目标。然后,我们进行耳鸣主要功能问卷调查(TPFQ;见附 4.1),记录与他们耳鸣有关的问题,并利用这些结果来确定所需要的治疗。此外,我们还为听力师提供了耳鸣活动治疗的介绍,鼓励他们倾听患者的倾诉,并提出问题,以确定什么对患者是重要的:"患者为什么来这里? 他或她对治疗的期望是什么? 患者是独自一人,还是有亲人支持?"我们不能自认为什么对患者是最好的,而探究性问题有助于听力师了解患者寻求治疗的动机和期望。这些信息对于制定以患者为中心的耳鸣治疗计划至关重要。耳鸣活动治疗的介绍旨在与患者的第一次交谈中做一个简单的概述,大约持续 15 分钟。我们的耳鸣活动治疗介绍中的一些主题包括:

- 是什么引起了耳鸣?
- 当耳鸣开始时,你的生活是怎样的?(图 4.2)
- 耳鸣对你的生活有什么影响?
- 你认为我们如何才能帮助到你?

经过介绍课程环节,听力师会对患者和他们因耳鸣而遇到的困扰有更完整的了解,并能更好地开展治疗工作。有些情况,还可能需要转诊给其他专业人士(如心理专家、内科医生),他们也可以帮助患者;一个起始的咨询课程也提供了一个机会来确定

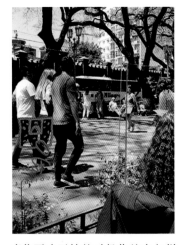

当你耳鸣开始的时候你处在怎样
的生活环境中(家中、工作,等等)?

图 4.2 让患者描述一下耳鸣开始时的生活。除了耳鸣之外,他们的生活中还有其他重要的事情(如疾病、工作中或家中的问题)吗? 这些答案会影响心理咨询的发展方向

患者是否需要更多的咨询。以下是耳鸣活动治疗的课程描述。

4.2　讨论

4.2.1　思想与情绪

同普通人群一样,耳鸣患者常会面临影响情绪的问题。正如我们之前所讨论的,我们首先需要向患者了解当下最影响他们情绪的核心问题。有时候这些问题超出了我们的专业能力,应该转诊给临床心理医生或精神科医生。对于思想与情绪问题,我们的目标是为耳鸣患者提供关于听力损失和耳鸣的基础知识,包括我们的思想如何受到耳鸣的影响,以及如何改变我们对耳鸣的反应。提供关于听力减退和耳鸣的基础知识通常有助于减轻患者对耳鸣的担忧和恐惧,并帮助其将注意力从耳鸣转移到生活的其他方面(关于治疗耳鸣的方法的患者资料见附4.2)。

4.2.1.1　提供有关听力、听力损失、耳鸣和注意力的信息

在对患者进行有关听力损失和耳鸣的教育伊始,首先要对我们的听觉是如何产生的和听觉神经的自发活动进行总体的描述(图 4.3)即:听觉神经的电活动是用来编码声音的,然而,即使没有声音,神经和大脑中也存在随机的自发活动;接着,我们将解释耳鸣可能是如何由听觉神经的自发活动编码产生的(图 4.4)。

我们还直接与患者讨论一些患者常见的问题,包括耳鸣不会引起耳聋、衰老或提示一种精神疾病。通常情况下,向患者说明耳鸣并不是一个威胁生命疾病的征兆,并向他们介绍耳鸣在普通人群中的常见情况,这可以消除患者的一些担忧。如果关于耳鸣的消极想法先期占据了他们思想的主导地位,这些消极想法就很容易先入为主。

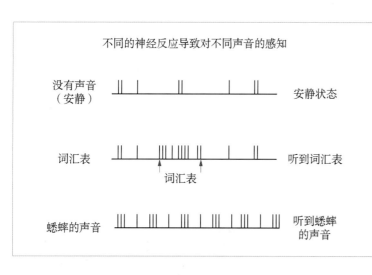

图 4.3　神经脉冲如何将信息传递给大脑作为声音。第一行-在没有声音的情况下,神经纤维上有随机的自发活动。第二行-当一个单词被说出时,如表,一种特殊的冲动模式被传达出来。第三行-其他的声音,如蟋蟀的声音,创造了一种独特的活动模式

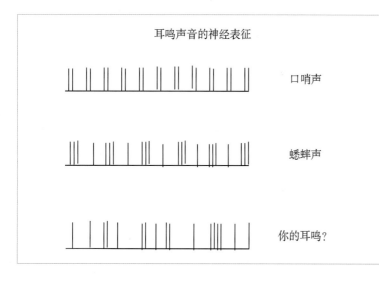

图 4.4　不同人群的耳鸣情况有所不同。以下是不同耳鸣声音的神经表现的例子。你如何描述你耳鸣的声音?考虑一下神经的自发活动,根据你听到的声音和其他耳鸣声音而变化

为了解释耳鸣对人思想的影响,我们必须讨论一下有意识的注意力是如何工作的。Hallam 强调了听觉和注意力的重要性,他指出我们一次只能注意一个刺激(图 4.5)。其他的刺激会停留在我们的潜意识中被忽略,或直到它们获取我们的注意,进入我们的意识注意。作为人类,我们会注意到重要的刺激,忽略不重要的刺激。Hallam 提出了一个贴切的比喻,即以冰箱嗡嗡的背景声音,来说明我们具有忽视某些刺激的能力。嗡嗡声是重复的,尽管新冰箱的声音一开始可能很响,但重复的声音不会再与我们持续接触中激活杏仁核和自主神经系统。它不会引起我们意识的注意,最终会被认为是不重要的。同样,如果我们认为耳鸣不重要,我们就不会去注意它,它就会变得不那么明显,而且我们可以习惯于这种声音,尽管这可能需要一些时间。Hallam 认为大多数人可以在大约 18 个月内学会忽略耳鸣。

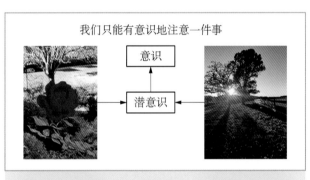

图 4.5 我们潜意识地接收到多少个感官刺激,但通常只能有意识地关注一件事。我们一次只能有意识地注意一种外界刺激。我们在特定的时间接受许多刺激,而其他的刺激都会留在我们的潜意识里,直到它引起我们的注意力,转移到有意识的注意力上,或者被忽略

4.2.1.2 转变对耳鸣的情绪反应

耳鸣活动治疗不仅是为了提高患者对耳鸣的认知,也是为了改善患者对耳鸣的情绪反应;而改变对耳鸣情绪反应的第一步是改变我们对耳鸣的严重性的认识。此外,也必须意识到关于耳鸣的几个事实,这也可以降低其严重性认识:①耳鸣很可能是神经活动增加的结果;②耳鸣很常见,影响近 15% 的成年人;③耳鸣不会威胁我们的健康或听力。认知疗法将耳鸣与患者对它的反应分开对待。因此,我们强调,耳鸣和患者对耳鸣的反应是两个不同的问题。

接下来,我们将从一般意义上解释我们的想法和情绪之间的联系,然后将其应用于耳鸣中。耳鸣是一种声音,既不是好的也不是坏的,它只是一种声

音。当耳鸣进入患者的生活时,个人的注意力就集中在这个声音上。重要的是要帮助患者理解这些个人想法与情绪有直接联系,而情绪会引发身体的反应。我们针对这一点的解释是:①积极的想法即积极的情绪;②消极的想法即消极的情绪;③中性的想法即没有情绪。大脑可以对同一个门铃的声音产生不同的反应(如消极的),我们根据后果对门铃附加一种情绪反应(即焦虑)。

即使是潜意识中的消极想法也会使情绪变得更糟;因此,帮助患者识别潜在的消极想法很重要。帮助患者将消极想法重新转化为更为积极的想法,可以帮助减少消极情绪,最终使耳鸣不那么受关注。请注意,这是一个好的表现,但这只是非常简单的思想和情绪活动模型,而人类的心理要比这复杂得多。有时,将消极的想法重构为更加中性或积极的想法是很困难的,并不是所有的患者都能在这方面取得成功。然而,用更有建设性和/或积极的想法取代消极的想法,可以帮助减少、中和消极的情绪,使耳鸣更加受控(图 4.6)。

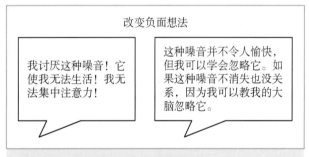

图 4.6 显示了对耳鸣的不同思考方式。有一个人"讨厌"耳鸣。另一个人不喜欢它,但他准备学习不同的方式来应对它。当患者产生消极的想法时,鼓励患者克服这些想法。例如:"我讨厌这种噪声!"这是一种消极的想法,它会引发消极的情绪(愤怒、沮丧)。"我不能让脑子里的这种声音陪我度过余生!"这也是一种消极的想法,它会导致消极的情绪,如担心、焦虑和绝望。帮助他们有建设性的想法,帮助他们感受生理/情感上的差异。例如,"这没关系。"以转变情绪

我们还鼓励患者将注意力集中到其他活动上,如加入新的俱乐部或学习新的知识。我们经常讨论他们的爱好,哪些活动对忽视耳鸣有帮助,以及新活动为患者带来内在价值和享受的可能性。让患者知道许多患有耳鸣的人能够过上幸福、有意义的生活是很重要的。小组咨询(第 15 章)对耳鸣患者来说非常有效,可以展示参与活动的情况以及将关注从耳鸣转移开的方法。

患者往往会受益于某个具体的任务,辅助他们

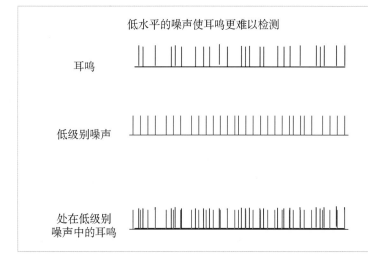

低水平的噪声使耳鸣更难以检测

耳鸣

低级别噪声

处在低级别
噪声中的耳鸣

图 4.7 在安静的环境中,耳鸣信号被放大,而大脑没有任何其他东西来分散它对"听到"耳鸣的注意力。如果在环境中放置低音量的噪声,大脑就会更难跟踪或检测耳鸣。低音量的声音被用来干扰与耳鸣相关的神经活动的检测。我们有意识地只意识到一小部分传入的声音,因为这些声音在达到意识感知的水平之前就被过滤掉了。当你对耳鸣的情绪反应减少时,大脑就会像解释其他不重要的背景噪声一样解释耳鸣,并过滤掉它

改变对耳鸣的反应。我们有时鼓励在治疗的前几周使用"耳鸣日记"(见附 4.3a)。患者可以记录他们对耳鸣的想法和担忧,然后用更有建设性的思维方式挑战这些想法。患者还可以列出使其耳鸣加重的情况和活动,以及耳鸣好转的情况。这将为医生提供有用的信息,便于与患者讨论如何改变他们对耳鸣的反应,如何改变环境,以及可以增加什么声音来减少他们对耳鸣的关注度。附 4.3b 是一个患者的耳鸣日记的例子。我们建议日记只使用几周,因为我们希望患者不再关注他们的耳鸣,而是将关注转移到他们喜欢的其他活动上。

最后,对许多患者来说使用低分贝的背景声音(或部分掩蔽)是有益的,可以减少患者对耳鸣的过度关注,改变他们对耳鸣的反应。因为第 1 章和第 8 章深入讨论了掩蔽的问题,我们将着重于提供关于使用背景声音的患者教育。对于大多数患者来说,我们提出使用背景声音减少耳鸣以及与背景声音有关的活动通常是有益的。具体来说,低分贝的背景声使耳鸣难以被发现,并干扰了耳鸣相关神经活动的发现(图 4.7)。此外,背景声音可以部分掩盖我们不需要听到的声音。一个很好的练习是让耳鸣患者花一些时间进行"声音搜索",或寻找能与耳鸣混合的声音,使耳鸣不那么明显。根据我们的经验,大多数患者已经做了这些,但重新审视那些对减少耳鸣最有效的声音可能会有帮助。提醒患者他们不是在寻找一种可以使耳鸣消失的声音,而是一种可以使耳鸣不那么明显的更中性的声音,这点可能更为重要。

4.2.2 听力与沟通

本治疗的目的是帮助患者了解耳鸣是如何影响

听力,并提供改善听力的方法。许多患者并不知道可以做些什么来帮助他们改善听力。通过改善不同情况下的听力和交流,我们希望能够:

- 缓解因听力损失而可能出现的障碍。
- 缓解由于耳鸣而可能出现的障碍。
- 减少压力。

此外,还有许多影响沟通的因素,如听力损失、背景噪声的大小、能否看清谈话者、对谈话者的熟悉程度、对话题的熟悉程度以及压力水平,这些因素都被纳入耳鸣活动治疗中。其中许多话题具有可展示性,而不只局限于简单的讨论。

4.2.2.1 听力与听力损失

减少与听力损失相关困难的方法之一是帮助患者更好地了解听力和听力损失。首先,我们通过回顾耳朵的基本解剖学和生理学,向患者简要解释听觉系统的工作原理。其次,需要与他们谈论听觉系统如何受到听力损失的影响。我们回顾患者的听力图,让他们详细了解自己是否有听力损失以及听力损失的严重程度。最后,我们要求患者分享他们因听力损失而面临的困难,尤其是我们帮助他们了解听力损失所带来的后果,包括一些他们曾经听得很清楚的声音,现在可能难以分辨甚至根本听不到。例如,如果患者有高频听力损失,我们会向他们解释为什么他们认为别人跟他们说话是"喃喃自语",或者为什么像 /s/ 这样主要是高频的声音会更难听到。我们还向他们解释噪声如何影响他们的听力,以及信噪比的概念及其重要性。

4.2.2.2 听力损失和耳鸣导致的听觉障碍

帮助患者理解并区分他们可能因听力损失还是耳鸣而遭遇的困境非常重要。我们需要向患者说

明,听力损失会使他们听到的一些声音失真甚至一些声音几乎完全听不到。并且说明,耳鸣不会导致听力损失,但它可通过分散人的注意力而导致听力困难。耳鸣的铃声、嗡嗡声或轰鸣声也会产生对环境声音的掩蔽。此外,我们还需说明,耳鸣会造成难以区分两种声音,因为耳鸣的声音会与外界的声音混淆,尤其是当它们具有相同的音调时。例如,有时耳鸣患者可能感觉听到风扇声,而后发现这其实是他们的耳鸣。

4.2.2.3 改善听力和交流的策略

我们主要从以下三个方面进行详细讨论如何帮助患者更好地改善其听力损失。有关这些策略的讲义见附4.4。这些策略包括以下内容。

4.2.2.3.1 助听设备的使用

改善听力损失的第一步是确保为患者选择合适的助听设备(参考第7章)。这可能包括为患者选配助听器、人工耳蜗或辅助听力设备。首先,我们向患者解释听力设备的功能。接下来,我们进一步确定助听设备的目的是改善他们的听力情况和生活需求(如改善周围环境声音的可听性,改善交流和对话能力,以及减少患者因聆听困难造成的影响)。我们还强调双耳听力补偿比单耳听力补偿更为重要,这不仅是为了提高听力,也是为了降低耳鸣。最后,如果患者已经佩戴了助听设备,我们会用真耳测量法检查验配是否合适,并为他们解答当前听力设备的相关问题。

4.2.2.3.2 环境

患者往往不了解环境是如何影响听力的,所以我们需教育患者,具有以下特点的环境更适合对话:

* 良好的照明:
  ○ 确保有足够的光线来照亮交流对象的脸,而不至于使其受到阴影影响。
  ○ 让听者眼睛远离直射光源,以免使其难以看清交流伙伴面部。
* 定位:
  ○ 靠近交流伙伴,以提高信噪比。
  ○ 确保沟通对象的脸部是可见的,而不是侧面。
  ○ 尽量远离噪声,或调整自己的位置,使噪声远离说话者。
* 尽量减少视觉干扰:
  ○ 关闭电视、手机、平板电脑或其他电子设备。

○ 关门以消除来自另一个房间的活动干扰。
○ 关窗,以消除窗帘的吹动或外部的干扰。
* 尽量减少噪声:
  ○ 关闭无关的噪声源(电视、广播、厨房噪声等)。
  ○ 关闭门窗以减少背景噪声。

4.2.2.3.3 沟通

让患者通过有效的沟通技巧来改善自己的听力损失所带来的问题也是极其重要的。首先,我们定义自信的沟通方式,并将其与被动和挑衅性的沟通方式进行比较。同患者讨论他们特有的沟通方式。然后,向其展示如何成为自信的沟通者而不是被动或积极挑衅性的沟通者。最后,我们演示并讨论以下内容:

* 使用沟通技巧来解决沟通障碍(即请求个体放慢语速,使用清晰的语言,重复的、重述的、简化的或详尽的句子)。
* 沟通互动前使用预测策略(即预测谈话的主题是什么,学习关键词汇,练习可能发生的对话,当你觉得自己在谈话中感到误解时,使用放松技巧保持冷静)。
* 如何在适当的时候向谈话对象表明自身的听力损失情况。
* 语言阅读策略(注意嘴唇、面部表情和身体动作)。

最后,我们鼓励患者记录他们使用了哪些沟通方式,以及使用这些方式是否对他们的听力和沟通有帮助。

4.2.3 睡眠

睡眠障碍在耳鸣患者中很常见(例如,McKenna; Tyler & Baker;见第6章)。有些患者难以入睡,有些则易在夜间醒来,同时许多患者诉说,劳累或疲倦会使耳鸣加重。情绪紧张、注意力不集中和听力不好也会导致疲劳。这种疗法将帮助患者改善睡眠:

* 理解正常的睡眠模式。
* 探寻影响他们睡眠的因素。
* 确定能促进更好睡眠的活动。
* 学习放松技巧和如何利用背景声音。

通常来说,对有睡眠障碍的患者来说,了解正常的睡眠周期和各阶段意义是非常重要的。我们回顾了成人推荐睡眠时长(6.5~9 小时),以及随着年龄的增长,睡眠时间可能会发生变化。关于影响睡眠的因素,我们尤为强调想法和情绪的影响,如抑郁和焦虑如何影响睡眠,综述了环境(即噪声、光线、温度)影响睡眠的因素。白天(定期锻炼,避免午睡)和夜间(只有在累到可以睡着的时候才上床)的活动来促进更好的睡眠。我们建议建立宵禁,将白天和夜晚区分开,通常大约是在睡前一个半小时。这之后的时间,我们建议患者避免紧张、运动、饮食、摄入酒精和咖啡因。我们还讨论了患者如何布置卧室,特别是他们应该拿走或减少任何干扰睡眠或与睡眠无关的物品,包括电视、手机、笔记本电脑、食物或饮料等。我们还需指导患者如何放松,包括渐进式肌肉放松和视觉想象。最后,我们建议在安静的卧室里使用轻柔的背景声音,以减少耳鸣的显著性。有许多方法可以获得低分贝的背景声音(如收音机、风扇和加湿器),许多患者自己已经尝试了一些方法。患者很少知道他们可以通过控制声音的强度来促进更好的睡眠,例如设置一个定时器,在你入睡后自动关闭。对于那些在我们实施了区分白天和夜间活动、放松和背景声音后仍然有睡眠障碍的患者,我们鼓励其使用睡眠日记来确定哪些食物、活动等可能导致了睡眠困难。关于耳鸣患者的良好睡眠的指南见附 4.5,附 4.6 还列出了可以提供给患者的其他改善睡眠的方法。

4.2.4 注意力

耳鸣会影响人的注意力,或影响将思想集中在某个特定问题或活动上的能力。无法集中注意力会让人感到沮丧或紧张。在此,我们讨论提高注意力的三种方法:提供有关影响注意力因素的信息,讨论耳鸣如何影响注意力,以及提高对手头工作的注意力。

4.2.4.1 提供注意力集中困难的信息

每个人都可能被视觉、听觉刺激所干扰。图 4.8 显示影响我们集中注意力的因素。一些分散注意力的刺激:

- 烦人的。
- 恐惧的。
- 与关注目标不一致的。
- 响声。
- 不可预测的。
- 不可控的。

我们首先需要了解集中注意力技能的差异。我们问患者他们在集中注意力方面有什么问题,并询问他们在集中注意力有困难时的感受。有些人无法在嘈杂的咖啡馆中学习或阅读,而有些人则可以轻松做到。我们需要明白人们可以学习如何集中注意力。例如,一些患有慢性疼痛的人可以成功地训练自己将注意力从其不适的方面转移到其他活动上。

4.2.4.2 减轻耳鸣的干扰性

并非所有的人都会因耳鸣而分心。但是,如果它让人分心,把注意力继续集中在耳鸣上会使我们更难集中精力处理其他问题或特定事务。并且当我们把注意力集中在耳鸣上时,就很难再把注意力放在其他事情上。我们鼓励患者观察他们的耳鸣对简单(如归档)与复杂(如学习新的电脑游戏)任务的注意力的影响。简单的任务常因刺激不够,而在注意力空白期被耳鸣所填补,但在完成要求较高的复杂任务时,耳鸣则不那么明显。我们必须试图弄清是什么原因导致他们在这些情况下较少受到耳鸣干扰。并确定这些特性是否可以运用到其他场合。

我们研究患者对其耳鸣的恐惧并试图通过对耳鸣机制及其原因的深入研究来消除患者的恐惧。通过适当的信息,我们帮助患者认识到,他们不需要因耳鸣而感到威胁或者过度关注它。

4.2.4.3 提高注意力的策略

Henry 和 Wilson 设计了一种"转移注意力"的方法,用以帮助耳鸣患者学会控制自己的注意力:患者练习将注意力从一个刺激物转移到另一刺激物上。首先,我们需要用心感受我们的触觉或视觉感知

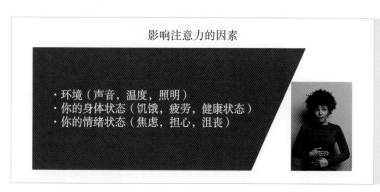

影响注意力的因素

- 环境(声音,温度,照明)
- 你的身体状态(饥饿,疲劳,健康状态)
- 你的情绪状态(焦虑,担心,沮丧)

图 4.8 可能影响注意力的因素,包括环境因素,以及一个人的身体和情绪状态

（如皮肤上的衣服或附近视野中的物体），接着练习关注外部的声音（如房间里的风扇噪声），然后把注意力引向耳鸣；当然也可以从耳鸣开始进行注意力的转移。我们教育患者，我们的注意力的焦点在很大程度上是由人的意志控制的，他可以自主地将注意力从耳鸣上转移开。

我们推荐的其他策略是保持专注和调整工作习惯。我们鼓励受到耳鸣困扰的患者积极参与谈话或解决问题，并对话题进行记录、提出问题和保持参与度。患者还可以调整他们处理难以集中注意力的任务的方式。例如，把需要集中精力和长时间的复杂任务改为较小的可以在较短的时间内完成的任务（20～40 分钟），必要时可以休息，阅读即是一项可以很容易被分割成较短时间段的任务。最后，通过使用声治疗降低耳鸣的突出性，可以帮助降低其分散注意力的特点。我们建议使用部分掩蔽，如本章前面所描述的可穿戴或不可穿戴的设备。关于提高注意力的方法，详见附 4.7 的讲义。

4.3 总结

对于一些患者来说，通过 5～15 分钟的咨询课程简要介绍本章所概述的一般原则就足够了。在与患者的初次交流中，我们确定是否需要进行更彻底的沟通课程。

其他患者将需要在 TAT 中的几个方面进行更广泛的咨询。咨询课程的内容包括由患者和临床医生基于图片的咨询材料共同讨论，旨在更好地了解患者的问题、兴趣和动机，以及让患者练习每次课程中介绍的治疗方法的家庭作业。大多数患者可以完成 3～4 次咨询治疗，每次治疗持续约 1 小时，间隔 1～2 周。横跨几个疗程展示信息，可以重复关键的概念，避免任何时候一次性给予患者太多的信息。

我们最近更新了基于图片的耳鸣活动治疗材料。而且，我们现在还向听力师提供建议，指导他们与患者的讨论。总而言之，我们以患者为中心的耳鸣管理模式采用了与功能障碍相关的四个方面：想法和情绪、听力和交流、睡眠及注意力。我们使用声治疗来降低耳鸣的显著性，并建议进行 TPFQ，以确定耳鸣患者的具体障碍方面。最后，我们设置了一个总结课程，在一个 30 分钟的课程中强调活动治疗的重要概念。TAT 可以通过本书的配套网站从 Thieme 出版社获得。

配套网站上有三个与本章配套的视频。我们展示了与一位耳鸣患者进行 TAT 的介绍咨询课程。一个为治疗耳鸣患者的听力师准备的 TAT 总结性幻灯片的解说，以及演示耳鸣日记如何帮助耳鸣患者。

参考文献

[1] Tyler RS, Babin RW. Tinnitus. In: Cummings CW, Frederickson JM, Harker L, Krause CJ, Schuller DE, eds. Otolaryngology: Head and Neck Surgery. St Louis, MO: Mosby; 1986:3201 - 3217

[2] Tyler RS, Baker LJ. Difficulties experienced by tinnitus sufferers. J Speech Hear Disord. 1983;48(2):150 - 154

[3] Stouffer JL, Tyler RS. Characterization of tinnitus by tinnitus patients. J Speech Hear Disord. 1990;55(3):439 - 453

[4] Tyler RS, Stouffer JL, Schum R. Audiological rehabilitation of the tinnitus client. J Acad Rehabilitative Audiol. 1989;22: 30 - 42

[5] Tyler RS, Bentler RA. Tinnitus maskers and hearing aids for tinnitus. Semin Hear. 1987;8(1):49 - 61

[6] Coles RRA. Tinnitus and its management. In: Stephens SDG, Kerr AG, eds. Scott-Brown's otolaryngology. Guildford, UK: Butterworth; 1987:368 - 414

[7] Hallam RS. Tinnitus: living with the ringing in your ears. New York: HarperCollins; 1989

[8] Hallam R, Rachman S, Hinchcliffe R. Psychological aspects of tinnitus. In: Rachman S, ed. 3rd ed. Contributions to medical psychology. Oxford: Pergamon Press; 1984:31 - 53

[9] Henry JL, Wilson PH. The psychological management of chronic tinnitus: a cognitive-behavioral approach. Boston, MA: Allyn & Bacon; 2001

[10] Henry JL, Wilson PH. Tinnitus: a self-management guide for the ringing in your ears. Boston, MA: Allyn & Bacon; 2002

[11] Sweetow RW. Cognitive-behavioral modification in tinnitus management. Hearing Instruments. 1984;35:14 - 52

[12] Wilson PH, Henry JL, Andersson G, Hallam RS, Lindberg P. A critical analysis of directive counselling as a component of tinnitus retraining therapy. Br J Audiol. 1998;32(5):273 - 286

[13] Tyler RS, Gogel SA, Gehringer AK. Tinnitus activities treatment. In: Langguth B, Hajak G, Kleinjung T, Cacace A, Moller AR, eds. Tinnitus: pathophysiology and treatment. Progress in Brain Research 2007;166:425 - 434

[14] Tyler RS, Noble W, Coelho C, Roncanci ER, Jun HJ. In: Katz J, Chasin M, English K, Hood LJ, Tillery KL, eds.

Handbook of clinical audiology. New York: Wolters Kluwer; 2014:647 – 658

[15] Tyler RS, Haskell G, Preece J, Bergan C. Nurturing patient expectations to enhance the treatment of tinnitus. Semin Hear. 2001;22:15 – 21

[16] Tyler RS, Bergan C. Tinnitus retraining therapy: a modified approach. Hear J. 2001;54(11):36 – 42

[17] Surr RK, Montgomery AA, Mueller HG. Effect of amplification on tinnitus among new hearing aid users. Ear Hear. 1985;6(2):71 – 75

[18] Dillon H. Hearing aids. Turramurra, Australia: Boomerang Press; 2001

[19] Tye-Murray N. Foundations of aural rehabilitation: children, adults, and their family members. San Diego, CA: Singular; 1998

[20] McKenna L. Tinnitus and insomnia. In: Tyler RS, ed. Tinnitus handbook. San Diego, CA: Singular; 2000:59 – 84

[21] Preece JP, Tyler RS, Noble W. The management of tinnitus. Geriatr Aging. 2003;6(6):22 – 28

[22] Tyler RS, Erlandsson S. Management of the tinnitus patient. In: Luxon LM, Furman JM, Martini A, Stephens D, eds. Textbook of audiological medicine. Oxford: Isis Publications; 2000:571 – 578

◆ 附 4.1　耳鸣主要功能量表（12 条目版本）◆

患者姓名：_____　　　　日期：_____

说明：请说明您对每项陈述的同意程度，从 0（完全不同意）到 100（完全同意）不等。请用 0（完全不同意）到 100（完全同意）来表示您对每个陈述的同意程度。

项目	陈述	你的打分
1	我觉得我的耳鸣使我难以集中精力完成一些任务	
2	由于耳鸣，我很难将注意力集中在一些重要的工作上	
3	我无法不受干扰地思考问题，这是我的耳鸣带来的最糟糕的影响之一	
4	干扰我的情绪平静是耳鸣对我最坏的影响之一	
5	我因为耳鸣而情绪低落	
6	我因为耳鸣而感到焦虑	
7	我的耳鸣会掩盖一些说话的声音	
8	除了听力损失外，我的耳鸣还干扰了我对语言的理解	
9	我的耳鸣最糟糕的事情之一是它影响了我对语言的理解，而且超过了听力损失对我的影响	
10	我在白天很累，因为我的耳鸣扰乱了我的睡眠	
11	因为耳鸣，我晚上整夜难眠	
12	当我在夜里醒来时，耳鸣让我难以再次入睡	

◆ 附 4.2　你可以为你的耳鸣做的事情 ◆

附 4.2.1　了解耳鸣更严重的情况和耳鸣较好的情况，调整你所能做的事情以改善你的处境

耳鸣不是常常整天都很烦人，某些活动可能会减轻其程度，某些活动则可能会使它加重。通过了解这些活动是什么，并在你的日程中做出一些改变，你可以增加耳鸣不那么明显的时间，减少耳鸣显著的时间。

项目	任务	示例
1	坚持写2周的日记	列出你在白天所做的事情,以及这些事情是否减轻或加重了你的耳鸣
2	列出一个清单,列出那些减轻或加剧了你耳鸣的事情	活动;情况 环境;食物和饮料 一天中的时间;情绪
3	调整你的生活方式	使用上面的清单和日记来改变你的日常生活,多做让你耳鸣好转的活动,少做使你耳鸣加剧的活动
4	转变你对耳鸣的想法	写下你对耳鸣的想法和忧虑。核对一下这些担忧是否真的发生。列出关于你对耳鸣的其他思考方式

附 4.2.2 将你的注意力从耳鸣转移到你喜欢的活动上

许多患者将注意力集中在他们的耳鸣上,一天中大部分时间都在想他们的耳鸣,越是想他们的耳鸣,它就越是严重,它越严重,他们就越想它。重新聚焦疗法可以帮助你专注于其他活动,让自己保持忙碌是很重要的,把注意力集中在生活中你喜欢的事情上。

项目	任务	示例
1	列出你喜欢的活动的清单	兴趣爱好;社会活动;个人活动;放松活动
2	当发现耳鸣困扰你时,开展一些替代活动	• 列出一份具体的活动清单,当你觉得耳鸣烦人时,你会开始做这些活动 • 当耳鸣开始烦人时尝试这些活动,并说明是否能帮助你把注意力从耳鸣上移开
3	将你的耳鸣置于背景声中	• 2周后停止记录你的耳鸣日记 • 停止谈论你的耳鸣 • 停止阅读关于耳鸣的文章

附 4.2.3 创造一个使你被低分贝的背景声音所围绕的环境

大多数患者反馈周围存在柔和的背景噪声或音乐是有帮助的。这些声音可以掩盖耳鸣,降低其响度,和/或分散患者对耳鸣的关注。

你会发现有帮助的声音类型包括:

• 宽频噪声(听起来像"sssshhhh"类似收音机在不同的电台之间切换时的噪声)或如风扇的声音。

• 音乐,通常是柔和、轻快的背景音乐(如古典的巴洛克音乐、简单的钢琴音乐、有双簧管、长笛和小提琴的音乐)。

• 特意为放松或分散注意力而录制的声音(例如,录制的雨滴、海浪和瀑布的声音)。有几种不同的设备可以产生这些声音。

• 带有耳机或插入式耳机的可穿戴设备(如IPOD、MP3播放器)。

• 非穿戴式设备,包括收音机、CD机、IPAD、电视,或专门为放松或减轻耳鸣而制作的声音发生器。

其中一些设备可以在床边使用,有的有定时器功能,以辅助睡眠。

项目	任务
1	把你喜欢的声音列出来
2	在方便的情况下,以低音量播放这些愉悦的背景声音
3	避免安静环境

◆ 附 4.3a 耳鸣日记 ◆

姓名:＿＿＿＿＿

日期:＿＿＿＿＿

你对你的耳鸣有什么想法和担心?
例:我的耳鸣将……

    1

    2

    3

这些想法和担忧真的会发生吗?

    1

    2

    3

改变你对耳鸣的看法是有帮助的
例:我有耳鸣,但这只是我生活的一小部分。

    1

    2

    3

    4

第　周	活动	对耳鸣的影响
第 1 天		
第 2 天		
第 3 天		
第 4 天		
第 5 天		
第 6 天		
第 7 天		

- 改变你的日常生活,在耳鸣缓解的时候活动多些,在耳鸣恶化的时候活动少些。
- 描述你对日常生活所做的改变以及它们对耳鸣的影响。
- 列出你尝试的新活动,以及你的耳鸣受到怎样的影响。
- 列出你尝试过的任何低分贝的背景声音,以及它们对你耳鸣的影响。
- 列出任何"替代性活动",以及它们是否让你忘记了耳鸣。
- 避免安静环境。

列出一些可以改善你耳鸣的事物。

这些事物似乎能改善我的耳鸣
1
2
3
4
5
6
7
8
9
10
11
12

列出一些使耳鸣恶化的因素。

这些事物似乎让我的耳鸣更糟
1
2
3
4
5
6
7
8
9
10
11
12

周♯＿＿＿＿＿	活动	耳鸣影响
第 1 天		
第 2 天		
第 3 天		
第 4 天		
第 5 天		
第 6 天		
第 7 天		

- 在你的日常生活中做出改变。在耳鸣好转的时候多做一些活动，在耳鸣恶化的时候减少一些活动。
- 描述你对日常生活的改变以及它们对耳鸣的

影响。

- 列出你尝试过的新活动,以及你的耳鸣是如何受到影响的。
- 列出你尝试过的任何低分贝的背景声音,以

及它们对你耳鸣的影响。

- 列出任何"替代性活动",以及它们是否让你忘记了耳鸣。
- 避免安静。

列出你喜欢的声音。

1
2
3
4
5
6
7
8
9
10

列出你喜欢的活动清单。

1
2
3
4
5
6
7
8
9
10
11
12

列出一个会让你觉得耳鸣烦人的活动清单。

1
2
3
4
5
6
7
8

◆ 附 4.3b　耳鸣日记举例 ◆

姓名：_____
日期：_____

关于耳鸣你会思考和担忧什么？
例如：我的耳鸣会……

1	我的耳鸣会越来越严重
2	为什么是我，我的耳鸣是怎么引起的
3	我的耳鸣会影响我和朋友外出

这些想法和担心是否真的发生了？

1	虽然有些日子可能会更糟，但我的耳鸣大致相同
2	耳鸣影响很多人，但不会威胁到我的生命
3	如果我不把注意力集中在耳鸣上，我的耳鸣实际上不会影响我与他人的社交

另一种思考耳鸣的方法会对你有所帮助。
例如：我有耳鸣，但这只是我生活中很小的一部分。

1	我有耳鸣，但这只是我生活中很小的一部分
2	我正在寻求专业人士的帮助，他们会帮助我面对和改善耳鸣
3	我可以试着去忽略耳鸣
4	

第1周	活动	对耳鸣的影响
第1天	走路	
第2天	在餐厅用餐	
第3天		
第4天		
第5天		
第6天		
第7天		

- 在你的日常生活中做出改变，让自己变得更好。在耳鸣好转的时候多活动，在耳鸣恶化的时候少活动。
- 描述你对日常生活所做的改变。
- 列出你尝试的新活动以及耳鸣是如何受到影响的。
- 列出你尝试过的低音量背景声音以及它们对耳鸣的影响。
- 列出任何"替代活动"，以及它们是否能让你忘记耳鸣。
- 避免安静。

列一张可以缓解你耳鸣的清单。

这些事物似乎能改善我的耳鸣
1　晚上用风扇做背景音
2　白天听音乐
3
4
5
6
7
8
9
10
11
12

列一张可以加重你耳鸣的清单。

这些事物似乎能加重我的耳鸣
1　大声和意想不到的声音
2　在一个安静的房间
3　在一个嘈杂且拥挤的房间
4
5
6
7
8
9
10
11
12

周♯2	活动	耳鸣影响
第 1 天	园艺	专注于庭院工作,耳鸣不那么明显了
第 2 天	在网上工作	当专注于工作时,耳鸣不那么明显了。需经常休息,以避免疲劳
第 3 天		
第 4 天		
第 5 天		
第 6 天		
第 7 天		

- 在你的日常生活中做出改变，让自己变得更好。在耳鸣好转的时候多活动，在耳鸣恶化的时候少活动。
- 描述你对日常生活所做的改变。
- 列出你尝试的新活动以及耳鸣是如何受到影响的。

- 列出你尝试过的低音量背景声音以及它们对耳鸣的影响。
- 列出任何"替代活动"，以及它们是否能让你忘记耳鸣。
- 避免安静。

列出你喜欢的声音。

1. 古典音乐
2. 海洋背景声音
3.
4.
5.
6.
7.
8.

列出你喜欢的活动。

1. 跑步
2. 在社团乐队中演奏
3. 阅读
4.
5.
6.
7.
8.
9.
10.
11.
12.

当你觉得耳鸣很烦人的时候，列出一些可供选择的活动。

1. 在放松的音乐背景下冥想
2. 每周做一次瑜伽来释放压力
3.
4.
5.
6.
7.
8.

◆ 附 4.4　改善听力和沟通的策略 ◆

有许多因素会影响我们的沟通能力：

（1）听力损失——感音神经性、传导性、混合性。

（2）背景噪声——噪声掩盖了语音。

（3）看清说话者的能力——需要读唇语、面部线索、肢体语言。

（4）对讨论的主题和讲者熟悉。

（5）压力水平。

许多有听力损失和/或耳鸣的人在某些特定聆听情况下会有困难。以下策略可以帮助改善听力和交流。

（1）助听设备。

- 助听器——佩戴在耳内或耳后，使声音更响亮。
- 辅助听力设备——可以将听力障碍引起的特定听觉问题降至最低的设备。
- 人工耳蜗——适用于有重度至极重度听力损失的患者。

（2）减少背景噪声。

- 让自己的位置处于背景噪声的前面：
  - 靠近说话的人站或坐。
  - 如果背景噪声太大，换一个房间。

（3）观察面部。

- 良好的光线。
- 位置：
  - 面对说话者。
  - 尽量减少噪声和视觉干扰。
  - 靠近说话者。

（4）提前准备策略。

- 知道讨论的主题和关键词汇。
- 练习可能进行的对话。
- 运用放松技术。

（5）唇读策略。

- 思考：
  - 对话的主题。
  - 说话人的表情和手势。
- 要求交流伙伴。
  - 放慢速度。
  - 说话清晰，但不大喊大叫。
  - 面朝你。
  - 说话时避免咀嚼和随意的手势。

（6）沟通中断时的补救策略。

- 要求交流伙伴：
  - 重复——以同样的方式再说一遍。
  - 复述——以不同的方式再讲一遍。
  - 简化——删除不必要的信息，只说重要的内容。
  - 详尽——通过对关键点的解释或描述来扩展所讲的内容。

（7）正面的影响沟通情况。

- 沟通方式：
  - 自信——引导交流伙伴，对沟通困难负责。
  - 消极——回避社交场合；虚张声势，点头，假装理解。
  - 咄咄逼人——主导谈话，不愿意为沟通障碍承担责任。

◆ 附 4.5　耳鸣患者的睡眠指南 ◆

许多有耳鸣的人表示，耳鸣影响他们的睡眠。本指南将给你一些选择，以尝试帮助你获得良好的睡眠。

附 4.5.1　耳鸣是如何影响睡眠的

耳鸣会干扰最初入睡和/或醒来后继续睡眠的能力。此外，耳鸣会使你的睡眠问题因"恶性循环"而变得更糟。"恶性循环"发生在入睡困难之后，你开始担心自己根本无法入睡。你会因为得不到足够的睡眠而感到焦虑，这种焦虑会使你保持清醒。

附 4.5.2　为了帮助睡眠你可以做的一些事情

（1）卧室环境。

实现良好睡眠的第一步是确保你的卧室布置能诱导入睡。对你的卧室改造，包括：

- 移除电视、电脑、食物或任何可能分散你注意力影响睡眠的东西。
- 确保你的床垫、毯子、枕头和所有其他床上用品都是舒适的。
- 室温保持在 58～68℉（1℃＝33.8℉）。
- 播放柔和的背景音或音乐，这些声音可以掩盖耳鸣，降低其响度和/或转移你对耳鸣的注意力。你觉得可能会有帮助的声音，例如：
  - 宽带噪声（听起来像'sssshhhh'）：类似收音机在不同的电台之间转换或如风扇的声音。
  - 音乐，通常是柔和、轻快的背景音乐（如古典的巴洛克音乐、简单的钢琴音乐，有双簧管、长笛和小提琴的音乐）。
  - 专为放松或分散注意力而制作的声音（如录制的雨滴、海浪和瀑布的声音）。

（2）睡眠干预。

下一步是改变你的生活方式中可能干扰你睡眠模式的方面：

- 直到你感到非常昏昏欲睡再上床睡觉。
- 睡前 3～4 小时内避免饮用任何含有咖啡因的饮料（咖啡、茶、软饮料）。
- 睡前 4～5 小时内避免饮用酒精类饮料。
- 睡前避免吸烟。
- 避免在白天打盹。
- 避免服用非处方的睡眠药物。
- 不要在床上看书、看电视或吃饭。
- 不要饿着肚子或吃得过饱睡觉。

（3）睡眠诱导。

尝试下面的建议以帮助你养成良好的睡眠习惯

- 睡前尝试做一些放松的事情。
- 只有当你真的累了才上床睡觉。
- 每天定时起床和睡觉，包括周末和假期。
- 每天早上定时起床，不管你前一天晚上睡了多久。
- 如果你在白天感到疲倦，让自己保持清醒，例如喝杯咖啡，出去走走。
- 每天运动——但在睡前至少 4 小时内不要运动。
- 睡前吃点小点心（如温的或热的乳制品和某些蛋白质如鸡蛋、火鸡），他们含有色氨酸，可作为一种天然的睡眠诱导剂。但如果你的睡眠被小便所影响，这个方案可能不合适。
- 睡前 90 分钟洗个热水澡，会提高你的体温，但随后你的体温开始迅速下降，这可能有助于让你感到昏昏欲睡。
- 制定一个睡前仪式，以提示身体，是时候慢下来睡觉了。
- 如果躺在床上，可以玩字母游戏、背诵诗歌或"数绵羊"来进行"无聊"的思维活动。
- 播放低分贝的噪声，以帮助分散大脑对耳鸣的关注，例如马达噪声（风扇）、舒缓的音乐或环境声音（雨、海浪等），这些声音在磁带、CD或声治疗机上可以找到。
- 不要考虑入睡问题或担心当天的活动，相反，试着放松你的肌肉，想一些愉快的事情。让自己做一个愉快的白日梦。
- 培养新的习惯需要时间，尝试所列的建议至少持续 21 天。

附 4.5.3　睡不着的时候该怎么办

如果你在 15～20 分钟后还没有入睡，就换个房间。阅读或利用昏暗的灯光做安静的活动，直到你再次有睡意。当你醒着的时候，不要让自己暴露在强光下，亮光会提示你的大脑，是时候起床了。

◆ 附 4.6　改善睡眠的方法 ◆

部分有耳鸣的人表示，耳鸣阻碍他们获得良好睡眠。以下方法可能有助于你获得更好的睡眠。

(1) 白天的活动要有利于睡眠。
- 定期运动，至少在睡前 3～4 小时。
- 避免打盹。

(2) 夜间活动以促进睡眠。
- 在白天和晚上之间建立一个宵禁（至少在睡前 1.5 小时）。
- 避免在睡前进行紧张的活动和运动。
- 睡觉前几小时内不接触咖啡因和酒精。
- 避免在临近睡觉时进食和饮水。
- 只在累到可以入睡时才上床。

(3) 寻找方法在睡前放松并减少忧虑。
- 留出时间在睡前 1.5 小时左右，写下你的忧虑，然后在早上处理它们。
- 将笔和纸放在床边，在晚上写下过度的担忧。
- 考虑使用放松方法。
  ○ 渐进式肌肉放松。
  ○ 冥想训练。

(4) 考虑你卧室的安排。
- 移除电脑、电视、食物/饮料等。
- 确保你有一个舒适的床垫、枕头和毯子。
- 将卧室灯光调暗。
- 将温度设定为 58～68℉（1℃＝33.8℉）。

(5) 利用声音为睡眠做准备。
- 选择柔和、放松的声音。
- 尝试使用自然界的声音、音乐、宽带噪声（静电或白噪声），或马达噪声（风扇、加湿器等）。
- 如果你担心声音会打扰到你的配偶/伴侣，可以考虑使用枕头扬声器，或者使用计时器，再设好自动关闭时间。
- 如果夜间醒来时出现耳鸣问题，可以在夜间开着声音。

(6) 夜里醒来。
- 如果你无法重新入睡，可以找些轻松的事情做，直到你感到困倦时再回到床上。
- 使用背景声音以减少耳鸣的突出感受。

(7) 早晨醒来。
- 每天定时起床。
- 阳光会帮助你醒来。

◆ 附 4.7　提高注意力的策略 ◆

当你专注于你的耳鸣而无暇顾及其他活动或任务时，注意力不集中问题就出现了。请记住，当我们一次只关注一件事时，我们做的是最好的。下面的方法可以用来帮助你提高注意力。

(1) 消除分心的因素。
- 选择一个舒适的环境。
- 消除不必要的噪声。
- 避免饥饿或疲劳。
- 在需要工作之前，留出时间去担忧或做白日梦。

(2) 调整你的工作习惯。
- 在较短的时间段内工作（例如，20～40 分钟）。
- 设置一个合理的节奏。
- 根据需要进行休息。
- 完成任务后奖励自己。

(3) 保持专注。
- 积极参与——记笔记、提问题等。
- 重复信息。
- 组织并归类重要的内容。

(4) 考虑任务难度。
- 观察耳鸣对你完成简单（如归档）和复杂（学习一个新的电脑游戏）任务的注意力的影响。
- 设置不同的时间，逐渐增加花在每项任务上的时间。
- 简单的任务可能没有足够的刺激性，无法使注意力远离耳鸣。
- 尝试更具挑战性的任务。

（5）控制你的注意力,不要专注于或注意你的耳鸣。

- 注意力的集中在很大程度上是主动控制的。
- 练习在各种条件下控制注意力的集中:
  - 将你的注意力从一个视觉对象转换到另一个视觉对象。
  - 将你的注意力从一个声音转换到另一个声音。
  - 将你的注意力从你的耳鸣上转换到另一个声音。
  - 练习在房间里有各种声音的情况下阅读,并将注意力从这些声音转移到书上。

（6）用背景声音降低耳鸣的显著性。

- 选择一种你喜欢的柔和、愉快的声音。
- 例如:宽带噪声,如静电或风扇噪声、加湿器、空气净化器等的声音,大自然的声音和/或音乐。
- 如果你很难集中注意力,可以尝试播放背景声音或音乐。

◆ 附 4.8 每日聆听日记 ◆

每日聆听日记＿＿＿＿＿＿＿＿

周几	日期	第一次白天记录	第二次白天记录	就寝记录	其他时间	所用音乐
周日例子	1/1/04	是	是	是	晚饭后2小时	-白天软摇滚 -睡前放松CD

总结:
晚饭后的聆听会使我在漫长的一天工作后放松下来。

周一

总结:

周二

总结:

周三

总结:

周四

总结

周五

总结:

周六

总结:

每日聆听日记＿＿＿＿＿＿＿＿

周几	日期	第一次白天记录	第二次白天记录	就寝记录	其他时间	所用音乐
周日						
总结						
周一						
总结：						
周二						
总结：						
周三						
总结：						
周四						
总结						
周五						
总结：						
周六						
总结：						

（何　晓　戴　硕　唐旭霞　译）

第 5 章

耳鸣的"三轨并行"方案：强调患者、临床医生和医患结盟的咨询

Three-Track Tinnitus Protocol：Counseling Emphasizing the Patient，the Clinician，and the Alliance

Anne-Mette Mohr

"如果我想成功地引导一个人从一个境况到达另一个境况，我首先且是最重要的是要仔细发现患者所处的境况，想其所想，并从问题出发。

否则，哪怕我的理解再多，对他也没有一点帮助。"

Søren Kierkegaard，1859

摘要

三轨耳鸣方案提供了一种帮助患者降低耳鸣影响的方法。该方案强调了重点不仅要处理耳鸣本身，而且要关注患者在其生命的存在主义维度中是如何把握方向的，以及这会怎样影响他们与耳鸣相处的能力。此外，重要的是临床医生与患者互动的方式以及临床医生建立和维持与患者之间联盟的能力，这些是获得成功的重要手段。同时讨论了临床医生施加自我怀疑和勇于直面他们自己生活中的挑战或痛苦的意愿。该方案最重要的是鼓励临床医生持续处于不知情、开放和好奇的状态，以便发现患者"所处的境况，想其所想，并从问题出发"。

关键词：不知情，自我怀疑，存在主义维度，真实世界，好奇心，开放，结盟

5.1 介绍

通过我多年来对耳鸣患者的心理咨询工作，我遇到了许多患者，对他们来说与一个非常困扰的耳鸣"相处"涉及的远非简单的咨询如何减少耳鸣的侵袭性。就本章的目的而言，"与耳鸣相处"意味着患者能够不受耳鸣控制，过上满意的生活，哪怕耳鸣有时候可能会非常吵或非常令人烦恼。

当与这一患者群体工作时，很有必要澄清耳鸣是否影响患者真实世界的存在主义维度（我们存在的身体的、社会的、心理的/个人的，以及精神的维度），以及患者生活中的压力挑战是否与耳鸣同时存在，从而阻止患者与耳鸣相处。

压力挑战的例子包括焦虑障碍、抑郁、悲伤，以及改变生活的事件，如严重的疾病、离婚、工作中的压力挑战，或在儿童、青少年或成年人时遭受不幸的事件（创伤）。

一些患者没有意识到，他们与恼人耳鸣难以相处与前面提到的挑战有关。这些患者一直在寻找治疗耳鸣的方法，结果则是他们变得越来越沮丧、绝望，甚至更加关注耳鸣。在寻求治疗耳鸣的方法时，他们只不过是选错了对象。不幸的是，一些临床医生也在做同样的事情，也就是说，仅关注耳鸣本身，而不关注其他可能更重要的问题。

帮助这些患者认识到不仅仅只有耳鸣，还有比耳鸣更重要的事情，将部分咨询课程用于解决生活的不同挑战，通常会让患者得到缓解，从而转化为力量。这使得患者将注意力从耳鸣上转移开，使耳鸣看起来不那么具有侵袭性。因此，重要的是，我们作为临床医生，不要错过有关患者的重要事实，当以专业的方式应对时，患者可以更容易与耳鸣相处。

因此，在咨询过程中，临床医生必须对需要关注耳鸣以外的其他因素的可能性保持开放态度。遵循丹麦哲学家 Søren Kierkegaard 的名言，临床医生需要努力"发现患者所处的境况，想其所想，并从问题出发。"此外，研究表明，临床医生的重要性在于治疗

结果而不是治疗方法,两者间差 9~10 倍。因此,临床医生需要仔细将注意力集中到如何对待患者上。他们需要积极努力营造一种充满信任和信心的氛围——结盟,并确保他们在开始咨询程序之前对患者和他们的问题有全面的了解。

本章介绍了三轨耳鸣疗法:该疗法综合考虑患者- 耳鸣轨道、患者—生活世界轨道和医生—患者轨道。该方法强调,帮助耳鸣患者需要在咨询过程中平等持续地注意这三个轨道。它使临床医生能够在咨询开始之前,让患者从他们的生活世界中尽可能清晰地凸现出来,从而基于患者自己的问题帮助他们。它强调让临床医生持续对其工作和与患者之间的关系保持"自我怀疑"的重要性,这样他们就可以持续聚焦患者的需求,从而确保一个双赢的结果。

心理医生、听力师和其他治疗耳鸣的卫生健康专业人员可以使用三轨耳鸣疗法。根据患者面临挑战的性质和临床医生的教育背景,临床医生可以与患者讨论任何问题,或鼓励他们寻求心理咨询,或鼓励他们在继续心理咨询的同时寻求听力咨询。

三轨耳鸣疗法是基于存在主义现象学框架,遵循如 Spinelli 所提的几个存在主义哲学家的思想和著作。

5.2　方案

在三轨耳鸣疗法中,我们采取如下步骤。

1. 进行初次接触,来明确:
- 需求和期望。
- 以前的治疗。
- 在存在主义维度中可能面临的挑战是什么。
2. 第一课:契约。
3. 处理这些轨道:
- "患者—耳鸣轨道。"
- "患者—生活世界轨道。"
- "医生—患者轨道。"

5.2.1　进行初次接触

在第一个阶段开始前确保临床医生能够满足患者的需求很重要。初次接触期间(可通过电话完成)需要明确以下内容。

5.2.1.1　患者的需求和期望是什么

患者的期望包括消除耳鸣吗?患者是否对临床医生有不切实际的期望?这些例子可能会增加医生的压力,干扰治疗过程。患者最终可能会感到失望,达不到预期结果。设定恰当的期望值很重要。

5.2.1.2　患者以前接受过哪些治疗

患者是否从耳鼻喉科医生、听力师、精神科医生、心理学家等处寻求过帮助?患者是否尝试了其他疗法,如针灸、脊椎推拿等?这些治疗的结果如何?患者用过什么药物?有没有酗酒或者吸毒问题?

对于之前的治疗,患者或许还不理解其他临床医生试图告诉他们的事;例如,为什么助听器对耳鸣治疗有帮助。患者可能曾被诊断出患有抑郁症。也许,患者正在处于第二次抑郁发作,而耳鸣只是症状之一。抑郁可能会影响治疗过程。因此,需要关注抑郁症。

5.2.1.3　患者面临诸如亲人离世或极度悲伤的存在主义挑战吗?患者是否在一个或多个存在主义维度有困扰?患者是否处于存在主义危机中,生活失去意义或方向

在与患者初次接触时,临床医生尽量明确患者对耳鸣本身的反应(如,因无法安静而悲伤)。临床医生可以询问患者是否在生活中有其他压力来源,比如工作上的、家庭的,或早期生活中的。临床医生需要牢记这些信息,在适当的时机解决这些问题。

当临床医生围绕着耳鸣提出诸多问题时,可能让患者意识到除了耳鸣本身之外还有其他更多的事情。这通常使患者意识到(即使在早期阶段),他们生活中的其他问题,例如压力或悲伤,如何影响他们对耳鸣的感知。

鉴于临床医生的问题,患者充分了解到耳鸣可能试图告诉他们什么。临床医生对患者的关注将有助于启动所有重要结盟的发展。借此,患者之后会更有意愿采纳临床医生提供的建议。在最初的接触中,患者可能会感到解脱,甚至会感觉到希望。心理咨询的过程已经开始了。

如果最初的接触导向了随访预约,建议向患者提供以下信息:①每次面谈的时长和费用;②取消的政策;③需要更改日期时的策略;④预定面谈的持续时间。由于患者可能处于危机中,因此无法接受所有信息,建议将这些信息以书面形式(临床小册子)发给患者。例如,对改变日期或时间的政策的误解,可能会引起临床医生和患者之间的不愉快,从而破坏结盟。准确的面谈持续时间信息可以帮助患者确定每次面谈优先解决哪些问题。

5.2.2 第一次面谈：契约

"卓有成效的治疗师的患者会感到被理解，信任治疗师，并相信治疗师能提供帮助。""是临床医生在互动的最初时刻，通过语言的和非语言的交流创造了这些条件。"在最初的接触中，患者"对赞同、理解和专业的信号非常敏感"。

因此，从咨询过程的最开始，患者需要感受到一个受欢迎的氛围，代表着医生的投入度、开放度和同情心。通常情况下，非正式的谈话都有望打破僵局，例如，诊所或者停车位是否难找。重复在最初接触中获得的信息，然后询问患者："我理解的对吗，有误解吗，有忘记什么吗，"让患者有机会添加更多信息。也许发生了与耳鸣有关的新问题，或者有新的问题需要解答。这让临床医生有机会来检查他们的理解是否和患者自己的理解一样，使患者感到他们遇到了一个真正愿意倾听他们的临床医生。结盟产生了，第一次面谈可以开始了。

为了确保临床医生满足患者的需求，第一次面谈应该首先询问："我们今天谈到的哪些问题对你很重要？"临床医生通过这种方式鼓励患者也为这次面谈的结果分担责任。面谈这个问题强调了这不是某种"被动施加到"患者身上的过程，而是强调了临床医生和患者在同一战线，为每次面谈要解决哪些问题共同承担责任。因此，从一开始面谈，患者就要参与决定先走哪一步。这将帮助患者获得力量感，感到能够控制自己的境况，而不是一个无助的耳鸣受害者。

通常第一次面谈会针对患者—耳鸣维度，但维度可以转换，即使是在第一次面谈当中。临床医生应该不时地注意在医生—患者维度上的进展，以确保医生维度提供的帮助正是患者所需的，以及传递希望和乐观情绪，传达患者和医生在保持一致的坚定信念，可以成功地完成整个咨询过程。

在第一次面谈结束时，临床医生用患者能接受的方式和患者一起回顾对患者情况的理解，请患者确认或增补一些可能的遗漏。患者会再一次意识到临床医生真的在倾听，想要听懂和站在患者的角度理解，结盟也得以加强。

在这一点上，临床医生也要为患者的耳鸣问题提供一个可接受的和可适应的解释，建议患者在咨询过程中应该解决什么。要注意，临床医生邀请患者对治疗计划发表评论非常重要。临床医生可以大

致地建议过程中应该包括多少次面谈，并在疗程间隔上与患者达成一致。这可以与实际操作的事项（费用、支付政策等）一起提供，构成了临床医生和患者之间的契约。重要的是，双方必须听取和理解契约的内容，以避免误解的烦恼。

5.2.3 遵循轨道治疗

以下描述了在患者—耳鸣轨道和患者—生活世界维度总体上如何工作。在医—患轨道上的工作旨在支持临床医生在患者—耳鸣轨道和患者—生活世界轨道的工作。

在每次面谈开始时，临床医生需要明确患者目前的需求。如前所述，临床医生还必须向他们的患者明确表示，他们都有责任决定本次面谈期间应该关注的问题。开篇问题，"你想从哪里开始？"是一个典型的提示，也为本次选择哪一治疗轨道提供了线索。

在每次面谈中，临床医生必须反复问这些问题："我们的维度对吗？""我们错过了什么重要的事吗？"患者对这些问题的回答将提示治疗轨道是继续还是更换。监测"我们现在在做什么"和"我们下一步要做什么"，来确保患者在咨询过程中持续积极地参与。让患者参与进来，确保面谈能够解决他们的需求，让他们感受到一定程度的掌控力，而不是一种无助感。

这种方法把相当的责任放在了患者的肩上，他们需要非常清楚地知道自己实际需要什么。在一开始，患者可能不确定自己的需求，即使他们被耳鸣所困扰。

患者可能会说："我真的不知道今天从哪里开始。"此时，临床医生可以通过帮助患者找到从哪里开始来提供支持，比如让患者描述一下自上次咨询以来发生的事。随着时间的推移，患者往往会更清楚地了解自己的需求。重要的是，鼓励患者考虑在本次面谈需要关注的问题，然后合理地利用时间，以分配给这些问题足够的时间。否则，很不幸，在咨询的最后几分钟将不可避免地发现，重要的问题未能得到解决。在诊室内安装一个容易看见的时钟，并要求患者帮助注意时间，这将使他们更清楚应该讨论哪些话题，以便更有效地利用面谈时间。

在咨询过程中，每一次面谈都要经历四个不同的阶段，临床医生——比方说——把自己的位置放在患者后面（第一阶段），与患者肩并肩（第二阶段），

与患者面对面(第三阶段),最后与患者再次并肩(第四阶段)。其目的是在接受咨询之前让患者和他们的整个情况都尽可能地凸显,让患者感觉被倾听,并确保临床医生的建议对患者来说是可行的。在任何时候,临床医生必须注意保持真实、温暖、接纳,控制他们对患者的情绪反应,准备好去认可他们(亦参见医—患轨道)。

第一阶段:未知。打个比方,临床医生站在患者背后,像学徒一样,依照患者所经历的方式,去了解患者的耳鸣情况。因此,在这个阶段,临床医生必须努力持续保持开放和好奇,同时将他们的知识和对患者可能有帮助的假设纳入其中。他们还需要确保他们已经听到和理解了不仅仅是患者的问题,也包括背后可能存在的问题——无论是假设的、恐惧、错误信息、创伤、生活经历等等。

因此,在第一阶段,临床医生尝试回答患者的问题,但也要围绕患者的问题提出更多的问题。临床医生不仅是带着理解的目的倾听,同时也要努力寻找患者问题背后可能隐藏的东西。

第二阶段:核对。临床医生和患者并肩,审视患者伴随耳鸣的生活世界,并核对双方看到的和理解的一致。这一步医生通过复述从患者身上了解的信息,请患者来修正一些误解,并在必要时对特定的题目加以详细阐述。

第三阶段:咨询。现在临床医生与患者可以比作是面对面了。在第一、第二阶段,临床医生认识到了患者的需求。请记住这一点,临床医生现在可以利用他们的专业知识和理解,并提供建议、策略/工具、意见等。临床医生继续确保患者已经理解了这些不同建议背后的原理(例如,为什么使用助听器有意义)。

最重要的是,临床医生像在自己家里给客人提供食物一样给患者提供建议、工具或意见。意味着,临床医生应该避免说服患者接受所提供的建议。相反,临床医生让患者决定采取哪一种,哪些暂时不用。与此同时,临床医生要带着真诚和包容的关心尝试去理解,患者为何选择这个而不是另一个。这可能是由于患者还没有准备好接受来自临床医生的建议。也许这些建议还不适合他们的生活世界(见第四阶段)。无论是什么原因,临床医生再次有机会更多地学习和了解患者的生活世界。

第四阶段:结果反馈。临床医生再次与患者并肩,观察患者的有耳鸣的生活世界。他们一起去回

想这些信息、新策略等可能对患者的日常生活的影响,以及患者与周围环境关系的影响。此外,我们还将检查周围环境对给定策略的反应。例如,如果一个患者,John,在晚饭前需要休息,John 需要和他的妻子讨论这是否可以实施。也许,这并不现实。也许,John 的妻子在准备晚餐时需要人帮助带孩子。与其让 John 自己发现这一点并产生一种挫败感(这可能会影响 John 对临床医生的信任),不如在面谈期间积极考虑可能阻碍该策略成功的障碍。

第四阶段经常被忽视。这也许可以解释为什么一些患者停止了一种新的策略的使用,甚至终止了他们的咨询。作为临床医生,我们必须记住,所有患者都是一个更大的"系统"的一部分——他们的周围环境通常会对他们的新策略有反应,特别是如果该策略需要周围环境释放宽容和接纳。在咨询期间不考虑这一点,可能会让患者和他们的家人失望。此外,临床医生和患者之间的结盟可能会受到负面的影响。

每一次面谈都要进行这四个阶段。事实上,每次患者提出一些新的东西时,临床医生都应该开始检查、咨询,并最终与患者一起对这些策略进行结果反馈。

读者可能会想,这是否是一种麻烦和耗时的工作方式。事实上,至少在一开始时是这样的。然而,在这些阶段所花费的全部时间使临床医生能够以一种非常精确的方式帮助患者。随着咨询过程的发展,大部分时间将用在咨询上(第三阶段),因为临床医生在这个过程的早期就对患者的总体情况有了全面的了解。然而,临床医生不应该认为他们现在知道了完整的真相,而必须继续保持去明确他们对患者以及他们的情况的感知,如第二阶段所述。

在终止一次咨询面谈之前,临床医生要邀请患者反思他们想在面谈期间讨论的问题是否已经得到处理。由于有时需要几次面谈来建立一个信任的联盟,临床医生的脑中必须知道,患者最初可能不想说真话。如果患者回答说,在这次面谈有的事情还没有处理到,这实际上是一件好事:它表明患者感到足够安全来提出他们的需求,而不用担心被拒绝。一些临床医生让他们的患者填写一份评估表(后面提到的),但请记住,很多人对被要求评估每一件小事已经受够了,因此可能会讨厌不得不这样做。

5.2.3.1 患者耳鸣维度

通常,寻求心理或个人咨询的耳鸣患者迫切需

要对耳鸣施加帮助。因此,第一次面谈通常花在患者—耳鸣轨道上,先解决该轨道的问题,例如如何让耳鸣不那么烦人。

除了通过回答问题来满足患者的需求外,临床医生还抱着"未知"的目的(第一阶段)。在给予劝告或建议之前,需要明确患者如何理解和经历耳鸣的。耳鸣是一个疾病、一个症状,还是一个慢性状态?耳鸣声是什么样的?在哪里能听到耳鸣,什么时候最烦人?耳鸣总是烦人吗?患者对耳鸣有身体反应吗?如出汗、颤抖、心悸等。耳鸣是何时以及如何开始的?意外出现还是与什么创伤事件有关?患者是否对耳鸣是什么有假设?患者读过或听说过关于耳鸣的知识吗?如果有,他们了解了什么?有没有所谓的"鼓舞信心的耳鸣受害者"以一种可信的方式说服患者,耳鸣确实很难解决,而且耳鸣会毁了他们的生活?

重要的是要意识到,许多患者已经被可怕的和错误的信息吓倒了,最初他们可能无法做到采纳或接受他们的临床医生提供的任何策略和建议,从而使他们对临床医生可能提供的任何东西几乎"充耳不闻",这将严重阻碍和延长咨询过程。在这里,临床医生需要在向患者提供额外的策略之前,纠正关于耳鸣的错误信息。

倾听患者的担忧和需求为临床医生提供了重要的信息,在这个过程的早期应该解决什么,什么问题可以晚一些解决,以及什么问题可能需要在患者—生活世界维度方面解决(例如,同时伴有焦虑症或创伤事件使耳鸣更加困扰)。耳鸣活动治疗(TAT;第4章)帮助临床医生明确要解决什么,什么时候以及如何让患者理解这些建议的策略背后的想法。

在确保临床医生了解了患者目前的需求(第一、第二阶段)后,就可以开始提供咨询(第三阶段),为患者提供知识和策略。这一系列的策略包括助听器、掩蔽和声治疗设备(第8章)到渐进式肌肉放松技术(第10章),以及帮助耳鸣进入背景的练习。精通德语的临床医生可以在 Gerhard Hesse 医生的"听力治疗手册"中找到许多有用的例子。

警告:听力损失通常是一种非常耻辱的经历。一些患者讨厌谈论他们的听力损失,也讨厌启用助听器,即使他们已经得知了其积极作用。因此,在建议患者使用助听器之前,明确患者对听力损失的情绪感受是很重要的;让患者有时间消化这一策略背后的基本原理是至关重要的,如果他们仍然不愿意

接受这一策略,还要尊重他们的决定。

当致力于该轨道时,临床医生应该记住,咨询的结果主要取决于临床医生的贡献,而不是患者。因此,临床医生需要记住,所建议的行动或策略是否真的符合患者的需求,以及临床医生是否过于致力于说服患者接受医生的模式或关于该做什么的策略(第三阶段和第四阶段)。此外,临床医生还需要关注他们是否保持同理心、真实性和控制对患者的任何个人情绪反应,从而关注临床患者轨道方面可能发生的事情。临床医生甚至可能会问患者:"我是不是把你逼得太厉害了?"允许患者对正在发生的事情发表评论,尊重患者的意见,这会切实有助于结盟的发展并最终获得积极的结果。

通过在患者—耳鸣轨道的彻底咨询,许多患者将有能力很好地管理他们伴有耳鸣的生活。然而,有些患者,在患者—耳鸣轨道中,可能会引入患者—生活世界轨道的问题,在某种程度上,意味着患者—生活世界轨道需要更多关注。诸如"我觉得自己被耳鸣困住了,""我一直在担心,我从未轻松过;耳鸣会消失吗?""耳鸣让我感到悲伤和失落,"这些表达都是微妙的例证。

有时候,患者、临床医生或者双方都有一种被"卡住了"的感觉。尽管做出那么多目标向善的努力,咨询的效果不知所踪。这种被卡住的感觉可能提示在患者—生活世界轨道方面有需要处理的问题(或者需要关注医患关系轨道)。

无论是患者的叙述还是被卡住的感觉让临床医生认为需要转向患者—生活世界轨道方面,医生都应该明确患者做好了转移的准备。下面是关于这些问题的一些例子,使患者有机会做出决定是否转向患者—生活世界轨道:"你想多谈论一下你的悲伤,还是选择继续讨论如何使用掩蔽装置?"或者"如果你愿意,我可以教你点技巧,能让你的肌肉感觉不那么紧张?"

心理医生通常会在患者—生活世界轨道方面持续这一过程。根据需要关注的主题,没有心理医学背景的临床医生可能更倾向于把患者转给心理医生。此时,临床医生应该意识到,有时候只向临床医生表达,可能比转诊到其他地方更有效。对有的患者,感觉到被倾听和被理解就是充分的帮助。然而,有时临床医生花费了足够多的时间去倾听之后,自己仍然得到了应该接受心理治疗的结论。比起直接转诊到心理医生,这样的方式对患者来说更加充满

关怀。有的患者去看心理医生的同时，继续保持与听力师的面谈。

当然，任何时候轨道间的相互转换都是可供选择的。

5.2.3.2　患者—生活世界轨道

在本轨道上，临床医生和患者探讨耳鸣如何影响患者的生活世界，以及当前的压力问题或过去未解决的不幸事件是否会阻止患者接受耳鸣。如果是这样的话，解决对耳鸣的反应和/或未解决的问题可能是减少耳鸣影响的重要一步。

在这一点上，让患者填写"耳鸣治疗，临床方案"中提出的问卷可以提供非常有用的信息。该问卷涵盖了患者生活世界的各个方面，甚至可以提醒患者可能忘记提及的重要信息。例如，儿童早期创伤，以一种微妙的方式影响患者如何接受耳鸣，将在问卷上报告，否则可能不会被患者提及。

为了确保临床医生和患者对耳鸣患者如何生活有一个完整的了解，临床医生可以使用生存维度，这些汇总构成我们的生活世界，就像"地图"一样。

生存维度如下：

- 身体维度。
- 心理维度。
- 社会维度。
- 精神维度。

例如，许多耳鸣患者对自己提出了巨大的要求，因此他们越来越疲惫和备受压力。通常，这些患者最初经历过睡眠障碍、肌肉紧张和疼痛、头痛、警觉、听觉过敏，随后出现耳鸣（身体维度）。由于耳鸣，患者随后又会变得易怒、悲伤、悲观、抑郁和/或焦虑。他们可能会担心未来：带着耳鸣，我还能继续这么努力地工作吗？我将变成谁或什么（心理维度）？由于耳鸣，患者会退出诸如晚宴、聚会等社交活动（社会维度）。患者可能会经历不确定性，绝望和无意义（精神层面）。

探索耳鸣对患者生活的四个存在维度的影响，临床医生现在能够看到他们的整个状态的画面了，临床医生和患者就可以探索为什么患者对自己有如此高的需求。有时，就是因为境遇艰难。患者可能处于家庭生活、工作量和没有足够的休息时间构成的难以改变的现实。把困境用语言表达出来本身就可能减少耳鸣。有时，自尊心较低的情况可能是患者给自己巨大压力的原因。患者可能会经常加班，

试图找出别人可能想从他们那里得到什么，以便让他们被喜欢和爱。也许，患者在儿童早期体验到只有做父母希望他们做的事才会被爱。这些患者已经了解到，他们只有努力工作才值得爱。他们没有经历过被父母无条件的爱。与临床医生一起，这些患者需要找到新的生存方法，让他们体验被爱，即使他们不努力工作也能获得的爱。对于那些通常尽一切努力取悦他人的患者来说，当他们感到自己被临床医生接受和尊重时，即使他们选择不听从他们的建议，对他们也可能是一个转折点。此外，当临床医生愿意以患者需要感到支持的方式继续与患者合作时，这一原则就得到了说明。这种经历可以很好地支持患者尝试新的、不那么费力的方式与他人互动。这也很可能减少耳鸣的侵害。

相当多的患者会表示，他们耳鸣的情况已经导致了一种全面失去方向和意义的感觉（精神维度）。患者可能会说："为什么是我？"当患者找到了问题的答案时，他们就更容易发现如何做；这就是如何在耳鸣中在看似毫无意义中重现意义。哲学家Nietzsche 这样说："能找到原因的人几乎可以承受一切。"Viktor E. Frankl 是奥地利精神病学家和心理治疗师，他描述了二战期间他是如何在集中营里创造意义的。有趣的是，Frankl 观察到，那些能够从他们具有挑战性的处境中创造意义的囚犯是能存活最长的人。

一个重新创造意义的例子是，患者说："一方面，我希望我从来没有感到过耳鸣。另一方面，我也不想错过因为耳鸣而让我学到的所有东西。"

在患者—生活世界轨道中进行彻底的调查通常会为患者提供一些关于"为什么是我？"的答案。此外，它还为患者提供了该做什么的选择。换句话说，在该轨道上也为患者提供了"如何做"。此外，这个过程有时会为患者提供重要的洞察力和知识，如果不是因为耳鸣，他们就不会得到这些知识。这种关于如何以更好的方式生活，以及如何接受像耳鸣这样的困难挑战的见解，可以用在现在以及很有可能会出现的未来的新挑战。他们还意识到，个人的发展往往发生在危机和挑战的觉醒中。尽管耳鸣一开始几乎是一种毁灭性的经历，而且有时仍然可能很烦人，但一些患者意识到，这也给了他们有价值的见解和他们不想做的新选择。一些患者认为耳鸣是一个朋友，当他们生活的导向不符合自己是谁，能给别人什么时，或者当他们试图猜测别人的需要时，它发

出信号。在这个过程中,患者已经重获了意义。因此,他们经常感到,他们的耳鸣不怎么具有干扰性了。

对耳鸣的反应,以及存在维度影响患者如何接受耳鸣的方式,具有个体化差异,记住这一点是非常重要的。并不是每个患者都有来自早期生活的不幸经历去影响他们目前接受耳鸣的能力。所有患者都有自己不同版本的耳鸣。

有的患者甚至不需要接受患者—生活世界轨道上的治疗,在患者—耳鸣轨道充分咨询就能使他们接受耳鸣。在这种情况下,他们的生活世界中未解决的问题并不会影响他们的耳鸣。我的目的只是描述什么可能与耳鸣同时发生,影响了患者接受耳鸣的能力,希望鼓励临床医生在必要时关注患者—生活世界轨道。

5.2.3.3 医患关系轨道

Wampold(和其他研究人员)已经证明了临床医生对治疗的结果作用巨大。研究表明,治疗师形成与患者一起工作结盟的能力最为关键。这个结盟应该是"由患者和治疗师做出的协作性的,有目的的工作"结盟的建立最初发生在治疗过程中,并假定患者从一开始就感觉临床医生是值得信赖和称职的。根据心理治疗领域的研究,最有效的治疗轨道包括临床医生的以下能力:①真诚和真实;②温暖和包容;③开放和愿意分享他们他们自己的经验;④控制好他们对患者的情绪反应;⑤愿意和准备好支持患者。根据 Nissen-Lie 等的研究,临床医生乐于接受自知之明(施加自我怀疑)是结果的良好预测器。

因此,在帮助耳鸣患者时,可能最好的方法,应记住如下几点:临床医生与患者互动的方式,建立和维持结盟关系,施加自我怀疑的意愿,组成结盟的能力,需要和耳鸣患者一样对耳鸣患者和他们的生活世界倾力关注。因此,这一方案包括一个独立的针对临床医生以及他们和患者互动的部分,旨在支持他们以最好的方式在其他两个维度工作。

总的来说,当你关注患者—耳鸣轨道或者患者—生活世界轨道时,临床医生应该时刻关注医患关系轨道的进展。这一关注使得医生持续注意,在开始咨询或者提供策略之前满足患者的需求。它也支持临床医生持续关注自己—施加自我怀疑—从而关注他们如何与患者互动。他们是温暖和包容的吗?他们保持未知、好奇、开放、撇开假设和学识,抱着倾听患者了解他们需求的目的吗?或者他们可能使自己被患者激怒,或者他们真的无法控制

对患者的情绪反应吗?换句话说,持续关注医患关系轨道到底发生了什么,增加了咨询过程成功的机会。

当保持未知和开放时,临床医生能够区分他们的专业知识、个人态度和假设。

然而,当与患者一起工作时,因为临床医生在处理耳鸣患者时通常具备的知识,使他们很容易忘记必要的开放性和好奇心。临床医生可能会这样想:"我以前经历过——让我们这么办吧。这通常对耳鸣患者有帮助,"因此忘记了未知、开放和好奇心。临床医生必须总是怀疑他们自己的前提,因为临床医生怎么能够确定这个特定的患者与所有其他耳鸣患者相似呢?例如,一个患者可能会说,"作为三个孩子的父亲同时有全职工作的太太是非常有压力的。一想到这,我的耳鸣就更烦人了。"临床医生可能会忍不住回答说:"你肯定会这么感觉,所以可以预期,耳鸣可能会更响。"

然而,在这里,这位临床医生假设了患者在家里的生活是什么样子,从而关闭了开放和好奇心,否则可以对患者在家中的生活,以及这可能如何导致耳鸣进行彻底和开放的调查。虽然这是一种同理心的回应,但一种开放和好奇的态度有必要明确类似如下的问题:"耳鸣如何产生压力?耳鸣总是有压力的吗?""你有时会经历其他压力情况,耳鸣变得更烦人或者不怎么烦人的时候吗?""在家和其他的压力情况有什么区别?""这种情况有什么特征?""你妻子知道你感受到压力吗?"等。可能是患者对日常家庭的混乱感到压力,例如,孩子们懒惰;没有机会与配偶有私下交流的机会;晚餐太晚或太早;平板电脑和手机使得家庭成员都没有好好谈话;屋里的声音可能太糟糕。患者耳鸣增加的原因可能是多方面的,明确压力背后的原因可能会引导干预,以一种细致而富有成效的方式针对原因。患者会觉得他们的临床医生正在关注他们,这将使患者更加信任临床医生。这将再次加深医患结盟。

有时,患者提出的主题或行为方式可能会激起来自临床医生个人生活世界的具有挑战性或痛苦的主题,这可能使临床医生很难控制他们对自己或患者的情绪反应。在这种情况下,临床医生可能会倾向于脱离未知状态,从而无法提出进一步的假设。他们忘记了施加"自我怀疑",导致咨询过程变得困难。例如,一些临床医生可能会遇到性格和行为类似于其难以相处的父母的不稳定行为的患者。在这

种情况下，临床医生可能会觉得无法帮助患者，有时，临床医生可能会对这个患者是什么样的人产生消极的假设，例如，难相处、消极的、不守规则。如果临床医生感到困惑，甚至不知所措，他们可能会向患者提出一些新的策略，而不检查这些策略是否符合他们的生活世界。这给了临床医生一种暂时"做点什么"的良好感觉。例如，临床医生可能会非常努力地说服患者开始使用助听器，而没有意识到要消除与听力损失有关的耻辱。如果患者不想要助听器，临床医生可能会认为患者对改善表现出了抵抗。临床医生甚至可能发现患者烦人、易怒，无法帮助（就像临床医生难相处的父母），然而，患者可能会感到犯错和误解，开始怨恨临床医生，从而陷入恶性循环，很可能导致患者在没有得到足够帮助的情况下终止咨询。

在得出这些可能的错误结论之前，需要先通过提问施加自我怀疑："我的假设是正确的吗？我是不是忽略了患者哪些方面带给我的情绪化？"这些问题很可能让临床医生意识到，他们的个人生活世界中一些不幸的事情被激活了。

解决这种被困其中的感觉的一种方法是问患者："我有一种陷入僵局的感觉，你也有同样的感受吗？"这个问题邀请患者积极参与医患关系，这样临床医生和患者就可以开始寻找做点什么事情来让情况得到改善，通常只要摆明情况就能找到改变和前进的办法。

临床医生有时可能会对他们对患者的沮丧感到不知所措，以至于很难让患者参与到如何继续进行的程序中，即使有些患者可能真的是非常难处理。

来自临床医生自己的生活世界的元素经常相互作用和干扰咨询过程。有些人选择结束咨询，另一些人寻求督导以找到问题的根源。

还有其他情况，例如患者可能会分享悲伤和痛苦的感觉，与临床医生个人生活世界中以前或现在的痛苦情况产生共鸣，使他们关闭他们的未知、好奇和开放的态度。为了减轻他们的个人不适，临床医生可能会试图提供不符合患者需求的干预措施。这样，患者也会感觉不对或者不够好而终止咨询；同样，临床医生也会觉得自己错了，不是很聪明，因为他们的干预失败了。双方都被卡住了，这可能会导致咨询服务的过早终止。

在这样具有情感挑战的情况下，临床医生首先必须承认患者的疼痛与他们自己的疼痛产生共鸣，

虽然这可能很困难，但临床医生必须保持他们的未知、开放和好奇的立场。不用说，临床医生必须尊重他们自己的界限，但他们可以通过向患者确认他们理解这有多困难来表达同理心。

其次，由同事进行的督导将帮助临床医生更加明确患者触发了什么，以及如何处理对自己和患者的情绪反应。这通常使继续与患者一起的努力成为可能。

关注患者和临床医生之间发生了什么，医患轨道的前提是，临床医生准备好了施加自我怀疑，并面对和探索不仅对患者而且对临床医生有挑战或痛苦的主题。理解个人情绪如何影响咨询是有帮助的，也是临床医生个人发展的资源。在未来，临床医生可能会发现与这类患者合作没那么困难了。

作为一种确保患者感到他们被倾听和满足的手段，一些临床医生在每个患者面谈结束时会发放一个评分量表。例如，Miller 等人开发了一个量表，收集患者感觉到他们自己被听到、理解和尊重的反馈。该量表评估临床医生的方法是否适合患者，以及面谈是否满足他们的需求。我们建议对患者在结束前10 分钟填写量表，留下足够的时间来讨论一下结果。虽然我们应该承认，对采纳反馈结果可能需要稍加保留，尤其是在咨询过程的初期，但反馈会提供一个提示结盟是否朝积极的方向发展，以及患者是否有需求得到了满足的信息。使用这种量表，是临床医生如何能够关注到医患结盟进展状况的另一个例证。

5.3　总结

该方案提供了一种帮助患者减少耳鸣负面影响（患者—耳鸣轨道）的方法。本方法也明确了患者在其生活世界的生存维度（患者—生活世界轨道）中如何前行的以及这是如何对耳鸣产生影响的，反之亦然。结果，阐明了耳鸣对存在维度的影响，以及这些维度的不同方面可能会如何影响患者接受耳鸣的过程。此外，描述了临床医生的关键作用。这一作用已作为医患关系维度被纳入方案，因此强调了临床医生与患者沟通的方式以及临床医生创建和维持结盟能力的重要性，都是成功的重要手段。此外，也提出了临床医生愿意施加自我怀疑的意愿的重要性和冒着面对他们自己生活中的挑战或痛苦的风险的重要性。

最重要的是:在整个咨询过程中,临床医生必须是未知、开放、好奇的,因此愿意找到患者"所处的境况,想其所想,并从问题出发。"

为了说明三轨耳鸣方案,有三个耳鸣患者的访谈,讨论他们耳鸣经历的心理学咨询面谈,放在配套的网站上。

参考文献

[1] Deurzen EV. Everyday mysteries. Existential dimensions of psychotherapy. London: Routledge; 2006

[2] Bertolini M, Miller SD. What works in therapy: a primer. In: Miller SD, Bertolini M, eds. The ICCE manuals on feedbackinformed treatment (FIT). International Center for Clinical Excellence; 2012

[3] Nissen-Lie HA, Rønnested MH, Høglend PA. Love yourself as a person, doubt yourself as a therapist? Clinical Psychology and Psychotherapy. Wiley Online Library; 2015. doi:10.1002/cpp.1977

[4] Spinelli E. Tales of un-knowing: therapeutic encounters from an existential perspective. London: Duckworth; 1997

[5] Spinelli E. Practising existential therapy: the relational world. London: Sage; 2015

[6] Wampold BE. The contribution of the therapist to psychotherapy: characteristics and actions of effective therapists. In: Von der Lippe A, Niessen-Lie HA, Oddli HW, eds. Psykoterapeuten: En antologi om terapeutens rolle i psykoterapi. Oslo: Gyldendal Akademisk; 2014:51 – 67

[7] Hesse G, Schaaf H. Manual der Hörtherapie. Schwerhörigkeit, Tinnitus und Hyperacusis. Stuttgart: Georg Thieme Verlag; 2012

[8] Mohr A-M, Hedelund U. Tinnitus person-centered therapy. In: Tyler R, ed. Tinnitus treatment: clinical protocols. New York: Thieme Medical Publishers, Inc.; 2006:198 – 216

[9] Viktor E. Frankl: man's search for meaning — the classic tribute to hope from the Holocaust. Boston, MA: Beacon Press; 1959

[10] Jørgensen CR. Den Psykoterapeutisk Holdning. København: Hans Reitzels Forlag; 2018

[11] Norcross JC. Psychotherapy: relationships that work. 2nd ed. New York: Oxford University Press; 2011

[12] Miller SD, Duncan BL, Brown J, Sorrell R, Chalk MB. Using formal client feedback to improve retention and outcome: making ongoing, real-time assessment feasible. Columbus J Brief Ther. 2006;5(1)

[13] Kierkegaard S. Synspunkter for min Forfatter-Virksomhed. København: C. A. Reitzels Forlag; 1859

推荐阅读

[1] Cohn HW. Existential thought and therapeutic practice. An introduction to existential therapy. London: Sage; 1992

[2] Hesse G. Tinnitus. 2. Überarbeitete und erweitere Auflage. Stuttgart: Georg Thieme Verlag KG; 2016

[3] Madsen, PL. Doktor Zukarovs Testamente. København: Gyldendal, Epub, 2019, version 2.0

[4] May R. The art of counseling. A true classic in the literature of the helping professions. New York: Gardner Press, Inc.; 1989

[5] Mohr A-M. Reflections on tinnitus by an existential psychologist. Audiol Med. 2008;6:73 – 77

[6] Mohr A-M. Your life and tinnitus. In: Tyler R, ed. The consumer handbook on tinnitus. 2nd ed. Sedona: Auricle Ink Publishers; 2016:91 – 110

[7] Spinelli E. The interpreted world. An introduction to phenomenological psychology. London: Sage; 1989

[8] Spinelli E. Demystifying therapy. London: Constable; 1994

[9] Spinelli E. The mirror and the hammer. Challenges to therapeutic orthodoxy. London: Continuum; 2001

[10] Strasser F. Emotions. Experiences in existential psychotherapy and life. London: Duckworth; 1999

[11] Thielst P. Man bør tvivle om alt-og tro på meget. Filosofiens historie fra Thales til Habermas. Frederiksberg: Det Lille Forlag; 2002

[12] Yalom ID. Terapiens essens. København: Gyldendal; 2002

(丛 宁 韩 朝 译)

第6章

耳鸣相关失眠的心理管理

The Psychological Management of Tinnitus-Related Insomnia

Laurence McKenna and Elizabeth Marks

摘要

许多耳鸣患者报告睡眠障碍或失眠会显著影响整体功能。本章概述了我们使用认知行为疗法来解决睡眠障碍的方法，其中包括关于团队和个人治疗课程的信息。我们还讨论了睡眠滴定、睡眠卫生和改善睡眠的放松技术。

关键词：失眠，耳鸣，睡眠，认知行为疗法，睡眠管理

6.1 介绍

失眠是一种睡眠—觉醒障碍，可能涉及一系列问题。这些问题包括难以入睡、无法熟睡、早醒；无效睡眠，或感觉睡眠无恢复性或其他睡眠质量问题。尽管有足够的睡眠机会，这些问题还是会发生。失眠对白天有影响，包括功能受损、疲劳和痛苦。和耳鸣一样，失眠在普通人群中非常普遍，影响高达30%的成年人。睡眠障碍是成人及儿童耳鸣主诉中最重要的方面之一。大多数研究表明，至少有40%的耳鸣患者报告有失眠。当耳鸣与睡眠障碍有关时，耳鸣往往会更令人痛苦，显然需要解决与耳鸣相关的失眠及失眠的管理问题，最近的研究表明，认知行为（CB）方法可能是有效的。

6.2 认知行为学模型

我们可以在短期内使用药物治疗失眠，最多2周便可打破无益的失眠周期和焦虑［国家健康和保健卓越研究所（NICE）指南］。除短期外，人们对失眠的药物治疗有着强烈的争论。失眠认知行为疗法（CBTi）中的心理管理是原发性失眠的治疗选择，而且已被证明是有效的。作者最近发表了一项基于标

准CB模型评估CBTi对报告痛苦耳鸣和失眠的患者组的效果，表明这种方法在耳鸣继发失眠的情况下似乎也有效。

CBTi是基于CB理论的，该理论认为，造成该痛苦的原因与其环境、思想（认知）、行为和生理经验之间的相互作用密切相关。CB模型的认知成分强调，影响我们情绪的是我们解释和思考情境的方式，而不是情境本身。CB模型的行为成分表明，一个人的行为方式也会影响幸福感。一个人可能会从事一些最终使问题和痛苦恶化的行为，或者他们可能会停止做一些可以帮助减少问题的事情（行为）。

Beck首先引入了认知疗法作为抑郁症的治疗方法。CB方法已经被开发和评估用于许多其他问题，如焦虑症、特定的恐惧症，以及最近的人格障碍和精神病。正如一些研究人员所指出的那样，CB"可以应用于几乎所有慢性医疗问题的评估和治疗。"强调自我管理，以帮助人们应对医疗问题，并减轻疾病所带来的负面情绪。当应用于耳鸣时，CB模型表明，人们对耳鸣的想法及相关的行为带来的痛苦程度远胜于耳鸣本身。如果一个人能够把耳鸣看作"只是另一种噪声"，并继续正常地生活，那么他们就不太可能经历重大的情感或身体变化，他们也不太可能感到痛苦。相反，如果有人将耳鸣解释为威胁性的、难以控制的，或潜在的灾难性的，他们就会开始感到诸如焦虑，恐惧、悲伤或沮丧。这种强烈的负面情绪通常对身体或行为带来影响，例如，他们可能会开始避免某些活动，或花更多的时间检查和监测耳鸣和听力。这可能会成为一个恶性循环，即一个人的想法变得越来越消极，他们的情绪和身体状态变得更加痛苦和易激惹，行为改变得更多，变得越来越关注耳鸣。

因此，CB模型表明，由于思维、行为、注意力、情绪和生理唤醒的变化相互影响，导致与耳鸣相关的

困难持续存在。例如,一个女人认为耳鸣会破坏她享受社交活动,在见到朋友之前,她会检查她的耳鸣状态,并感到身体紧张和情绪焦虑。结果,她取消了与朋友出去的安排,致使她有更多的时间来关注耳鸣。起初,她可能会感到一种解脱;然而,这个过程证实了她的想法,即耳鸣破坏了她的社交生活,对感知到的威胁保持警惕,并让她感到沮丧。

Hallam 和 Scott 等人是首批制定 CB 方法治疗耳鸣的,从那时起,许多研究包括最近的系统性综述和荟萃分析,支持这种方法有好处。最近,Mckenna 等人提出了一个耳鸣痛苦的 CB 模型,为早期的治疗研究建立了一个概念框架。

6.2.1 认知行为疗法与失眠

CB 模型已用于治疗失眠。失眠症患者对夜间睡眠和白天午睡不良的影响持消极的看法。因此,失眠被认为是一个 24 小时的过程或一种睡眠—觉醒紊乱(而不仅仅是一种睡眠障碍)。大多数失眠症患者担心睡眠不足,比如夜间睡眠不足的影响,以及睡眠不足将如何影响他们白天的健康或工作。这些想法和担忧加剧焦虑,增加自主觉醒;这反过来又会干扰这个人的睡眠能力。随着睡眠变得越来越困难,人们开始改变他们的行为,试图改善睡眠。例如,人们倾向于每天在床上花更多的时间,开始休息或小睡,并可能会尝试使用咖啡因等兴奋剂来保持清醒。他们对失眠和嗜睡的迹象也变得越来越警惕。事实上,这些行为会干扰睡眠的自然过程,使失眠更容易发生。同样,想法、情绪、行为、注意力和身体感觉的恶性循环建立起来并维持着问题的存在。

认知和行为干预有助于治疗失眠,而原发性失眠的金标准治疗方法是 CBTi(例如,Espie、Harvey、Morin 等人)。最近研究发现,CBTi 在治疗继发于其他疾病的失眠症时可能非常有效,如慢性疼痛或癌症。目前作者正在进行一项临床试验,以评估 CBTi 对继发于痛苦性耳鸣的失眠患者的有效性,提供了进一步的证据,表明 CBTi 可能也有利于耳鸣患者。

6.2.2 CB 模型、耳鸣和睡眠

我们认为,耳鸣并不是一个特定的睡眠对抗者。而且,失眠的 CB 模型可以应用于耳鸣相关失眠的患者。我们的假设是,与耳鸣和睡眠不足有关的焦虑会导致失眠。焦虑表现为认知改变、行为改变、觉醒水平升高和痛苦的情绪状态。焦虑、耳鸣和睡眠

不良的恶性循环已经形成。对耳鸣或睡眠不足的焦虑通常占主导地位,而且焦虑的每个组成部分存在的程度可能不同步,我们的许多耳鸣患者都有睡眠困难的病史。我们建议解决睡眠困难,基于的临床观察如下:①一个人在试图入睡或重新入睡时可能会意识到耳鸣,因为睡前阶段几乎没有其他分心因素,因此有机会关注耳鸣,并且环境噪声水平较低;②过高的关注导致对耳鸣的认知和行为改变(例如,在耳鸣更具侵扰性的地方推迟睡觉、饮酒、检查耳鸣)、觉醒和痛苦增加;③这种焦虑会导致睡眠不良;④睡眠困难再次引起焦虑,表现为对睡眠的认知无效,行为改变,觉醒和痛苦增加;⑤这种焦虑是失眠的主要原因,并提高对耳鸣的关注;⑥睡眠不足维持了持续意识到耳鸣的环境。我们设想这个过程类似于 Greenberger、Padesky 和 Williams 所描述的情感问题的"五要素"CB 模型。我们认识到,我们的许多患者患有严重的抑郁,但据观察,焦虑过程是决定患者睡眠不良的关键因素;在许多情况下,焦虑可能代表了抑郁的一个方面。

6.3 团体治疗

我们的诊所为失眠患者提供团体治疗和个体治疗。我们接诊的大多数人都接受了团体治疗,本章的重点是描述我们的团体治疗方法,包括对患有这个问题的成年人进行几周的治疗。在个体治疗中使用的 CBT 干预与在团体方法中使用的干预没有根本区别。然而,对于那些问题是多因素的,或由于某种原因,不适合团体治疗的人,个体治疗可以有更大的灵活性。我们使用一种"封闭团体"的模式,也就是说,一旦团体治疗开始,其他人就没有机会加入进来。在错过前几次课程后加入的新成员不会得到什么益处,因为会话的内容建立在之前几次课程中获得的知识之上。一个封闭的团体可以使成员之间产生凝聚力和信任感,团体疗法可以让人们遇到其他处于类似情况的人,这可以使一个人的经历正常化,减少焦虑。

患者也可以作为彼此的榜样。由于治疗师没有耳鸣,团体环境也可以减少患者质疑治疗师理解或帮助耳鸣患者能力的任何可能性。而这些假设的差异可能成为治疗过程的障碍。从服务的角度来看,团体治疗可能具有成本效益,并可能使更多患者获得所需的信息。尽管如此,需要注意的是,团队环境

不会导致损失。Jakes 等人提出，观察其他团队成员的改善可能会引起一些人的无助和嫉妒，或者印证患者认为他们的问题是独特的想法，从而更难解决。此外，团体环境可能会导致彼此负面意见的强化。我们的做法是在每个团体中使用两名治疗师来帮助预防此类问题。

6.4　选择和定义

失眠的问题包括入睡困难（初期或早期失眠）、半夜醒来和难以入睡（中期失眠）以及早上醒来太早（终期或晚期失眠）。睡眠质量问题转化为睡眠不足、中断或不安，无法恢复精力等主诉。有关日间相关问题的主诉也很常见，如疲劳或嗜睡、情绪障碍和表现不佳等。

一个人的睡眠质量并不能准确判断睡眠是否有问题。我们的一些患者反映睡眠质量不好，同时又说他们每晚睡 8 小时或更多，而其他人睡得很少就还是很好。因此，对睡眠的主诉是临床考虑睡眠问题的一个关键因素。然而，为了保证更好的客观性，我们遵循失眠文献中的指南。我们将睡眠延迟或半夜重新入睡（至少 30 分钟）视为睡眠有问题的标准。该基准主要基于以下观察结果：正常睡眠开始潜伏期通常小于 30 分钟。在多次觉醒的情况下，45 分钟或更长的总觉醒时间被认为是有问题的。我们接受 Morin 的建议，即在总共不到 6.5 小时的情况下醒来，并且这些困难应每周至少发生三晚，以此来作为有睡眠障碍的标准。进行失眠症的分类。若要被视为失眠，必须在有问题的睡眠基础上还要加上对睡眠及白天工作有影响的主诉。虽然这是判定的一个关键因素，但往往主诉有可变性，所以使这方面的评估变得具有挑战性。

仅严格遵循基于问题发生的时间或频率为标准来判断可能会出现一些偏差。一般来说，睡眠模式存在显著差异，并随着年龄的增大而变化。在失眠主诉的人群间也存在差异。美好的和糟糕的夜晚相互交织，对许多患者来说，问题不仅是睡眠不足，而在于睡眠的不可预测性。事实上，Chambers 和 Keller 对睡眠良好和睡眠不足者进行比较研究得出结论，后者的平均总睡眠时间（TST）仅比良好睡眠者少 35 分钟。失眠主诉的重要性通常取决于临床判断，尽管如此，坚持时间和频率标准会确保群体更大的同质性，并避免将其他人认为有不合理问题的

患者包括在内。

在我们的选择过程中，另一个重要的标准是确定失眠与耳鸣有关。失眠和耳鸣一样，不是单一的疾病，而是一种症状。它的发生原因多种多样。Dement 和 Vaughan 将昼夜节律紊乱和心理障碍列为持续失眠的主要原因之一。这两个问题常常被我们的睡眠障碍耳鸣患者所报告。如果心理障碍与患者同耳鸣的斗争有关，或者昼夜节律障碍是由于他们处理失眠的努力不当所致，则将他们纳入组内。而那些问题来自轮班工作的人却不包括在内。Dement 和 Vaughan 还建议，在调查持续性失眠的可能原因时，应考虑不宁腿（不安腿）综合征、周期性肢体运动障碍、胃食管反流、纤维组织炎综合征或其他疼痛状态。呼吸障碍也是导致失眠的一个常见原因。有些药物也有可能通过产生唤醒作用或干扰睡眠的各个阶段来干扰睡眠。酒精和非法药物滥用也会导致睡眠障碍。我们建议治疗师在评估那些因耳鸣相关失眠的人时要考虑到，患有耳鸣并不能使人免受其他来源睡眠障碍的影响。如有必要，建议其专科就诊，这更利于睡眠障碍相关问题的考虑和排除。各国不同专业群体的执业执照在诊断或排除失眠方面的标准各不相同，从业者必须接受当地法规的指导。

我们的睡眠管理项目采用心理治疗而非药物治疗，然而，我们的许多耳鸣相关失眠患者已经在服用催眠药或其他影响睡眠的精神药物。我们要求人们在治疗期间不要改变药物，除非有明确服药不当迹象，或在减少剂量为特定治疗目标的情况下，需要咨询开处方的医生。但此治疗过程中，不包括严重酗酒的人；然而，我们许多患者用酒精作为睡眠剂，是否将其纳入我们的计划取决于主要问题是失眠还是酒精的使用。为获得某种同质性，我们将该群体的成员限制在"成年人"人群中，即 18～70 岁，年龄更大的老年人单独进行。

6.5　评估

6.5.1　问卷调查方法

在我们的治疗评估中使用了许多问卷。在治疗开始前两周、治疗开始和结束时以及一个月随访时给予评估。

6.5.1.1　耳鸣
耳鸣问卷（TQ）和耳鸣主要功能问卷包括了与

睡眠障碍和耳鸣直接相关的问题。我们认为这些有用的工具常揭示睡眠和其他耳鸣抱怨因素的变化。

6.5.1.2 睡眠

我们使用失眠严重指数(ISI)评估临床失眠。这是一个容易完成的量表,用于评估失眠的主要特征。得分为 15 表明有临床意义的失眠,下降 6 分或更多表明有临床意义的变化。七个问题中有一个涉及白天的功能。

我们还通过匹兹堡睡眠质量指数(PSQI)评估睡眠质量。PSQI 从七个方面评估上个月的睡眠质量:主观睡眠质量、睡眠潜伏期、睡眠持续时间、习惯性睡眠效率、睡眠障碍、睡眠药物的使用和日间功能。然后将七个分量的分数相加得到 PSQI 总分数。缺点是,它在涉及回顾性和某种程度上对睡眠的总体判断时,可能会受到报告偏差的影响。PSQI 的优点是,它可以跨越一系列维度来评估睡眠,具有很高的特异性,并且易于管理。这份问卷可能对研究应用更有帮助,它不能替代详细的夜间睡眠日记。

6.5.1.3 心理压力

我们从三个方面评估心理压力。我们使用 CORE-OM 作为心理健康的全面诊断方法,其优点是无论个人是否符合精神病诊断标准(比如焦虑和抑郁),都可以显示压力的程度。CORE-OM 已在耳鸣样本中得到验证。我们还使用 PHQ9 和 GAD7 筛查抑郁症,因为这些问卷可以免费获得,并被广泛用作筛查和效果评估工具。这些方法可以与其他地方进行的干预措施进行比较。

6.5.2 睡眠日记

每晚使用日记是评估失眠最有用和最敏感的自我报告工具,人们每晚提供有关其睡眠的信息,以支持治疗干预并显示进展。日记对于 CBTi 干预是不可或缺的,因为日记里记录的信息被用来为团队的每个成员制定个性化的睡眠计划。每晚的个人记录如下:
- 他们上床睡觉的时间。
- 他们首次入睡的时间。
- 他们夜间醒来的次数。
- 他们在夜间醒来的时间总长度。
- 他们最终醒来的时间。
- 他们起床的时间。

这样就可以计算关键指标:总卧床时间(TIB)和总睡眠时间(TST)。由此计算出睡眠效率(SE),表示人在床上睡觉的时间百分比。

睡眠日记还要求人们对他们的睡眠质量进行分度(采用 0~10 Likert 刻度),他们醒来时的清醒程度,以及夜间耳鸣的侵扰程度。在一天结束的时候,患者还被要求评估他们白天的功能,并记录任何小睡或摄入咖啡因、酒精或睡眠药物的情况。

McKenna 给出了一个用于耳鸣治疗的睡眠日记的例子。我们的做法是在 Excel 表格中提供睡眠日记,允许用图形表示睡眠随时间的变化,特别是 TIB、TST 和睡眠质量的变化。可以计算平均值方面的汇总数据,以进行最终评估。

6.6 团队结构

我们的团队课程包括 6~10 名患者,通常由 2 名临床心理医生负责。这一数量的参与者允许有时间来解决团队内的个人问题,以防止较安静的成员感到不知所措,并帮助团队成员感受到关注。共有 6 个治疗课程。前四个每周进行 1 次,以提供必要的支持,帮助患者改变睡眠。第五个在两周后进行,第六个在第五个之后进行。这些间隔为新的睡眠计划的发展和稳定提供了一些时间。我们还提供预约一个月后的随访。

6.7 治疗方案:关键部分

6.7.1 团队支持

团队的一个关键部分是支持性的环境和让患者有机会遇到有相似情况的其他人,并意识到他们并不是孤单的。第一个课程包括介绍、制定基本规则和一些破冰活动。分配给患者一些时间来设置他们的团队课程的目标。所有提供的信息都有讲义支持,并给与会者纸笔做笔记,从而建立一个文件夹作为辅助备忘录。每周布置家庭作业,每节课都要复习。

6.7.2 心理教育

这里,临床心理学家提供关于耳鸣、睡眠、失眠以及这些情况如何相互影响的全面的心理教育。目的是揭开耳鸣和睡眠的神秘面纱,并提供一个框架,使一些患者的体验正常化,例如,频繁觉醒和下半夜轻度睡眠,并在其中设立实际的目标。

这部分教育是关键,因为有许多关于睡眠和耳鸣的无益传闻,往往会引发前面描述的无益想法和行为。第一部分还介绍了认知模型的概念,以及睡眠、耳鸣、焦虑、行为变化和生理唤醒如何导致该问题的恶性循环。因此，治疗的目标不太集中在"沉默"耳鸣上，更多的是摆脱恶性循环，回到健康的睡眠周期。

6.7.2.1　关于耳鸣的心理教育

所提供的关于耳鸣的信息是基于 Hallam 等人描述的习惯化模型和 McKenna 等人提出的耳鸣痛苦的认知模型。重点是观察到，随着时间的推移，大多数人对耳鸣的反应越来越少，大多数耳鸣患者并不十分痛苦。我们强调，高水平的觉醒（或"紧张"）和关于耳鸣的消极信念阻碍了康复过程。此外，耳鸣的物理参数（例如，通过匹配和掩蔽评估确定的）在确定痛苦方面不那么重要。

6.7.2.2　睡眠和失眠的心理教育

睡眠教育成分来源于失眠文献（如 Espie 和 Morin）中的心理学著作，尤其是来自失眠的 CB 模型。治疗师在向耳鸣患者提供睡眠管理方案之前，应掌握有关睡眠和失眠的一些基本知识。在这个阶段，所提供的信息仅限于关于睡眠阶段、正常睡眠时间和睡眠剥夺影响的几个点。

6.7.2.2.1　正常睡眠时间和睡眠阶段的信息

大多数人只有 7～8 个小时的睡眠，然而，正常的睡眠时间有一个相当大的范围。举例说明，有些人在睡眠不足的情况下能很好地管理自己的生活，例如 Margaret Thatcher，众所周知，她每晚只睡 4 个小时。人们普遍认为，老年人不像年轻时那样需要睡眠。

虽然老年人晚上确实睡得少，但他们白天打盹的时间也可能更多，因此从中年到老年，睡眠总量保持相对稳定。通过文献，试图使团队成员的经验正常化。

睡眠阶段[快速眼动（REM）睡眠和非 REM 阶段 1-4]，是指整个晚上快速眼动和非快速眼动睡眠的周期。患者被告知，这个周期需要大约 90 分钟才能完成，但也可能需要 70～120 分钟。这种循环在健康的年轻人身上每晚重复 4～5 次。正常的夜间睡眠也包括几次醒来。这些通常是短暂的，许多人都没意识到它们。对大多数人来说，第一个明显的觉醒发生在 2 或 3 小时的睡眠之后。随着睡眠时间的增加，苏醒变得越来越普遍。第一次觉醒往往代表着一个分水岭，之后，快速眼动睡眠的周期变得更长。临床上，这种经历通常被描述为在第一次醒来后几乎没有真正的深度睡眠。

本文描述与年龄相关的睡眠模式变化。老年人深度睡眠和快速眼动睡眠较少，觉醒次数随年龄增长而增加。年轻人在正常夜间睡眠中通常会醒来两次，老年人晚上醒来的次数可多达 9 次。对于许多老年人来说，睡眠是浅的和支离破碎的。通过使用睡眠阶段的直方图，并参考团队成员的体验来展示这些信息。许多人难以清楚区分轻度睡眠和清醒。这种困难可能是因为观察到即使在轻度睡眠期间，人们也可以继续思考事情：精神活动被误认为是清醒的。

6.7.2.2.2　失眠的影响

睡眠的确切功能尚不清楚，但实际上，人们普遍认为睡眠是必要的。考虑一些常见的、与睡眠不足有关的困难，比讨论睡眠的可能功能更有帮助。区分完全睡眠剥夺和较轻的睡眠不足（这是临床失眠的特征）。失眠症患者的一系列主诉，如白天嗜睡、注意力和记忆力差，以及日常工作表现不佳，这些症状是失眠定义的一部分，显然需要得到治疗。回顾这些证据，Walker 得出结论，睡眠不足可能会产生深远的不利影响。然而，关于失眠影响的文献，也包含了其他关于这些困难的客观证据的报告，人们可能有疑问，当它们出现时，是否可以归因于睡眠不足本身亦或是其他因素，如压力。患失眠的个体完成任务的能力各不相同。然而，一些研究发现，失眠症患者和睡眠良好的人在心理测试上没有区别。

在团队课程中，我们告知参与者失眠的负面影响似乎是由围绕失眠的焦虑亦或是由睡眠不足本身引起的，这是由美国睡眠医学学会报道的。我们鼓励讨论这些问题，并试图将患者的体验与研究证据联系起来。患者可能对这些想法持怀疑态度，但文献的知识可能对治疗师的可信度至关重要。尽管如此，根据我们的经验，根据觉醒增加的影响来表述他们的问题对大多数患者来说是可信的。尽管如此，仍需要一种务实的方法，并指导患者确保良好的自我保健和安全性。

6.7.2.2.3　耳鸣和睡眠的信息

告知患者考虑这样一个现实：耳鸣不会一定导致一个或另一个负面后果。团队成员的不同体验可以用来说明这一点。接下来，我们讨论耳鸣和失眠的关系。告知团队成员，在耳鸣门诊就诊的人中，只有大约一半的人抱怨睡眠问题。重点是耳鸣不会一定导致失眠，导致失眠的因素，更重要的是维持失眠的因素，可能是心理因素，对心理治疗敏感。据我们观察，我们的患者在夜间醒来的时间约为典型睡眠周期预测的时间,我们的观点是耳鸣不会把人吵醒。而一旦醒来,耳鸣可能是人们意识到的第一件事,然后他们可能出于上述原因保持清醒。我们强调的一点是我们并不认为耳鸣是一种特殊的睡眠拮抗剂。

6.7.3 个人目标设定

正式的研究项目通常使用睡眠开始潜伏期(即入睡所需的时间)作为结果衡量标准(见 Espie 的定义)。当它应用于个体患者时,在设定治疗结果目标时需要更加小心。考虑到失眠的主观性,为所有患者设定一个标准目标是不够的,甚至不足以以建议增加睡眠量为目标。患者对治疗的期望是个体性的,强加标准的结果可能会导致患者和治疗师都有失败感。许多患者确实希望增加睡眠时间,但患者也表达了其他同样有效的目标,这些可能包括不借助酒精或药物的睡眠,提高睡眠效率(以在床时间为睡眠时间),更可预期的睡眠,更好的睡眠质量,减少白天睡眠不足,或减少焦虑或抑郁。治疗师必须考虑所谓的正常睡眠与个体目标的差异、临床环境和时间上的可行性。例如,60 岁患者的 8 小时不间断深度睡眠的目标。

6.7.4 创建一个个性化的睡眠计划

开发一种新的可靠的睡眠流程作为 CBTi 计划的基础。每个患者都将学会创建适合自己的睡眠模式。睡眠流程以第一次 CBTi 治疗前 2 周在睡眠日记中收集的平均数为基础。每位患者将根据前 2 周计算其 TST、TIB 和 SE。

根据这些数字,患者将被要求注意 TIB 和 TST 之间的差异。大多数失眠症患者在床上的时间比实际睡眠时间长得多,这与他们的睡眠质量有关;失眠症患者的这一比例通常在 40%～80%。其解释是良好睡眠者的睡眠质量分数为 90% 或以上,该计划旨在通过将睡眠质量分数提高到 90% 或以上来帮助他们成为良好的睡眠者。患者达到这一点的唯一方法是限制他们在床上的时间。

因此,要求每位患者将 TIB 限制在过去 2 周内达到的平均 TST,外加 30 分钟。但是,不得将 TIB 设置为低于 $5\frac{1}{2}$ 小时。因此,如果一个人在过去两周内平均有 $5\frac{1}{4}$ 小时的睡眠,他们将被允许有 $5\frac{3}{4}$ 小时的 TIB(或"睡眠窗口")。如果患者报告每晚睡眠时间不超过 5 小时,他们将有 $5\frac{1}{2}$ 小时的睡眠时间。患者被要求选择一个可在一周内(包括周末)固定的起床时间,从起床时间倒数计算允许的睡眠时间。所以睡眠时间为 $5\frac{3}{4}$ 小时的人可以选择早上 6 点起床,在这种情况下,他们将需要在凌晨 00:45 上床睡觉。

这种变化可能非常具有挑战性,所以,我们花时间来讨论这种变化的基本原理,因为它与提供的睡眠信息有关。同样重要的是要注意到这种改变的目的是限制在床上的时间,而不是限制睡眠的时间。事实上,每个人都会有足够的时间躺在床上,以获得至少与他们已经获得的睡眠量相同的睡眠。这个阶段睡眠计划的主要目的是帮助人们去巩固他们的睡眠,使睡眠变得更有效率。这样,他们的睡眠窗口期可以随着时间的推移延长,他们会得到越来越多的睡眠。

6.7.5 睡眠滴定

参与者在整个 CBTi 期间持续进行睡眠日记。在每个环节中,前一周的数据被用来继续发展个人的睡眠计划。根据 SE 是否得到改进,有一些非常简单的规则需要遵循。

(1) 如果 SE 增加到或保持在 90% 以上,患者可以在睡眠窗口内再增加 15 分钟。建议在晚上提前 15 分钟睡觉。除非另有说明,否则最好始终保持唤醒时间不变。

(2) 如果 SE 在 80%～90%,那么个体将被要求在接下来的一周保持睡眠窗口不变。

(3) 如果 SE 低于 80%,那么个体将被要求推迟 15 分钟上床睡觉,因为最好始终保持起床时间不变,除非另有说明。

每周检查日记,并根据前一次的平均睡眠情况更新睡眠窗口。其目的是训练参与者能够独立完成这项任务,以便当课程改为每两周 1 次时,参与者能够有效地管理自己的睡眠模式。然后,这种自我管理可以在课程结束后继续进行,直到患者睡得好,不再需要做出改变。这部分课程可能很难,治疗师会花时间排除困难、管理动机。许多参与者抱怨在课程开始时感觉更累。这实际上是有帮助的,因为这意味着他们在晚上睡得更快,睡得更香。参与者在这个过程中不打盹是至关重要的,否则训练是无效的。

一个常见的困难是在深夜疲劳时保持清醒,通过计划低强度的活动来解决这个问题，例如晚上做家务或猜谜游戏。另一个常见的困难是早起，这是通过设置一个闹钟来处理的，人们必须起床才能关闭闹钟。另一个困难是白天感到困倦，可通过获得更多的日光、更多的体力活动和避免小睡来解决。

6.7.6　刺激控制

失眠常和床、就寝时间以及睡眠呈负相关。这些联系被认为是失眠会加剧在卧室或准备就寝时产生的焦虑和痛苦。刺激控制指的是打破这些联系的干预部分。向参与者介绍联想学习的概念，以及其与失眠的关系。然后，患者会得到明确的关于如何通过多种方法来打破这些无益联系的建议：

（1）床仅供睡眠和性爱之用：建议参与者不要在床上进行其他活动（即看电视、阅读、打电话、听收音机等）。

（2）"20 分钟规则"：如果一个人在 20 分钟内没有睡着，或者他们醒了，但不能在 20 分钟内再次睡着，建议他们起床，离开卧室，去另一个房间做一种安静的活动。这种活动不应该涉及明亮的灯光或屏幕，或太刺激（例如，没有电视，没有互联网，没有咖啡因）。当人感到困倦的时候可以上床睡觉。如果在 20 分钟内没有睡着，那么应该重新站起来，重复这个过程，直到他们在 20 分钟内睡着。

（3）晚间作息：建议人们建立睡前作息，以帮助患者及其身体认识到是时候放慢节奏、放松和睡觉了。对于每个人来说，日常生活都是非常个性化的，并且可以结合一些睡眠卫生。与人们讨论自己的新作息计划，并提醒潜在的无益行为，是很有帮助的。例如，人们经常认为睡前锻炼有助于使他们精疲力竭，但更有可能"激发"他们的系统。建议患者在一天的早些时候锻炼可能会对睡眠有所帮助。

6.7.7　动机和视频建模

有证据表明，看他人处理问题对患有某些心理问题的患者来说具有治疗作用。目前，作者尚未了解到有任何研究正式采用应对模式来处置耳鸣，但 Davies 等人假设，在群体环境中看到示范，对接受团队治疗的耳鸣患者会有所帮助。因此，我们展示了过去众多耳鸣相关痛苦史（包括失眠）的患者的视频采访，这些患者目前在接受 CBTi 治疗后表现良好。这些患者讲述了他们如何应对一些挑战，以及 CBTi 治疗的益处。

6.7.8　放松

通过减少患者交感自主神经系统兴奋性作为放松的原理，降低肌张力，来降低如心率、呼吸、血压等其他自主神经子系统功能。觉醒水平的提高降低了开始睡眠的可能性，因此，放松疗法增加了睡眠的机会。肌肉放松也被发现对减少干扰性思维很有效。有人认为，耳鸣的发生与交感神经自主觉醒水平的提高有关，通过降低这种觉醒水平，也可以减少与耳鸣相关的痛苦。我们认为，提供一个明确的理论基础可能会提高表面的有效性，从而促进这些非特异性的影响，并鼓励遵守。通过区分放松疗法和其他通常被认为是"放松"的活动（例如，看电视或阅读小说），该基本原理也可能减少这些可能引起自主神经兴奋的替代行为。

参与者学习三种放松方式：渐进式肌肉放松；膈肌呼吸；放松的图片。这些内容在第二、三和四节课中讲授。在课时中进行练习，并提供 CD 或可下载的引导放松练习，用于家庭练习。定期放松是每周家庭作业的一部分，建议从睡前开始，目的是学习如何在清醒时放松，而不是作为入睡的一种方式。附 6.1 提供了睡眠放松的聆听指南。

6.7.9　认知重组（认知疗法）

认知治疗元素侧重于"认知重组"的过程。"这种干预的最初目的是帮助人们理解想法、情绪、行为和身体感觉之间的关系。"通过使用简单的插图来展示想法和情感之间的联系来达到目的，例如，一个朋友没有和你打招呼，因为①他忽略了你，导致你情绪不安或②他没有看到你，导致一个不那么痛苦的情绪状态。这说明，相同的躯体事件可以有不同的解释，因此，可以导致不同的情绪状态。

一旦理解了这一基本关系，再次证明了有关耳鸣和睡眠不足的无助想法会导致耳鸣感知增加和睡眠紊乱的痛苦循环这一观点。患者被要求思考他们自己的想法是如何导致他们的痛苦体验的。最初，治疗师可以通过指出患者在讲述他们的病史时表达的想法来提供帮助。如果需要的话，他们可以通过其他方式来帮助患者，比如使用图片来获取他们的想法。本文还描述和说明了想法中的认知扭曲过程获得完全负面的偏倚认知。

患者被要求用日记作为家庭作业来记录自己的情绪和想法，这丰富了在课程中学习到的信息，并鼓励参与者认识到他们的无用的想法。下一步是帮助人们重新评估这些无用的想法。治疗师的作用是帮助患者考虑更有利于他们病情的想法。针对治疗方案的不同方面，人们可以自问一些问题来思考：一种状态的关键因素。例如，"我的想法有什么依据？"（通常没有）或者"我的想法是事实吗？或者关于这一问题有其他的思考方式吗？"一旦最初思考中的信念被弱化，这个人就会被鼓励从另一个角度看待问题。与其想着"我一直睡不着觉，我一定完成不了明天的工作了"，不如想："我从未一整晚没睡着，但即使我很累，我也能够完成工作。"重要的是，这些新的想法和信念要经过检验的，在团队之外完成的工作要在课程中进行回顾。例如，在上述情况下，这个人可能会被鼓励记录他们在工作中做了什么。这将有助于提供证据来反对偏见或扭曲的信念，即他们将不能做任何事情，并将提供证据来支持新的信念。

6.7.10 忧虑期

另一种管理反复消极思想的方法是使用"忧虑期"。"忧虑在夜间很常见，但在白天，我们处于应对他们的最佳状态，所以很少有忧虑。"我们建议一些患者（尽管这并不适合所有患者），每天留出 15 分钟，让他们可以专注于自己的忧虑——一个"忧虑期"。这应该是在白天或傍晚，至少在睡觉前几个小时。在这段时间里，人们可以静坐，不受其他干扰地自由思考。然后，写下导致他们感到焦虑的想法，如果希望也可以写下应对这些担忧首先应该做什么（或接下来做什么）。如果忧虑在晚上再次出现，那么这个人就会想起他或她已经处理了忧虑，已经做了他们所能做的一切，明天就是他们下次考虑这个问题的时候。

6.7.11 睡眠卫生

正如认知模型所表明的，想法和情绪会影响人们的行为。当人们有睡眠困难时，会做一些自认为能帮助他们睡眠的事情，这些策略可能包括服药或饮酒、避免上床睡觉、长时间躺在床上或在卧室里看电视。这些办法可能会带来短期的好处，但从长远而言，这可能会使失眠症持续下去。如果这个人继续将睡眠困难归因于耳鸣，而不是这些行为，那么他或她就会无意中减少睡眠的时间——这样就形成了一个循环。帮助失眠症患者深入了解这个周期是一个重要的干预措施。一旦团队成员开始质疑他们的一些行为，下一步就是讨论"睡眠卫生"和他们可以

通过改变行为来促进睡眠。对于所有睡眠不良的人，必须考虑睡眠卫生干预，因为即使睡眠卫生不良不是睡眠障碍的主要原因，它也可能是在维持睡眠问题中发挥作用的次要因素。

6.7.11.1 酒精

酒精可能有助于促进睡眠，但它也可能导致整个晚上，尤其是后半夜的睡眠中断。其结果是睡眠不足或早醒。我们鼓励患者避免使用酒精来帮助睡眠或放松。

6.7.11.2 咖啡因

众所周知，咖啡因是一种兴奋剂，但许多人在睡觉前或晚上醒来时会喝茶或喝咖啡。建议人们逐步减少并避免晚上摄入咖啡因，需要注意的是咖啡因出现在一些饮料和食物中，例如巧克力、苏打水和能量饮料等。

6.7.11.3 尼古丁

人们经常在睡觉前或晚上醒来时抽一根烟。和酒精一样，他们可能把香烟视为一种放松的手段。建议大家了解尼古丁的生理刺激作用，减少或者仔细调节其摄入量。

6.7.11.4 饮食

饥饿会导致入睡困难，但睡前的饱餐也会如此。上床前在饿肚子和饱肚子之间取得平衡是很重要的，建议人们在睡前不吃东西。一整天中，吃得好可以减少疲劳感，并告知患者，含糖零食虽然可以快速提供"高能量"，但这可能会加剧之后的饥饿感。可以借助规律的、健康的饮食，以及复合碳水化合物和以蛋白质为主的零食来改善这一情况。

6.7.11.5 锻炼

有规律的锻炼有助于身体健康和促进睡眠。在锻炼期间及其后的一段时间内，身体处于更高的觉醒状态。因此，建议定期进行锻炼，轻柔的动作，比如缓慢的瑜伽或轻柔的散步都可以，但建议睡前避免进行高强度的运动。

6.7.12 富声

许多患者在卧室里使用声音来缓解耳鸣，这是有帮助的，除非声音太刺激。常见的是使用电视作为声源，但这是没有帮助的，因为屏幕上的光线太明亮，足以影响褪黑素的产生，并干扰自然的睡意。收音机，虽然没有光线，但通常在噪声水平上有变化（特别是商业收音机），也会让人关注时间（例如，定期进行新闻和时间播报）。我们鼓励人们在晚上使

用其他富声资源。如果只有收音机,我们建议有一个很少提到时间的电台。更好的方法是使用一个声音球或富声的手机程序,能够提供一系列的噪声,如白噪声、海浪声、雨声等。为了习服耳鸣,将噪声的音量设置为低于耳鸣的音量是很重要的。目的不是完全掩盖耳鸣,而是给大脑提供另一种可以接收和处理的噪声。噪声高于耳鸣水平会导致长期的耳鸣干扰加重。如果使用声音,那么每天 24 小时都保持声音是有用的,这样它很快就会成为卧室环境的一部分,任何引发觉醒的因素都被最小化。

6.7.13　一直看表

对于有睡眠问题的人来说,在晚上看时钟可能会增加焦虑或恐惧,减少了睡眠的机会,最好的策略是卧室里不要有钟,或者如果需要闹钟,就把钟面转动,这样就看不见了。我们还解释了对时间的过度警惕甚至会扭曲人们对问题的感知,导致人们高估了自己的睡眠质量。

6.8　总结

对睡眠障碍的抱怨在有医疗问题的患者中很常见,这也是耳鸣患者的一个关键特征。有人认为,改善睡眠有助于患者康复、保持健康和提高应对疾病的能力。改善耳鸣患者的睡眠可能不会"治愈"耳鸣,但从其他角度来看,耳鸣患者和其他患者一样,与睡眠有相关性。总的来说,耳鸣心理治疗的研究成果,对于处置失眠来说并没有产生有利的影响。回顾这一证据,Mckenna 提出,在许多研究结果中,没有对睡眠障碍进行评估,或者只是非常粗略地评估,即使包括一些睡眠障碍的测量,也很少专门针对失眠进行治疗。目前,还没有发表过以耳鸣相关失眠为中心变量的对照研究结果,以及包含各种评估睡眠质量方法的研究。本章描述了作者所采用的临床方法,并以非对照研究的形式进行了报道。这项工作在失眠和耳鸣文献中得到同样的提及。我们的中心主张是,耳鸣不是一种睡眠拮抗剂,但耳鸣的痛苦和失眠都是由一个类似于焦虑的过程引起的。到目前为止,我们的假设还没有经过实证检验,但我们的工作正在接受系统地评估。在这个阶段,我们可能只报告我们初步的印象。我们的绝大多数患者报告了从这里描述的团队治疗中获得的一些益处。尽管这些目标在个体之间差异很大,并不仅仅局限于增加睡眠时间,但大多数人都实现了他们的治疗目标。

我们制作了关于睡眠卫生、声治疗和睡前放松的视频,可在配套的网站上查看。

参考文献

[1] Shapiro C, Dement W. Impact and epidemiology of sleep disorders. In: Shapiro C, ed. ABC of sleep disorders. London: BMJ Publishing; 1993

[2] Morphy H, Dunn KM, Lewis M, Boardman HF, Croft PR. Epidemiology of insomnia: a longitudinal study in a UK population. Sleep. 2007;30(3):274 - 280

[3] McKenna L. Tinnitus and insomnia. In: Tyler RS, ed. Tinnitus handbook. San Diego: Singular; 2000

[4] Tyler RS, Baker LJ. Difficulties experienced by tinnitus sufferers. J Speech Hear Disord. 1983;48(2):150 - 154

[5] Gabriels P. Children with tinnitus. In: Vernon JA, Reich GE, eds. Proceedings of the 5th International Tinnitus Seminar. Portland, USA: American Tinnitus Association; 1995:270 - 274

[6] Kentish RC, Crocker SR, McKenna L. Children's experience of tinnitus: a preliminary survey of children presenting to a psychology department. Br J Audiol. 2000;34(6):335 - 340

[7] Asnis GM, Majeed K, Henderson MA, Sylvester C, Thomas M, De, La Garza R. An examination of the relationship between insomnia and tinnitus: a review and recommendations.

Clin Med Insights Psychiatry. 2018;9. DOI: 1179557318781078

[8] Axelsson A, Ringdahl A. Tinnitus: a study of its prevalence and characteristics. Br J Audiol. 1989;23(1):53 - 62

[9] Folmer RL, Griest SE. Tinnitus and insomnia. Am J Otolaryngol. 2000;21(5):287 - 293

[10] Hallam RS. Correlates of sleep disturbance in chronic distressing tinnitus. Scand Audiol. 1996;25(4):263 - 266

[11] Miguel GS, Yaremchuk K, Roth T, Peterson E. The effect of insomnia on tinnitus. Ann Otol Rhinol Laryngol. 2014;123(10):696 - 700

[12] Schecklmann M, Pregler M, Kreuzer PM, et al. Psycho-physiological associations between chronic tinnitus and sleep: a cross validation of tinnitus and insomnia question-naires. BioMed Res Int. 2015;2015:461090

[13] Scott B, Lindberg P, Melin L, Lyttkens L. Predictors of tinnitus discomfort, adaptation and subjective loudness. Br J Audiol. 1990;24(1):51 - 62

[14] NICE. National Institute for Health and Care Excellence. 2015. https://cks.nice.org.uk/insomnia

[15] Espie CA, Inglis SJ, Tessier S, Harvey L. The clinical effectiveness of cognitive behaviour therapy for chronic

insomnia: implementation and evaluation of a sleep clinic in general medical practice. Behav Res Ther. 2001;39(1):45 – 60

[16] Morin CM, Savard J, Bliss FC. Cognitive therapy. In: Lichstein KL, Morin CM, eds. Treatment of late-life insomnia. California: Sage; 2000:207 – 230

[17] Okajima I, Komada Y, Inoue Y. A meta-analysis on the treatment effectiveness of cognitive behavioral therapy for primary insomnia. Sleep Biol Rhythms. 2011;9(1):24 – 34

[18] Marks E, McKenna L, Vogt F. Cognitive behavioural therapy for tinnitus-related insomnia: evaluating a new treatment approach. Int J Audiol. 2019;58(5):311 – 316

[19] Greenberger D, Padesky CA. Mind over mood. 2nd ed. New York: Guilford Press; 2015

[20] Beck A. Cognitive therapy and the emotional disorders. New York: Penguin Books; 1976

[21] Clark DM. A cognitive approach to panic. Behav Res Ther. 1986;24(4):461 – 470

[22] Persons JB, Bertagnolli A. Cognitive-behavioural treatment of multiple problem patients: application to personality disorders. Clin Psychol Psychother. 1994;1(5):279 – 285

[23] Fowler D, Garety P, Kuipers E. Cognitive behaviour therapy for psychosis: theory and practice. Chichester: Wiley; 1995

[24] White C. Cognitive behaviour therapy for chronic medical problems. Chichester: Wiley; 2000

[25] Hallam RS, Rachman S, Hinchcliffe R. Psychological aspects of tinnitus. In: Rachman S, ed. Contributions to medical psychology, Vol. 3. Oxford: Pergamon Press; 1984:31 – 53

[26] Scott B, Lindberg P, Lyttkens L, Melin L. Psychological treatment of tinnitus. An experimental group study. Scand Audiol. 1985;14(4):223 – 230

[27] Hesser H, Weise C, Westin VZ, Andersson G. A systematic review and meta-analysis of randomized controlled trials of cognitive-behavioral therapy for tinnitus distress. Clin Psychol Rev. 2011;31(4):545 – 553

[28] Fuller T, Cima R, Langguth B, Mazurek B, Vlaeyen JW, Hoare DJ. Cognitive behavioural therapy for tinnitus. Cochrane Database Syst Rev. 2020 08;1:CD012614

[29] McKenna L, Handscomb L, Hoare DJ, Hall DA. A scientific cognitive-behavioral model of tinnitus: novel conceptualizations of tinnitus distress. Front Neurol. 2014; 5:196

[30] Harvey AG. A cognitive model of insomnia. Behav Res Ther. 2002;40(8):869 – 893

[31] Harvey L, Inglis SJ, Espie CA. Insomniacs' reported use of CBT components and relationship to long-term clinical outcome. Behav Res Ther. 2002;40(1):75 – 83

[32] Morin CM, Hauri PJ, Espie CA, Spielman AJ, Buysse DJ, Bootzin RR. Nonpharmacologic treatment of chronic insomnia. An American Academy of Sleep Medicine review. Sleep. 1999;22(8):1134 – 1156

[33] Jungquist CR, Tra Y, Smith MT, Pigeon WR, Matteson-Rusby S, Xia Y, Perlis ML. The durability of cognitive behavioral therapy for insomnia in patients with chronic pain. Sleep Disord. 2012;2012:679648

[34] Espie CA, Fleming L, Cassidy J, et al. Randomized controlled clinical effectiveness trial of cognitive behavior therapy compared with treatment as usual for persistent insomnia in patients with cancer. J Clin Oncol. 2008;26(28):4651 – 4658

[35] Jungquist CR, O'Brien C, Matteson-Rusby S, et al. The efficacy of cognitive-behavioral therapy for insomnia in patients with chronic pain. Sleep Med. 2010;11(3):302 – 309

[36] Savard J, Simard S, Ivers H, Morin CM. Randomized study on the efficacy of cognitive-behavioral therapy for insomnia secondary to breast cancer, part II: immunologic effects. J Clin Oncol. 2005;23(25):6097 – 6106

[37] Williams C. Overcoming depression: a five areas approach. London: Arnold; 2001

[38] Jakes S, Hallam RS, McKenna L, Hinchcliff R. Group cognitive therapy for medical patients: an application to tinnitus. Cognit Ther Res. 1992;16(1):67 – 82

[39] Morin C. Insomnia: psychological assessment and management. New York: Guildford Press; 1993

[40] Budur K, Rodriguez C, Foldvary-Schaefer N. Advances in treating insomnia. Cleve Clin J Med. 2007;74(4):251 – 252,255 – 258,261 – 262 passim

[41] Ringdahl EN, Pereira SL, Delzell JE, Jr. Treatment of primary insomnia. J Am Board Fam Pract. 2004;17(3):212 – 219

[42] Ohayon MM, Carskadon MA, Guilleminault C, Vitiello MV. Meta-analysis of quantitative sleep parameters from childhood to old age in healthy individuals: developing normative sleep values across the human lifespan. Sleep. 2004;27(7):1255 – 1273

[43] Chambers MJ, Keller B. Alert insomniacs: are they really sleep deprived? Clin Psychol Rev. 1993;13:649 – 665

[44] Dement WC, Vaughan C. The promise of sleep. London: MacMillan; 1999

[45] Williams A. Insomnia: doctor I can't sleep. UK: Amberwood Publishing; 1996

[46] Idzikowski C, Shapiro C. Non-psychotropic drugs and sleep. In: Shapiro C, ed. ABC of sleep disorders. London: BMJ Publishing; 1993

[47] Tyler R, Ji H, Perreau A, Witt S, Noble W, Coelho C. Development and validation of the tinnitus primary function questionnaire. Am J Audiol. 2014;23(3):260 – 272

[48] Bastien CH, Vallières A, Morin CM. Validation of the Insomnia Severity Index as an outcome measure for insomnia research. Sleep Med. 2001;2(4):297 – 307

[49] Yang M, Morin CM, Schaefer K, Wallenstein GV. Interpreting score differences in the Insomnia Severity Index: using health-related outcomes to define the minimally important difference. Curr Med Res Opin. 2009;25(10):2487 – 2494

[50] Buysse DJ, Reynolds CF, III, Monk TH, Berman SR, Kupfer DJ. The Pittsburgh Sleep Quality Index: a new instrument for psychiatric practice and research. Psychiatry

Res. 1989;28(2):193 - 213

[51] Handscomb L, Hall DA, Hoare DJ, Shorter GW. Confirmatory factor analysis of Clinical Outcomes in Routine Evaluation (CORE-OM) used as a measure of emotional distress in people with tinnitus. Health Qual Life Outcomes. 2016;14(1):124

[52] Kurt K, Spitzer R. The PHQ - 9: A New Depression Diagnostic and Severity Measure. Psychiatr Ann. 2002;32:9:1 - 7

[53] Spitzer RL, Kroenke K, Williams JBW, Löwe B. A brief measure for assessing generalized anxiety disorder: the GAD - 7. Arch Intern Med. 2006;166(10):1092 - 1097

[54] Espie CA. The psychological treatment of insomnia. Chichester: Wiley; 1991

[55] Reynolds CF, III, Kupfer DJ, Hoch CC, Sewitch DE. Sleeping pills for the elderly: are they ever justified? J Clin Psychiatry. 1985;46(2 Pt 2):9 - 12

[56] Stepanski E, Zorick F, Roehrs T, Young D, Roth T. Daytime alertness in patients with chronic insomnia compared with asymptomatic control subjects. Sleep. 1988;11(1):54 - 60

[57] Shapiro C, Falnigan M. Function of sleep. In: Shapiro C, ed. ABC of sleep disorders. London: BMJ Publishing; 1993

[58] Walker M. Why we sleep: the new science of sleep and dreams. Penguin; 2018

[59] Mendleson WB. Insomnia: the patient and the pill. In: Bootzin RR, Kihlstrom JF, Schacter DL, eds. Sleep and cognition. Washington: American Psychological Association; 1990:139 - 147

[60] Mendelson WB, Garnett D, Linnoila M. Do insomniacs have impaired daytime functioning? Biol Psychiatry. 1984;19(8):1261 - 1264

[61] Schneider-Helmert D. Twenty-four-hour sleep-wake function and personality patterns in chronic insomniacs and healthy controls. Sleep. 1987;10(5):452 - 462

[62] Seidel WF, Ball S, Cohen S, Patterson N, Yost D, Dement WC. Daytime alertness in relation to mood, performance, and nocturnal sleep in chronic insomniacs and noncomplaining sleepers. Sleep. 1984;7(3):230 - 238

[63] Sugerman JL, Stern JA, Walsh JK. Daytime alertness in subjective and objective insomnia: some preliminary findings. Biol Psychiatry. 1985;20(7):741 - 750

[64] Sateia MJ, Doghramji K, Hauri PJ, Morin CM. Evaluation of chronic insomnia. An American Academy of Sleep Medicine review. Sleep. 2000;23(2):243 - 308

[65] Davies S, McKenna L, Hallam RS. Relaxation and cognitive therapy: a controlled trial in chronic tinnitus. Psychol Health. 1995;10:129 - 143

[66] Nicassio PM, Mendlowitz DR, Fussell JJ, Petras L. The phenomenology of the pre-sleep state: the development of the pre-sleep arousal scale. Behav Res Ther. 1985;23(3):263 - 271

[67] Sanavio E. Pre-sleep cognitive intrusions and treatment of onset-insomnia. Behav Res Ther. 1988;26(6):451 - 459

[68] Spielman AJ, Anderson MW. The clinical interview and treatment planning as a guide to understanding the nature of insomnia: The CCNY Insomnia Interview. In: Chorkroverty S, ed. Sleep disorders medicine, basic science, technical considerations and clinical aspects. 2nd ed. Woburn: Butterworth-Heinemann; 1999:385 - 426

[69] Shapiro CM, Devins GM, Hussain MR. Sleep problem inpatients with chronic illness. The ABC of sleep disorders. London: BMJ Publishing; 1993

[70] Andersson G, Lyttkens L. A meta-analytic review of psychological treatments for tinnitus. Br J Audiol. 1999;33(4):201 - 210

[71] Sweetow RW. Adjunctive approaches to tinnitus patient management. Hear J. 1989;42:38 - 43

◆ 附 6.1　睡前聆听放松 ◆

听音乐或背景声音对耳鸣有很多好处,包括增加放松、减轻压力和个人享受。我们建议您在每天晚上准备入睡时听听音乐或低分贝的背景音乐。

附 6.1.1　要记住的事情

- 选择一个舒适、不受干扰的地方听音乐。在卧室里听是比较理想的选择。
- 闭上眼睛并且关灯。
- 设置一个听起来很舒服的音乐或背景音乐的音量。

- 关注您的心率和呼吸节律,并随着音乐放松下来。

附 6.1.2　聆听建议

我们希望您每天晚上按照这个聆听习惯练习30分钟。在这段聆听时间里,可以让自己从白天的压力中放松下来,然后准备入睡。记住,您不能让自己同时想放松又觉得焦虑。如果在听音乐的时候,您发现您的思绪在想耳鸣或其他的烦恼,请重新把您的思绪集中在音乐或背景音乐上以及您的呼吸频率上。

（蒋浩贤　王文燕　唐旭霞　译）

第7章

优化助听器适用于耳鸣治疗

Optimizing Hearing Aid Fittings for Tinnitus Management

Grant D. Searchfield and Alice H. Smith

摘要

　　大多数临床指南支持在耳鸣伴听力损失的治疗中使用助听器。助听器可以通过以下途径改善耳鸣:改善交流,拥有正常日常活动,转移注意力,掩蔽作用,以及干扰处理耳鸣的神经网络。本章所述的方案可以提高助听器作为耳鸣治疗工具的有效性。

关键词:助听器,耳鸣,治疗,临床方案

7.1　介绍

　　"治疗耳鸣,没有什么比消除耳聋更有用,也没有什么比耳聋加重更糟糕。"(Fowler,第36页)

　　Fowler的这句名言已经有70年的历史了,但它仍然通用。我们正在等待耳鸣和听力损失的药物治疗,在此之前,助听器是治疗耳鸣和听力损失的最有效的解决方案。目前的临床指南建议对听力损失和持续性耳鸣患者进行助听器验配。自从这本书第1版出版以来的十年里,助听器技术以及我们如何运用助听器来辅助耳鸣治疗的知识已经有了显著进步。这里所描述的方案不是革命性的,它是2006年建立的原则的改进,这些推荐源于临床经验,现在有大量的关于助听器特性和益处的研究,助听器技术也不断发展(无论是对耳鸣还是听力损失)。本章将简要地涉及现有支持助听器有助于耳鸣改善机制的文献,然后重点讨论优化这些设备用于耳鸣治疗的实际方面。

7.2　益处、方式和机制

　　耳鸣门诊人群的回顾性调查说明了助听器的益处。在一项研究中,1/3的受访者表示,去耳鸣门诊的主要好处是适戴助听器;在另一项研究中,64%的受访者认为助听器有效或非常有效;在一个三级诊所,大约有90%合并听力损失的耳鸣患者受益于助听器。

　　Coles认为佩戴助听器对耳鸣有五个好处:

　　(1)听觉辅助带来的心理上的好处。

　　(2)对听力关注降低,继而对耳鸣关注降低。

　　(3)理解听力损失是造成交流困难的主要原因,而不是耳鸣。

　　(4)周围噪声和内部循环噪声,使耳鸣声音可听度降低。

　　(5)伴随助听器验配的咨询提供了对耳鸣的理解。

　　我们开始更清楚地知道多种因素是如何让助听器成功的。咨询是耳鸣治疗的一个非常重要的组成部分,但它不是助听器验配流程的唯一好处。助听器结合咨询比单独咨询效果更好,无任何咨询的助听器治疗也能改善耳鸣。伴随着听力障碍的降低,生活质量提高可能在耳鸣的减轻中发挥作用,但这也不是助听器的唯一好处。掩蔽程度预示助听器的效果,如果佩戴助听器能够实现完全掩蔽,则耳鸣障碍长期降低的效果最好。部分掩蔽降低部分耳鸣障碍,没有掩蔽则无法获得耳鸣障碍的长期降低。这些结果表明,掩蔽不仅仅降低听力障碍,更是决定了助听器对耳鸣的效果。如果耳鸣的主音频率在放大频率范围内,耳鸣也更有可能降低。复杂声音干扰耳鸣处理或降低中枢听觉增益的程度越大,可能受益越大。助听器的使用也能改善耳鸣患者的睡眠和注意力。

　　总之,助听器可能降低耳鸣的机制涉及许多方面。我们的方案试图通过将个体需求与助听器的多种益处相匹配来优化结果。

7.3　临床方案

　　我们方案的核心是校正听力损失,将个人与其

听觉环境联系起来,并提供额外的低水平声音刺激,以掩盖耳鸣,转移对耳鸣的关注。大多数耳鸣治疗都认同助听器的使用应伴随指导和咨询。重要的是,患者应了解助听器是治疗的一部分,而不仅仅是替代丧失的功能。支持我们方案的理论基础是耳鸣的生态框架。耳鸣感知受耳鸣与正常声音相关神经活动之间平衡、个体心理(包括个性)以及耳鸣感知线索的控制。声治疗和耳鸣听觉习服(START)框架是为了帮助听力师制定个性化的声治疗计划而开发的。方案中的一些要素,如耳鸣评估和咨询,在此仅作简要讨论。

7.3.1　听力测定与评估

耳鸣评估和治疗的第一步是全面的病史,包括发病时间、具体描述、发生位置、可能原因(噪声、药物和压力)、感知环境和严重程度等问题。耳鸣研究倡议编制的病史问卷非常有用。如果耳鸣是客观的、搏动性的、单侧的或与颞下颌关节疾病相关,则应转诊给医生。

进行听力及耳鸣评估:气骨导纯音测听、言语和声导抗测试以及耳声发射,都有助于确定康复重点和关于个体耳鸣生理基础的指导依据。由于耳鸣可能伴有响度不适,在测量声反射阈时要谨慎。响度不适水平的测量对于助听器的最大输出个体设置是有价值的,但由于响度不适的风险,这些测量也必须小心进行。从低水平强度开始,然后以小幅度上升。对于声音严重不耐受的人,不得不评估阈上测量,因为直接测量可能会引起不适并破坏医生和患者之间的信任感。耳鸣音调和响度等心理声学测量没有什么诊断价值,然而,它们在咨询中很有用(第 8 章)。了解低频听力损失的程度和耳鸣的主要音调也有助于设备的选择。如果低频听力损失轻度以上,我们要将声治疗与助听器的使用相结合(第 8 章)。如果耳鸣音调不在助听器的放大范围内(实际上高于 8 kHz),则助听器可能用处不大。那么,我们会尝试结合声治疗或辅助性耳鸣装置。其他心理声学耳鸣测量可能有助于声治疗的选择(第 8 章)。

自我报告问卷(例如耳鸣功能量表和耳鸣主要功能问卷)辅助确定个体耳鸣最令人烦恼的方面,这些结果用于确定在耳鸣咨询环节应该讨论的耳鸣不同方面,并在需要评估阶段详细阐述。

7.3.2　听觉康复和目标设定

需要制定临床医生、患者和其他重要人员之间

的共同治疗愿景,以便专注康复并为治疗制定现实的目标。使用面向患者的改善量表(COSI)的耳鸣版本。原始版本 COSI 评估患者的交流需求,以及验配助听器后的结果。通过使用面向患者的开放式耳鸣改善量表(COSIT27),临床医生和患者确定耳鸣令人困扰的具体情况,例如:"耳鸣影响我专心工作",并在患者可能想要得到的结果(耳鸣完全消失)和现实结果(耳鸣关注降低)之间进行协调。如果患者正经历强烈的焦虑或抑郁,则应向心理医生转诊,咨询是重点。对耳鸣声音本身的强烈反应可能指向治疗性声音的使用,而对听力需求高的则建议使用助听器。一旦理解了个人需求,我们将应用四个听觉康复组件中的一个或多个:①指导;②咨询;③感觉管理;④感知训练。

7.3.3　指导

指导是心理教育的一种形式,考虑听觉机制和耳鸣的神经生理学。对疾病的了解会获得更好的治疗结果。通常,了解耳鸣是什么(或不是什么)都是为了让患者相信耳鸣通常是良性症状。我们描述了听力损失、思想和环境因素是如何导致耳鸣的,所提供的详细程度会根据个人的理解能力进行调整。

患者被告知:

- 大多数耳鸣是听觉系统对来自内耳活动改变进行解释的结果。
- 伴随听力损失的耳蜗自发(背景)输出的变化被中枢听觉处理夸大,最终导致听觉皮质功能重组变化。
- 耳鸣的严重程度不能完全用听力损失的程度来解释,因为听力阈值和耳鸣痛苦程度之间的相关性很差。
- 耳鸣的严重性很大程度上与中枢听觉处理的增强以及个体对异常感知的反应有关。
- 因为耳鸣是一种新的、不寻常的听觉感知,大脑努力将其融入背景中,因此它占据了不同寻常的重要性。

关于助听器,他们被告知:

- 助听器可以改善交流,转移人们对耳鸣的注意力。
- 助听器还可以放大背景声音,这会降低耳鸣的显著程度。
- 应该用音乐或其他声音使其处于富声环境,将转移人们对耳鸣的注意力,并部分掩蔽耳鸣。

● 使用助听器和富声环境的声治疗以及咨询可以帮助适应耳鸣。

7.3.4 咨询

对于慢性恼人的耳鸣,单凭指导可能是不够的。可能需要一种以个体为中心的咨询方法来解决特定的情感和生活质量问题。耳鸣咨询有许多优秀的方案和指南。在我们的临床上,我们聚焦四个主要领域:注意力、反应、教育和适应(简称 AREA)。咨询的结构是基于 Wilson 以及 Gilbert 的情感适应理论。我们使用幻灯片展示和在线资料(www.tinnitustues.com)补充讨论。重要的是,明确患者的观点,其决定工作的重点。每节课都会根据个人需要进行修改,并在讨论的同时加入指导。典型的主题包括:

注意力:
● 耳鸣引起注意的方面。
● 注意力的转移。

反应:
● 耳鸣和压力。
● 感知到的威胁。

教育:
● 为什么理解耳鸣很重要?
● 我们是如何听到的。
● 适应水平理论。
● 耳鸣感知的现实。
● 耳鸣的适应水平理论和声音的作用。

适应:
● 适应的含义。
● 感知适应。
● 情感适应。
● 辅以声治疗、可视化和引导图像。
● 听力、主动聆听以及大脑/注意力训练。

7.3.5 感觉管理:助听器选择和他们的特性

我们将感觉管理定义为使用助听器和声治疗。耳鸣发生的个人环境和背景可以提示是否需要感觉管理。伴随耳鸣的听力损失可导致焦虑、社交孤立和声音驱动的听觉减少。通过安装助听器扭转一些导致烦人耳鸣的情况,从而减少"听觉孤立"是有道理的。如果听力损失严重,可能需要植入人工耳蜗。在下面的章节中,我们将介绍助听器的选择与适配方法。

当耳鸣音调小于 8 kHz(在大多数助听器的放大范围内),且患者在低频段听力正常或轻度听力损失时,我们选择助听器作为我们的感觉管理方法。此范围之外,我们建议将助听器和声治疗(第 8 章)相结合,对于重度至极重度听力损失的需要人工耳蜗植入(图 7.1)。

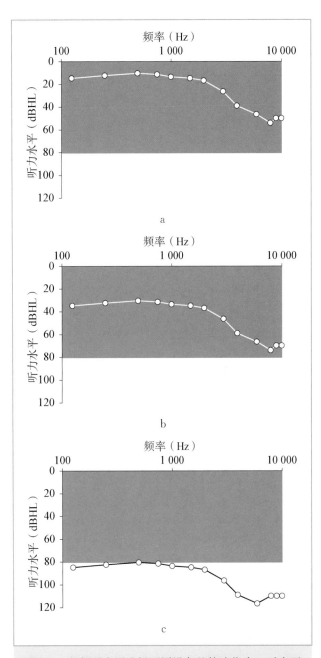

图 7.1 根据听力图选择不同设备的简略指南。听力下降的区域提示设备类型。如果听力图和耳鸣音调主要位于灰色区域内,助听器可能成功(a);如果主要位于黑色区域,助听器结合声治疗可能是更好的选择(b);如果位于白色区域,人工耳蜗植入可能是使用设备治疗获得成功的唯一选择(c)。当很少或没有低频听力损失时,助听器表现最有效(基于 Searchfield 2014)

在我们的方法中,支持适配助听器的基本原则是提供尽可能多的低强度环境声音增益,而不产生引起不适的强声。因此,在选择助听器时,理想的助听器是那些能够同时实现,但可能是对立的两个目标,既改善言语的可听性又放大环境声音以干扰耳鸣。灵活性的编程非常有用,因此我们经常选择听力师可以控制尽可能多的适配参数的助听器。

7.3.5.1　推荐的特性和设置

了解特定助听器、助听器设置以及获得低强度声音放大的程度如何,是知道如何调整助听器以降低耳鸣可听性的基础。

7.3.5.2　双耳适配与双耳处理

对于双侧听力损失,我们的目标是提供更加正常的听觉平衡。如果单侧耳鸣与单侧听力损失相关,则可以选择单侧装置,有时这样会导致耳鸣转移到了对侧耳的感觉。双耳处理是一项新技术,助听器提供连接双耳的处理,而不是作为两个单独的单元工作,对于耳鸣管理的好处尚未确定。

7.3.5.3　尽可能开放式配件

由于堵塞耳道导致环境声音减少,可能增加对耳鸣的注意。对于治疗耳鸣伴听力损失的临床医生来说,耳细管接收器和入耳式接收器助听器是一个重大进步。它们的美学外观和避免遮挡的声学优势都有助于患者采用助听器作为耳鸣治疗设备。开放式配件可避免患者自己的声音被遮挡,同时为高频听力损失提供有针对性的放大功能。也有一些情况,例如低频听力损失,减少通气是合适的。对于低频听力损失,可能需要定制耳模以允许低频听力被听到;对于重度的高频听力损失,可能需要它们来抑制反馈。

我们不建议为耳鸣定制入耳设备,但只要适配恰当,它们也可以达到耳鸣适配的要求。入耳式长期佩戴装置(Phonak Lyric)已经成功试用,尽管它们能够通过持续使用提供长时间的声音,但与其他类型的助听器相比,它们似乎没有提供显著的临床好处。间歇性声音暴露可能比持续性声音暴露更容易引发有用的神经可塑性变化。

7.3.5.4　灵活的压缩设置

低压缩曲线拐点能够将低强度环境声音放大到可听见的水平,而不会引起对较大声音的不适。低压缩曲线拐点和宽动态范围压缩允许比线性策略更好地放大安静的环境声音。压缩比高于正常值的低压缩曲线拐点也会限制高强度声音的放大量。如果

保持增益量的适度输入,并降低曲线拐点,则感知到的环境噪声水平会增加。建议使用带有低压缩曲线拐点(20～45 dB SPL)的宽动态范围压缩。过去助听器产生的电路噪声在耳鸣管理中很有用,但由于数字助听器中的扩展或"软压缩",常常听不到。与传统压缩相比,扩展导致曲线拐点以下增益的降低更快。扩展的目标与降低安静环境中耳鸣的可听性所需的目标恰好相反:环境声音和电路噪声降低。如果电路噪声或环境噪声放大是无效的或是对助听器用户造成干扰,则可以使用治疗声音(第8章)。

7.3.5.5　安静环境中的全向麦克风设置

在安静环境中,全向设置有助于用户听到其周围的声音,而不仅仅是来自其前方的声音。助听器制造商的自动声学分类器在没有背景噪声的情况下,可以方便地切换到全向模式。

7.3.5.6　关掉降噪算法

降噪数字信号处理算法监控声音的时间和频谱特性,并试图降低不存在语音类刺激的通道中的放大。虽然这对提供噪声环境中的舒适度是有用的,但当耳鸣患者处于安静状态时,这会产生适得其反的效果,它们有效地降低了用于部分掩蔽耳鸣的环境声音。我们喜欢由提供助听器的临床医生来调节助听器中的降噪功能。

7.3.5.7　频率降低

关于频率降低作为耳鸣的数字信号处理策略的价值,存在相互矛盾的证据。一项研究称线性频率转换非常有益,而另一项研究发现频率压缩不如标准放大有效。在采用频率降低作为耳鸣放大策略之前,需要进一步研究。

7.3.5.8　手动音量控制

我们认为在大多数情况下,自动音量控制对于耳鸣治疗来说是有利的。如果设置得当,自动音量调节可能会导致对佩戴的助听器和耳朵关注降低,从而降低对耳鸣的关注。持续的音量控制操作可能会将注意力集中在耳朵上,这将阻碍忽视耳鸣。然而,音量控制可用来增加安静环境中的放大率,或减少响度不耐受患者的声音。音量控制对于控制与放大一起提供的声治疗也是需要的。

7.3.5.9　多重程序

本章在前一版中,我们推荐一个单独的针对耳鸣的放大程序,该程序着重强调扩大非常安静的环境声音。这是因为当时缺乏现代的助听器与处理治疗声的组合。该程序现在不太需要,因为更高级的

放大处理——可编程声治疗选项已经实现。如果正常放大不足以降低耳鸣的可听性(第8章),我们现在更倾向于使用内置耳鸣治疗声音(也称为"噪声器"),而不是采用编程"噪声"助听器设置。当耳鸣伴有听觉过敏时,需要低得多的增益和较低的最大输出以及高压缩比。这些设置可以随着时间的推移逐渐增加,因为人们变得习惯于在他们的环境中听到更多的声音并实际管理设备。可以定期地选择标有"舒适度"或"响度"的制造商的收听节目,以管理对声音的不耐受性。

7.3.5.10　自动声学分类器

大多数助听器制造商已经开发了声学分类器,可以根据采样的声音环境选择设置。对不同环境(例如,安静、言语和噪声中言语)的感知决定了选择被认为最适合这些环境的信号处理设置。当目标是优化的言语识别时,这些自动声音分类器似乎很有用。对耳鸣的好处似乎尚未确定,然而,如果分类器正确识别强噪声环境,并且通过降低放大调整助听器,我们或许可以预测对声音耐受性降低的人有好处。如果助听器选择在安静环境中无降噪和全向设置,这可能有助于耳鸣掩蔽。一些制造商允许调整设置的灵敏度。这可能给临床医生一些灵活性,可以根据耳鸣患者的需要操作这些自动程序。

7.3.5.11　流媒体

助听器与智能手机、平板电脑或计算机之间的无线通信可以访问制造商应用程序或从互联网下载各种治疗声音。这增加了声音选择的灵活性,在内部治疗声无法忍受时有用(第8章)。可以从各种治疗声中进行选择也让患者有了控制感。控制通常是高度优先的治疗目标。可以使用激发个体正面情绪的音乐。在耳鸣最严重的时候,推荐使用分散注意力和充满活力的音乐,使其短暂脱离耳鸣,而能够使人进入放松状态的慢音乐片段可能具有长期的效果。在某些情况下,单独的放大程序用于听音乐可能是必需的。

7.3.5.12　数据记录

数据记录(内置的助听器使用记录)不是一个可以直接影响耳鸣的功能。获得的信息,包括使用时间、使用的程序、音量设置和患者佩戴环境,可能对临床医生有所帮助。这些信息可用于后续随访,用以比较对推荐使用的依从性,并报告遇到的问题。临床医生也可以使用这些信息讨论对治疗计划的影响以及通过COSIT评估的结果。

7.3.5.13　远程调机

助听器的远程调机可以解决患者担心面对面咨询机会太少的顾虑。这对于频繁要求咨询的焦虑患者来说可能更有价值。然而,需要小心处理要求临床医生立即接诊的需求以及在临床时间表中为调机进行时间分配。

7.3.5.14　人工智能、传感器和互联网

互联网连接、微型传感器技术和人工智能的进步为耳鸣治疗提供了让人兴奋的机会。虽然尚未直接应用于耳鸣,但生物特征信息可以实现助听器和声治疗的实时调谐,例如,响应心率。

7.3.5.15　非处方设备

本章描述了非处方助听器能够提供的一些好处。然而,在临床实践中,我们认为助听器调制中提供的灵活性很有价值。伴随设备适配的咨询也非常重要,而且很难被自助适配助听器复制。

7.3.5.16　适配

已经制定了助听器放大的规定程序,根据个体的听力损失确定最合适的放大量。在安静的环境下,最佳的听觉言语放大量和最优的降低耳鸣可听性的放大量是不同的。此外,这些公式规定的正常的高强度声音的放大量可能超过耳鸣患者通常较低的响度耐受。在本书2006年版中,我们推荐了两种聆听程序:一种是优化言语聆听,另一种是掩蔽耳鸣。现在大多数助听器技术都包含了耳鸣的声治疗(第8章),减少了对专用耳鸣放大程序的需求。相反,我们推荐的首选程序会根据个体的重点不同而有所变化。我们建议将理想的感觉水平(desired sensation level, DSL)系列目标用作处置耳鸣的起点,因为有证据表明,与NAL - NL1相比,将助听器设置为DSL(I/O)时,耳鸣的可听性较低。使用DSL方法降低耳鸣可听性的最主要原因是,它规定了比其他方法更加显著的低强度低频放大。这是大多数背景噪声的频率区域。较新的版本DSL v 5.0与NAL - NL2比较在耳鸣方面的好处尚待确定。另一种助听器放大方法已经尝试使用缺口放大来实现侧向抑制。缺口放大相对于传统方法的优点得出任何结论都还为时尚早。如有必要,可以试用多重方法,包括制造商的专属方法,以确定个体的最佳反应。

所有适配都需要能够根据预设的放大使用真耳测量进行验证(图7.2)。当进行真耳测量时,对中等强度(65 dB SPL)刺激的响应与所选目标进行匹

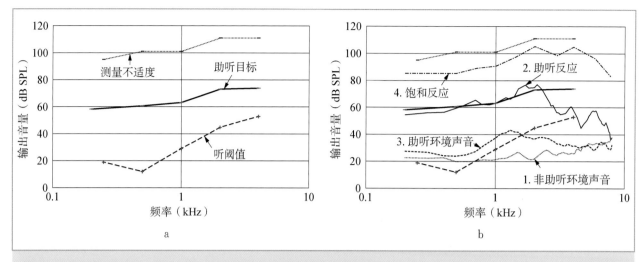

图 7.2　使用真耳测量的助听器适配过程和放大环境声音至超过阈值。a. 目标是高频听力损失的真耳。b. 分步过程：①在没有助听器的情况下，关闭设备的声音刺激，将探头麦克风置于耳道中测量环境声音；②戴好助听器，通过助听器测量中等水平刺激[65 dB 声压级（SPL）]，根据需要进行调整，以匹配预期目标；③通过助听器测量环境声音（真耳设备声音关闭或处于最低水平），以确定超过听力阈值的可听频谱；④确定声音水平不超过测试的不适水平，测量助听器最大输出量（饱和反应）至高分贝的声音（取决于对 80～90 dB SPL 的容忍度）（基于 Searchfield 2006）

配。在尽可能宽的频率范围内，将安静的背景声音（约 30 dB SPL）放大以达到或超过听觉阈值。使用的声级低于真耳测量设备产生的声级；因此，这需要关闭真耳设备信号，并由设备外部的信号代替。诊室内的环境声音或刚好可听到的来自录制的环境声音可以用作测量的刺激声。最终选择的放大量通常会使耳鸣不太容易被觉察到，也不会让听者感到不适。对于某些患者来说，完全掩蔽可以不借助声音放大获得。

如果环境声音放大的程度患者不满意，则降低低水平输入的增益量。当患者有声音不耐受史时，推荐测量不舒适响度级，而不是根据听力图预测。使用探针麦克风系统测量助听器高强度声音的输出（80～90 dB SPL，扫频），必要时改变助听器的最大输出，使其低于不舒适响度级。

7.3.5.17　物理舒适度和堵耳措施

我们不希望我们的患者过度关注耳朵，因为这会提醒他们注意他们的耳鸣。通过将关闭的助听器放置在耳道中来评估设备的物理舒适度。通过更换来消除任何可能的物理不舒适。所选助听器堵塞耳道阻止声音传播的程度，可以使用真耳测量来确定。无助听器和堵耳（有助听器但关闭）两种情况反应的比较可以明确助听器衰减声音的程度。如果助听器明显屏蔽了安静的声音，可以通过采取增加通风口大小或改变耳模样式等步骤来克服这一问题。仅当打开的助听器能够放大声音以克服环境声音的任何

损失时，在关闭助听器的情况下对耳朵的堵塞才是可接受的。

7.3.6　感知训练

我们同时使用非正式的和引导注意力为基础的听力任务。这里我们将讨论一种自我指导的方法。引导训练方法在相应的声治疗章节（第 8 章）中讨论。患者并不是被动地使用助听器，还向他们提供积极训练耳朵的咨询。教导患者通过提高对外部声音的注意力来努力降低对耳鸣的关注。希望通过增加用于真实世界聆听的认知负荷，来减少用于耳鸣处理的资源。我们教导佩戴助听器的患者首先尝试识别耳鸣，它是什么样的声音，接受它，然后将注意力转移到真实世界的声音上。目的是让患者理解耳鸣的感知现实，并借此学着将其置于周围环境中。然后，将资源分配给有用的评估其周围声音环境的角色中。告知患者"扫描周围环境，聆听、探测并定位其周围的声音，专注于那些真实的声音。注意聚焦于其他声音是如何减少对耳鸣的聚焦的。现在每天练习，尤其是当你的注意力在耳鸣上时。当你更擅长聆听其他声音时，耳鸣会降低。"

7.3.7　预约与随访

分配给每个任务的时间需要根据诊所结构调整。我们的患者服务团队直接浏览患者询问，以确定哪些人只是对自己的耳鸣感到好奇（给予听力评

估预约),哪些人可能需要耳鸣管理(给予预约耳鸣评估以及需求评估和指导)。我们最初完成评估,首次的管理预约作为一系列预约的一部分;然而,这对患者和临床医生都有要求。现在,评估在一个课程中完成,患者有评估需求反诊,首次指导和咨询课程在同一天的下午或另一天进行。短暂休息有助于患者改善注意力、组织问题,使临床医生能够制定初步管理计划。课程结束时,我们将提供给患者一个在线耳鸣资源的会员资格。我们发现,在线材料提供的全天候辅助支持减少了焦虑患者的询问频率,减轻了频繁门诊就诊的负担。也可以确保患者在临床医生不在的时候,也可以得到指导和咨询支持。通常,在2周后需要评估,哪些接收设备的患者需要返诊进行适配,然后进行3周的试用和试用后的预约就诊,通常再进行3周试用和预约就诊。我们鼓励进行6~12个月的随访咨询,并经常通过患者问卷评估结果。对耳鸣的适应可能表现为耳鸣影响随着时间的进行性降低。助听器佩戴9~12周可能达到最大效果,受益稳定期为12~24周。额外的好处和效果的维持可能取决于进一步的咨询和患者对感觉管理和感知训练建议的坚持。

最有可能需要持续协助的患者是那些在首次使用助听器时耳鸣可听性变化很小或没有变化的患者。助听器的初始处方并不适合每个患者,对于助听器无法完成自我报告的患者应该给予精细的微调。如果助听器不能降低耳鸣的可听性,则应改变设置,如增加低水平增益或引入替代的治疗声音。在整个耳鸣康复过程的各个阶段,使用COSIT识别的问题被重新检查,并确定在每种情况下耳鸣的改善情况。如果未显示出改进,则采取适当步骤解决问题,直到实现现实目标。随着治疗的进展,干预的重点应该从高优先级的COSIT目标转移到下一个优先级目标。需要对助听器的任何不良反应进行管理,以防止患者被迫专注于他们的听力,从而专注于

耳鸣。需要提醒患者,治疗耳鸣是一个充满许多台阶的旅途。

有时,对声音的不耐受会成为助听器成功使用的障碍。当患者抱怨助听器会加重耳鸣时,通常会发现助听器的最大输出量被设置在患者的响度耐受水平之上。为了适应降低的响度耐受,在建议放大量上需要格外小心,可能要舍弃言语声音的最佳放大,而优先考虑舒适和柔和声音的放大。随着声音耐受的允许,放大可以逐渐增加。只要声音不耐受不严重,耳鸣就可以同时处理,当患者无法忍受任何放大时,可以使用内置声治疗,并在进展允许的情况下逐步引入放大。真耳测量可以用来说明放大的理想目标是什么,以及当前个人适合的最佳设置。重要的是,解释为什么在声音耐受有所改善之前无法实现理想的放大。

7.4 总结

适配助听器治疗耳鸣的基本前提是尽力提高患者的听力,并用低分贝声音刺激听觉系统。

- 助听器在治疗耳鸣时与咨询相结合非常有用。
- 言语放大可以转移人们对耳鸣的注意力。
- 环境噪声的放大可部分掩蔽耳鸣。
- 交流最有效的助听器设置不一定是降低耳鸣可听性的最佳设置。
- 临床医生需要灵活地选择设备和适配策略。

仍然需要对助听器在耳鸣治疗中的作用进行强有力的随机对照试验,尽管在过去十年中,支持助听器有效性的研究数量显著增加。

为了向耳鸣患者演示助听器的适配,配套网站上提供了一段视频。编辑们制作的视频描述了使用真耳测量和耳鸣的心理声学测量,来适配和调整声治疗设备。

参考文献

[1] Fowler EP. Nonvibratory tinnitus; factors underlying subaudible and audible irritations. Arch Otolaryngol. 1948;47(1):29 - 36

[2] Shekhawat GS, Searchfield GD, Stinear CM. Role of hearing AIDS in tinnitus intervention: a scoping review. J Am Acad Audiol. 2013;24(8):747 - 762

[3] Tunkel DE, Bauer CA, Sun GH, et al. Clinical practice guideline: tinnitus. Otolaryngol Head Neck Surg. 2014; 151(2) Suppl:S1 - S40

[4] Shekhawat GS, Searchfield GD, Kobayashi K, Stinear CM. Prescription of hearing-aid output for tinnitus relief. Int J Audiol. 2013;52(9):617 - 625

[5] Sanchez L, Stephens D. Survey of the perceived benefits and shortcomings of a specialist tinnitus clinic. Audiology.

2000;39(6):333 - 339

[6] Aazh H, Moore BC, Lammaing K, Cropley M. Tinnitus and hyperacusis therapy in a UK National Health Service audiology department: patients' evaluations of the effectiveness of treatments. Int J Audiol. 2016;55(9):514 - 522

[7] Liang F, Han F, Li L. (2017). Study on treatment effect of hearing aids on bilateral prolonged tinnitus in Chinese patients. Paper presented at the BIOWeb of Conferences

[8] Coles RRA. Tinnitus and its management. In: Kerr AG, ed. Scott-Brown's otolaryngology. London: Butterworths; 1985:368 - 414

[9] Searchfield GD, Kaur M, MartinWH. Hearing aids as an adjunct to counseling: tinnitus patients who choose amplification do better than those that don't. Int J Audiol. 2010;49(8): 574 - 579

[10] Shekhawat GS, Searchfield GD, Stinear CM. Randomized trial of transcranial direct current stimulation and hearing aids for tinnitus management. Neurorehabil Neural Repair. 2014;28(5):410 - 419

[11] Sheldrake JB, Coles RRA, Foster JR. Noise generators ("maskers") for tinnitus. In: Reich GE, Vernon JA, eds. Proceedings of the Fifth International Tinnitus Seminar. Portland: American Tinnitus Association; 1996:351 - 352

[12] McNeill C, Távora-Vieira D, Alnafjan F, Searchfield GD, Welch D. Tinnitus pitch, masking, and the effectiveness of hearing aids for tinnitus therapy. Int J Audiol. 2012; 51 (12):914 - 919

[13] Andersson G. A cognitive-affective theory for tinnitus: experiments and theoretical implications. Paper presented at the Proceedings of the seventh international tinnitus seminar, Perth; 2002

[14] Pienkowski M. Rationale and efficacy of sound therapies for tinnitus and hyperacusis. Neuroscience. 2019; 407: 120 - 134

[15] Zarenoe R, Hällgren M, Andersson G, Ledin T. Working memory, sleep, and hearing problems in patients with tinnitus and hearing loss fitted with hearing aids. J Am Acad Audiol. 2017;28(2):141 - 151

[16] Jastreboff PJ, Hazell JW. Tinnitus retraining therapy: implementing the neurophysiological model. Cambridge: Cambridge University Press; 2008

[17] Tyler RS, Gogel SA, Gehringer AK. Tinnitus activities treatment. Prog Brain Res. 2007;166:425 - 434

[18] Searchfield GD. Tinnitus what and where: an ecological framework. Front Neurol. 2014;5(271):271

[19] Searchfield GD, Kobayashi K, Sanders M. An adaptation level theory of tinnitus audibility. Front Syst Neurosci. 2012;6:46

[20] Searchfield GD, Linford T, Durai M. Sound therapy and aural rehabilitation for tinnitus: a person centred therapy framework based on an ecological model of tinnitus. Disabil Rehabil. 2019;41(16):1966 - 1973

[21] Langguth B, Goodey R, Azevedo A, et al. Consensus for tinnitus patient assessment and treatment outcome measurement: Tinnitus Research Initiative meeting, Regens-burg, July 2006. Prog Brain Res. 2007;166:525 - 536

[22] Tyler R. The psychoacoustical measurement of tinnitus. Tinnitus handbook, 2000:149 - 179

[23] Chandra N, Chang K, Lee A, Shekhawat GS, Searchfield GD. Psychometric validity, reliability, and responsiveness of the tinnitus functional index. J Am Acad Audiol. 2018; 29(7):609 - 625

[24] Tyler R, Ji H, Perreau A, Witt S, Noble W, Coelho C. Development and validation of the tinnitus primary function questionnaire. Am J Audiol. 2014;23(3):260 - 272

[25] Feldmann H. Tinnitus: reality or phantom. In: Aran JM, Dauman R, eds. Tinnitus 91: Proceedings of the Fourth International Tinnitus Seminar. Amsterdam: Kugler Publi-cations; 1992

[26] Dillon H, James A, Ginis J. Client Oriented Scale of Improvement (COSI) and its relationship to several other measures of benefit and satisfaction provided by hearing aids. J Am Acad Audiol. 1997;8(1):27 - 43

[27] Searchfield GD. A client oriented scale of improvement in tinnitus for therapy goal planning and assessing outcomes. J Am Acad Audiol. 2019;30(4):327 - 337

[28] Boothroyd A. Adult aural rehabilitation: what is it and does it work? Trends Amplif. 2007;11(2):63 - 71

[29] Lucksted A, McFarlane W, Downing D, Dixon L. Recent developments in family psychoeducation as an evidence-based practice. J Marital Fam Ther. 2012;38(1):101 - 121

[30] Wilson TD, Gilbert DT. Explaining away: a model of affective adaptation. Perspect Psychol Sci. 2008;3(5):370 - 386

[31] Hoare DJ, Searchfield GD, El Refaie A, Henry JA. Sound therapy for tinnitus management: practicable options. J Am Acad Audiol. 2014;25(1):62 - 75

[32] Zaugg T, Schechter MA, Fausti SA, Henry JA. Difficulties caused by patient's misconceptions that hearing problems are due to tinnitus. In: Patuzzi R, ed. Proceedings of the Seventh International Tinnitus Seminar (pp. 226 - 228). Perth: University of Western Australia; 2002

[33] Tsai BS, Sweetow RW, Cheung SW. Audiometric asymmetry and tinnitus laterality. Laryngoscope. 2012;122(5):1148 - 1153

[34] Searchfield GD. Selecting and optimising hearing aids for tinnitus benefit: a rough guide. ENT and Audiology News. 2014;22(6)

[35] Sheppard A, Liu X, Ding D, Salvi R. Auditory central gain compensates for changes in cochlear output after prolonged low-level noise exposure. Neurosci Lett. 2018; 687: 183 - 188

[36] Tyler RS, Bentler RA. Tinnitus maskers and hearing aids for tinnitus. Semin Hear. 1987;8(01):49 - 60

[37] Henry JA, McMillan G, Dann S, et al. Tinnitus management: randomized controlled trial comparing extended-wear hearing aids, conventional hearing aids, and combination instruments. J Am Acad Audiol. 2017;28(6):546 - 561

[38] Schweitzer C. Development of digital hearing AIDS. Trends Amplif. 1997;2(2):41 - 77

[39] Peltier E, Peltier C, Tahar S, Alliot-Lugaz E, Cazals Y. Longterm tinnitus suppression with linear octave frequency transposition hearing AIDS. PLoS One. 2012; 7 (12): e51915

[40] Hodgson SA, Herdering R, Singh Shekhawat G, Searchfield GD. A crossover trial comparing wide dynamic range compression and frequency compression in hearing aids for tinnitus therapy. Disabil Rehabil Assist Technol. 2017; 12 (1):97 – 103

[41] Searchfield GD, Linford T, Kobayashi K, Crowhen D, Latzel M. The performance of an automatic acoustic-based program classifier compared to hearing aid users' manual selection of listening programs. Int J Audiol. 2018;57(3): 201 – 212

[42] Hann D, Searchfield GD, Sanders M, Wise K. Strategies for the selection of music in the short-term management of mild tinnitus. Aust N Z J Audiol. 2008;30(2):129 – 140

[43] Wise K. Amplification of sound for tinnitus management: a comparison of DSL [i/o] and NAL-NL1 prescriptive procedures and the influence of compression threshold on tinnitus audibility. Master of Audiology, The University of Auckland, Auckland; 2003

[44] Moreland JB. Ambient noise measurements in open-plan offices. J Acoust Soc Am. 1988;83(4):1683 – 1685

[45] Strauss DJ, Corona-Strauss FI, Seidler H, Haab L, Hannemann R. Notched environmental sounds: a new hearing aid-supported tinnitus treatment evaluated in 20 patients. Clin Otolaryngol. 2017;42(1):172 – 175

[46] Hawkins DB, Ball TL, Beasley HE, Cooper WA. Comparison of SSPL90 selection procedures. J Am Acad Audiol. 1992;3(1):46 – 50

[47] Searchfield GD. Hearing aids and tinnitus. In: Tyler RS, ed. Tinnitus treatment. New York: Thieme; 2006

[48] Mueller H, Hawkins D, Northern J. Probe microphone measurements — hearing aid selection and assessment. San Diego, CA: Singular; 1992

[49] Searchfield GD, Morrison-Low J, Wise K. Object identification and attention training for treating tinnitus. Prog Brain Res. 2007;166:441 – 460

[50] Henry J, Wilson PH. The psychological management of chronic tinnitus: a cognitive-behavioural approach. Massachusetts: Allyn & Bacon; 2001

（谢鸿博　韩　朝　译）

第8章

声治疗与助听器结合治疗

Combining Sound Therapy with Amplification

Grant D. Searchfield, Mithila Durai, and Tania Linford

摘要

　　单靠助听器放大治疗耳鸣并不总是与声治疗一样有效。将治疗性声音与助听器结合增加了其作为耳鸣治疗设备的多功能性。耳鸣的异质性和个体对不同声音的偏好是临床医生面临的挑战，但通过对目标患者仔细分析，可以克服这些问题。本章描述了一种将声治疗与助听器相结合的临床方案。

关键词：声治疗，助听器，耳鸣，临床方案

8.1　介绍

　　声治疗和听觉康复是耳鸣听力学方法的基础。声治疗是利用任何声音来处置或治疗耳鸣。所有使用声音的处置方法，无论类型、级别和持续时间，都包含在这个定义中。声治疗是治疗耳鸣的一种常见方法，但其有效性经常受到质疑。一些人从声治疗中获得很大的益处，而另一些人则没有受益。本章涉及由助听器产生的或与之相关的声治疗的过程。这些助听器曾经被称为组合助听器，仅少数制造商制造。现在几乎所有的助听器都有耳鸣治疗声音作为可选项。虽然支持助听器治疗耳鸣的证据已经达到了普遍接受其益处的程度（第7章），但通过结合治疗声音来增加益处的证据并不多。

　　助听器产生的治疗声音通常是宽带噪声（BBN）的变体，尽管也使用了不规则碎片化的声音。许多助听器也可以与声音播放器联合使用（例如，通过与智能手机的蓝牙连接进行无线连接），录制的声音（例如，来自自然的声音）或定制的声音也可以用作声治疗。许多耳鸣应用程序（移动设备的软件应用程序）现在也可以使用，提供更广泛的治疗声音。有限的证据表明组合助听器优于助听器。大多数研究无法区分联合（助听器）放大和声治疗对治疗耳鸣的益处，而其他研究表明，使用不同的治疗声音对结果没有太大影响。患者对声音的反应有很大的个体差异，大约1/3的患者对部分掩蔽反应良好。声治疗有效的证据有限的另一个因素是它的多样性和多种作用模式。我们不认为"声治疗"是一种单一的策略；相反，它包括许多不同的声音刺激方法，针对许多不同的靶点。如果从与认知行为疗法（CBT）相似的角度来看待它，就可以提出支持声治疗令人信服的论据。认知行为疗法是一种综合疗法，是根据患者个人需要而量身定做的各种策略的组合。CBT的疗效是根据各种方法的组合而不是其组成部分来判断的。与CBT一样，声治疗由许多部分组成，对于任何情况，这些组成部分都可能比某一个组成部分更有用。在本章中，我们首先简要介绍这种组合的声治疗方法，然后重点介绍结合助听器提供声治疗的实际应用。

8.2　声治疗组合

　　我们使用统一的"一体式"组合进行耳鸣声治疗。基于回顾，我们将声治疗的不同运行模式分为三个非排他性的组成内容：①声音的存在；②声音的内容；③对声音的反应，和第四个整体适应内容（图8.1）。声音可以通过这些途径中的一种或多种产生影响。我们在下面简要描述声治疗的这些组合原则。

8.2.1　声音存在的效果

　　支持声音作为耳鸣治疗的最简单的论据是，当人在安静的环境中体验耳鸣时，耳鸣通常是最令人厌烦的，而当有声音存在时，耳鸣就不太明显。这种外部声音的存在可以掩盖耳鸣，降低其可听性，或改变其感知强度。无论声治疗的理论目标是什么，它

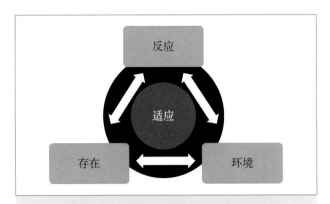

图 8.1 声治疗和听觉习服主题。声治疗有三个组成内容(声音的存在、内容和对声音的反应)和一个整体适应内容。这些分类是非排他性的,需要平衡每个内容的正面和负面影响

的一些效果将通过其存在干扰耳鸣感知而引起。这是一个自下而上的过程,不太依赖声音的含义,因为它具有改变听觉通路活动的能力。即使耳鸣没有被完全掩盖,有些人也会从另一种声音的存在中得到安慰;他们经常报告说它"只是减轻了耳鸣",帮助他们感觉更有控制力。在这个内容中通常使用 BBN 的变体(例如,白噪声或粉红噪声)。

8.2.2 声音内容的效果

这种方法的目的是通过将耳鸣置于真实声音的环境下来改变耳鸣的感知。关注真实世界的声音(例如,语言和环境声音)会减少用于治疗耳鸣的资源。减少对耳鸣的重视,并将注意力重新集中在正常声音上,可能会促进对耳鸣的感知和情感适应。放大可能是实现这一目标的最好方法;然而,使用引导想象和感知训练(第9章),鼓励专注于倾听外部世界,而不是专注于耳鸣,可能有助于康复。

8.2.3 对声音反应的效果

声音可能会带来积极的心理反应,有益于减轻耳鸣痛苦。个人对声治疗的反应不同,不仅取决于声音如何影响耳鸣,还取决于他们对声音的情绪反应。这种情绪反应也决定了治疗的最佳水平以及采用何种类型的声音。音乐(如古典音乐、钢琴)、碎片化声音(如计算机产生的谐音)和自然界声音(如海浪、雨声)被用于这一目的。

8.2.4 声音的适应

适应是一个双向的过程,既可以增强反应,也可

以减弱反应;它既包括感觉变化,也包括心理变化。许多声治疗的首要目标获得耳鸣的长期减轻。显然,大多数耳鸣患者并没有通过声治疗完全消除他们的耳鸣。然而,检验随时间延长声音效果的研究表明,持续几个月的治疗可以产生进行性的耳鸣减轻。持久变化的机制尚不确定,但可能是由于情感和感官适应、习惯化或归类为听觉重塑的多种机制的组合。耳鸣患者的经验告诉我们,只要心理社会和个人心理因素不抵消利用声音所取得的成果,耳鸣的长期减轻是可能的。

8.2.5 世卫组织功能、残疾和健康国际分类

参照 WHO 国际功能、残疾和健康分类(ICF,图8.2)来描述声治疗组成的生态。耳鸣的声治疗和咨询涉及 ICF 框架的许多方面。

8.3 方案

该方案在结构上与我们在使用助听器时的方案相似(第7章)。它基于听力康复的四个方面,包括指导、咨询、感觉管理和感知训练。在这里,我们关注除了(助听器)放大之外与使用声治疗相关的组成部分。方法的基本原则是:①大多数声音有利于缓解耳鸣,而安静不利于耳鸣缓解;②由于耳鸣患者听力损失的发生率高,大多数患者通常需要助听器帮助,但有时还不够;③单独使用声音不是完整的治疗,需要辅以指导和咨询;④声音对耳鸣烦恼的影响需要与声治疗本身引起的烦恼相平衡。

8.3.1 听力测定和评估

我们的评估方案在第7章有描述。除了听力图和耳鸣频率的评估外,我们发现最小掩蔽水平的测量通常很有帮助(有关耳鸣测量的大体概述,参见第12章)。以 0.5、1、2、4 和 6 kHz 为中心的窄带掩蔽声音用于测量最小掩蔽水平。声音从听阈开始以 1~2 dB 递增的方式呈现,直到听者报告听不到他们的耳鸣,并且重复此操作共 3 次,以达到一致的结果。如果无法掩盖耳鸣或声音水平对患者来说变得不舒服,则会记录下来并停止测试。0.5~6 kHz 声音的最小掩蔽水平有助于识别最容易通过助听器掩蔽的频率。如果耳鸣音调超出此范围,并且 0.5~6 kHz 最小掩蔽水平很高,则助听器的效果以及作为声治疗设备受到限制。如果耳鸣音调的最小掩蔽

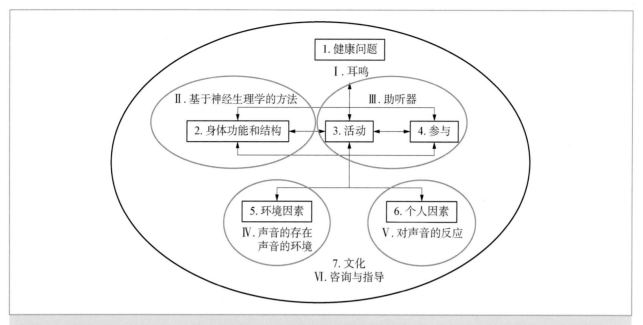

图 8.2　《世界卫生组织国际功能、残疾和健康分类》中的耳鸣的声治疗(灰色文本)。①健康问题是耳鸣；②声治疗是通过特定的神经生理机制发挥作用于人体系统的声治疗方法(例如，神经集合的同步化)、中枢获得、抑制(另见第 1 章)或解决听力损失。助听器在以下方面发挥重要作用：①增加活动；②通过减少社交孤立而增加参与；③环境因素是人们生存和生活的物理的、社会的和态度的环境。声治疗和对外部声音环境的关注易于更好地发挥功能；④个人因素包括性别、年龄、种族、生活方式和职业等。对声治疗的一些反应取决于个人；⑤文化融合诸如信仰，包括非西方的健康观点，应在咨询和声治疗选择中加以考虑

水平较低，并且不在助听器、耳机或其他频率范围更广的换能器的特定频率范围内，则可用于治疗。最小掩蔽水平同自我报告测量一起来指导所用声音的性质以及使用某种程度掩蔽的可能性。最小掩蔽水平有助于确定声治疗的重点是否可以放在声音上(最小掩蔽水平低)，还是应该将重点放在间接的方法上，例如调整对耳鸣感知的反应或环境(当最小掩蔽水平太高或患者不舒服无法获得时)。

8.3.2　听力康复和目标设定

研究表明，没有明确的证据支持一种声音类型或策略优于其他声音类型或策略；然而，个体确实对某些声音有明显的偏好。个人对声音的选择可以基于这些偏好以及个人的目标和优先性。个人对声音的偏好在声音选择中扮演重要角色，但选择不应仅仅取决于个人认为是最令人愉快的声音。最令人愉快的声音可能不能满足客户的需求和达到降低耳鸣的目的。研究自然声音和 BBN 优点的试验发现，自然声音听起来更好听，但 BBN 在减少耳鸣影响方面更有效。使用以客户为中心的耳鸣改善量表(COSIT，一种目标设定和结果工具)建立需求，易于临床医生和患者就耳鸣治疗的目标进行对话，并可

用于选择最佳声音进行测试，以满足不同的目标。在选择一个或两个最佳选项之前，通常需要对各种声音进行测试。

8.3.3　用法说明

清楚地了解声治疗对耳鸣的影响以及如何使用它，必须将之清楚地传达给患者。对耳鸣基础和所用声音的影响进行描述通常是有帮助的，这些知识可以通过使用耳朵和大脑的图片和画报来强化。我们向耳鸣患者提供指导，教他们如何放松，融入积极的意象，并使用感知训练策略作为整体治疗的一部分。例如，我们可能会指导一个寻求部分控制耳鸣的患者使用掩蔽，我们会指导放松的使用，对于有放松困难的人使用让人放松的声音，我们可能会指导持续关注耳鸣的患者使用感知训练。随着个人在治疗目标上的进步，指导意见会进行调整，以确保最好地利用声音来满足患者的情况。我们还建议客户订阅我们的在线诊所(www. tinnitustantes.com)，以便可以随时访问说明。

8.3.4　咨询服务

声音的使用应该是包含在咨询里面的解决方案

的一部分。耳鸣的生态模型提示如果耳鸣的可听度降低，或是将其置于上下文中，或是情绪关联和驱动的因素可以被控制或消除，那么对耳鸣可以产生积极的适应。需要管理可能加剧耳鸣的因素，包括对耳鸣的负面联想或记忆，焦虑以及过度关注或不良应对策略。在我们接诊的大多数患者中，听力师提供了足够的咨询信息。当意识到有未处置的抑郁、焦虑或自残时，建议转诊给心理学家或向患者的医生建议。

8.3.5　感知管理：不同声音的选择和使用

如果我们的客户有正常的低频听力和轻微的高频感音神经性听力损失（第 7 章），通常他们可以仅依靠放大（助听器）获得良好效果。如果患者的低频听力损失大于轻度，我们建议使用助听器和额外的声音。对于中度和更大的听力损失，部分掩蔽耳鸣的声音所需的音量可能是无法达到的，或者会导致声反馈。对于重度、极重度听力损失，使用带声治疗的助听器是很困难的，声级可能超过暴露强度和持续时间的安全范围。对于重度、极重度听力损失，人工耳蜗更有可能提供益处，并且可以将使用声音的相似原则应用于人工耳蜗。人工耳蜗常规使用可以使重度、极重度听力损失和严重耳鸣的患者受益，但

耳鸣的降低通常在人工耳蜗关机后消失。联合使用声治疗和常规人工耳蜗也可能获得持续的好处。例如，使用应用程序向人工耳蜗传输声音已被证明是有益的。

在我们的实践中，几乎所有的患者都会尝试助听器上提供的一种或多种声音。许多患者不喜欢这些声音，更喜欢来自外部设备的声音传输到助听器上。一些患者，主要是年龄较大的，很难将他们的助听器与外部设备配对，他们更喜欢简单地选择使用助听器放大声音，例如通过家庭立体声系统播放的音乐。在这些情况下，向参与者提供可选择的音乐节目。

患者的目标和偏好构成了声治疗的优选项。每个人根据他们的记忆和性格对声音做出不同的反应，但一般来说，一些声音比其他声音更有可能在不同的治疗模式中发挥作用（表 8.1）。

如果可能，我们首先选择患者的最高优选项；不过，如果我们认为一种特定的方法将为多种治疗目标提供好处，我们可能会鼓励选择该方法。例如，我们的第一种方法通常是尝试通过放大尽可能地使外周驱动的听觉活动正常化。助听器可以实现这一点，但当放大低强度声音无效时，可能需要根据客户的听力损失定制声音（阈值调整噪声）。舒适性和接受度是选择声治疗的更为重要的考虑因素。

表 8.1　建议基于个人目标的声治疗方法（基于 Searchfield 2018，第 5 页）

目标	主题	建议的声音疗法
遮盖耳鸣 控制耳鸣 减少耳鸣音量 使耳鸣不那么明显	声音的存在	放大 宽带噪声 阈值调整噪声
听力提高 社会化程度更高 减少对耳鸣的关注 想要忽略耳鸣 更好地听演讲 更好的声音定位 想听到真实的声音 睡得更好	声音的背景	放大 环境声音 调制噪声 睡眠辅助设备 知觉训练
想放松一下 听起来很舒服 不想有压力 需要冷静一点	对声音的反应	大自然的声音 音乐 分形声音
我不想经常听到耳鸣 没有耳鸣——没有意识到耳鸣	适应声音	以上各项以及指导和咨询的总和

8.3.5.1　内嵌声音

我们将内嵌声音定义为无需传输设备(例如,通过智能手机或立体声系统)即可从助听器本身播放的声音。

8.3.5.2　宽频噪声

宽频噪声(BBN)在广泛的频率范围内具有能量(例如,白噪声、粉红噪声)。历史上它一直被使用,因为它比现在可用的相对复杂的声音更容易产生。与单独使用窄带噪声(NBN)或 BBN 和 NBN 相结合进行比较,BBN 在耳鸣治疗方面提供了最大的改善。当 BBN 和记录的自然声音在 8 周的临床试验中进行比较时,BBN 具有更好的效果。由于 BBN 的中性性质,长期使用 BBN 可能有助于适应外部声音。然而,与自然声音相比,BBN 的自发接受度可能较低,因此可能需要几周的试验来确定它是否会被接受。

8.3.5.3　阈值校正噪声

阈值校正噪声是经过滤过处理反映听力图的 BBN。在听力损失区域提供更大的声能,而不是平坦的噪声频谱。这种过滤后的噪声试图在整个频率范围内提供更均匀的刺激,否则听力损失区域中的声音将不会被听到。这还具有在与耳鸣音调相关的频率区域提供声能的优势,从而降低了一些耳鸣患者所需的声音水平。这种类型的 BBN 噪声已被助听器制造商广泛采用。

8.3.5.4　模拟水声

许多助听器制造商已经在使用模拟海浪的调幅声音,但其益处的证据很少。已有证据表明,调幅模拟海浪/海波的声音可以在暴露 30 分钟后,降低耳鸣的响度和痛苦,随机调幅海浪比恒定海浪声更能降低耳鸣的可听度。临床经验表明,在治疗搏动性耳鸣方面,调幅声比静态声更有益处。

8.3.5.5　流媒体声音

许多助听器现在可以接收和播放使用蓝牙连接的智能手机上的声音。大多数助听器制造商也为此开发了应用程序,有各种网站可以访问并提供耳鸣治疗的声音,并将其下载到客户的音乐库中。使用这种方式最多的声音是来自自然界的录音或音乐,其次有人会搜索有声书籍或播客来寻找有效的声治疗。各种来源的可供选择的流媒体声音为临床医生提供了对标准声音无效或反感患者进行治疗的机会。更多的选择可以帮助患者感觉到他们更有能力控制对耳鸣的情绪反应。然而,无休止地寻求完美

的声音对患者是没有帮助的,因为这只会使耳鸣处于思想的突出位置。不切实际的对完美治疗的期望需要通过咨询来解决。

8.3.5.6　录制的自然声

自然声音通常很容易被用户接受,常常比 BBN 唤起更积极的情感反应。在意大利诊所和我们在新西兰的诊所进行的多中心试验检验了这一想法。将使用声音放大与 BBN 的一组患者(17 名参与者)同使用助听器加内置自然声音的一组患者(19 名参与者)进行比较,参与者从一系列录制的自然声中选择他们喜欢的声音,喜欢的自然声类似某种流水声。与基线相比,3 个月和 6 个月时有显著的改善,但没有哪种声音比另外一种声音有明显的优势。对自然声音组或 BBN 组的最初入组,不是根据需求评估或偏好作出的;有些人可能从一种声音中受益比另外一种声音更多。长期使用声治疗的最终建议应该基于用户的偏好,对声音的专注和试验结果。

8.3.5.7　音乐

各种形式的音乐被用于耳鸣的治疗。大多数人更喜欢具有镇静效果的,让注意力从耳鸣转移到音乐本身的复杂音乐,而且具有正面的记忆联系。大多数患者已经意识到音乐对他们的耳鸣有帮助。听力师的工作通常是确保通过助听器播放的音乐的质量,这可能涉及到特定音乐的编排。

8.3.5.8　分形声音

分形声音是一种随机的、悦耳的音调或谐音,它基于一种分形数学算法,使音乐与自身类似,但绝不重复。一家助听器制造商采用了分形声音"禅音"作为耳鸣平台的基础,提供了一种有用的替代 BBN 变形的方法。

8.3.5.9　应用程序

常见的流行语"总有一款适合你"也适用于耳鸣。有许多助听器制造商和第三方开发商开发了针对耳鸣的应用程序,它们通常包括放松和分散注意力的声音或活动。应用程序和其他智能技术对耳鸣缓解的益处也只是现在才开始评估,随着技术的进步,它们可能会扮演有用的角色,拉近临床医生和患者之间的距离,改善服务的可及性。

8.3.6　设备的选择和安装

确保任何设备的物理舒适性非常重要,以便用户能够遵守预期的使用时长。尽管智能手机和其他音频播放器是助听器的廉价替代品,但它们的耳机

问题经常被忽略,这意味着患者在佩戴时听到他们的声音很刺耳,往往会妨碍外部声音。新一代的"智能耳机"可能很快就会作为耳机功能的一部分来辅助聆听。在我们的研究中,我们发现使用MP3播放器和头戴耳机治疗的依从性较低(例如,使用时间较短)。患者报告说,额外穿戴目前的MP3播放器和耳机很难。最终,我们发现开放式佩戴方案可以为客户带来更高的满意度。

我们更倾向于提供适配上具有灵活性并允许修改许多声音参数的助听器。考虑到我们的许多患者通过智能手机传输治疗声音,与蓝牙设备的轻松配对很重要。设备制造商提供的辅助材料(为患者提供的市场化的指导)的质量差异很大。当开始耳鸣治疗时,这些辅助材料特别有用。

8.3.6.1 声级

用于声治疗的最佳声级,一直存在很多争论。关于背景声音的声级是否会改变声治疗的整体效果,有不同的证据。我们认为,应根据治疗设定的目标(即控制、掩蔽还是习服)和个体对所选声音的情绪反应来选择所使用的声级。理想的声音对耳鸣有很强的影响,但不会令人讨厌,可以使用从阈值到MML以声级为函数的分级量表进行评估(图8.3)。尽管不同的听众之间存在差异,但像雨一样的声音会导致与持续BBN类似的以MML函数的降低,但不会那么烦人。

8.3.6.2 真耳测试

真耳测试可以帮助客观地评估用户在不同设置下收到的声音的数量和频谱。关闭真耳设备的声音,取而代之的之的设备产生的声音可以用作刺激,并与阈值进行比较。虽然不是将声音与目标进行匹配,但治疗声音可以认为与听觉阈值以及该声音和耳鸣音调之间的重叠程度相关。

8.3.6.3 使用时间

声治疗可以根据需要间歇使用,也可以持续地使用。我们强烈鼓励在清醒时间常规持续使用助听器。由于单独使用助听器可能在许多环境中都有效,因此用户有权在最需要的时间和地点选择附加治疗声音,通常是在安静的环境中。对听者来说,BBN通常可以长时间使用,而干扰很小,因为其恒定不引人关注的特性使其本身容易习服。另一方面,音乐可以作为:①适合短时播放的声音的例子;②放松的促进方法,因为它的复杂性和重复性。一些研究人员建议使用两到三个阶段的声音,从耳鸣音被完全掩蔽到部分掩蔽。另外一种建议是在掩蔽和针对情绪反应的声音之间交替使用。出于实际的考虑,大多数耳鸣治疗研究跟踪参与者长达12～18个月。声治疗的治疗期将取决于客户何时达到其治疗目标,这可能早于或晚于12个月。在某些情况下,声治疗可用作治疗内在疾病时的临时干预,或在过大压力期间使用。

8.3.7 负面影响

虽然声音通常有正面的影响,但一些人对声音确实有负面反应,这会加剧他们的耳鸣。如果是这样

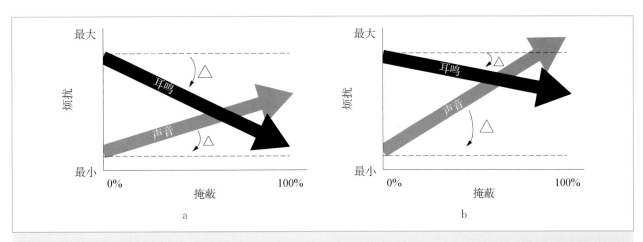

图8.3 治疗声音和耳鸣感觉之间的相互作用是复杂的。一般来说,声级的提高会通过减少耳鸣的烦扰来影响耳鸣;然而,与此同时,声音的烦扰会增加。a.一个理想的声音:耳鸣的烦扰随着音量的小幅增加而迅速减少,而声音本身的烦扰只增加了很小的程度。b.不太理想的声音:耳鸣的烦扰只会少量减少,而治疗的声音会随着音量的小幅增加而变得烦人。音量的选择必须综合考虑对耳鸣的影响和治疗声音的烦扰。这种关系在声音和个体之间会有所不同

的话,需要将重点放在患者对声音反应的习服上。耳鸣治疗的任何目标都可能需要放在对听觉过敏的治疗的后面。一些患者发现,持续的声音会导致患者感受到更响的耳鸣。如果是这样的话,我们会尝试音乐、调整的噪声,或者让患者录制他们认为有用的声音并使用这些声音。从制造商的应用程序或在线音频库为助听器提供声音可能是解决办法。我们要求患者列出或录制五种不会加剧耳鸣的声音,并使用它们或类似的声音进行治疗。如果主要问题是听觉过敏,而不是耳鸣,可以使用各种脱敏方法。

在声治疗发展的初期,人们关注过度暴露声音可能导致听力损失的可能性,最近有人疑虑,BBN引起的中枢可塑性反应可能会有负面后果。几乎没有证据表明 BBN 用于耳鸣的声治疗对人类有长期负面的影响。大多数制造商限制其助听器内置声音发生器的输出,以降低噪声诱发听力损失的可能性,耳鸣患者无法排除其他的声音刺激。助听器降低了听觉剥夺,聆听越来越多地被视为老年人健康和改善生活质量的必要因素。非处方助听设备和通过助听器载入的声音,被放大后,可能是有害的。当听力师分发设备时,应该使用真耳测试或测试箱测试来检查输出,以确保安全的输出水平。

8.3.8　感知训练

大多数声治疗都是被动的。感知训练是一个主动的过程,包括聆听和聆听后的反应。感知训练通常是每天短时间进行,可能会帮助那些正在努力适应、不适合或不愿常规佩戴助听设备的患者。我们使用一种结构化的,基于 Searchfield 等人描述的听觉目标识别和定位的方法,可以网上进行(www.tinnitustunes.com)。训练由 MP3 文件组成,下载后,在几周内每天播放 20~30 分钟。可以通过患者的助听器进行训练(适于使用助听器),减少对耳鸣的关注。对于大多数尝试过这种训练的人来说,这种训练在降低掩蔽水平方面,对大多数人来说是有益的,它似乎提高了"正常"听力的人对声音的接受度。被动和主动声治疗的结合最终可能是治疗耳鸣的最佳解决方法,因为它结合了训练可能带来的相对较快的改善和长期被动声音暴露的持续效果。

8.3.9　随访

随访中经常需要进一步的指导和咨询。如果患

者的最初直接期望没有达到,可能需要鼓励他们坚持下去。我们安排患者在治疗的前 2 个月内见面 2~3 次,然后是 6 个月和 12 个月并且在需要时增加预约见面。在这些会面中,我们会考虑通过 COSIT 确定患者目标的进展情况,以及是否需要设定新的目标。如果在设备试用期间出现问题,我们会解决这些问题并提供进一步的使用说明。提供进一步的咨询以解决持续治疗或新的问题。

声治疗随访中的常见问题及其解决方案:

- 不喜欢助听器内置的掩蔽音——尝试加载外部音乐。
- 无法忍受设备的感觉——改变外形,例如,更换为挂耳廓的开放组件。
- 外部加载传输不可靠,令人沮丧——考虑对比外部加载与使用内置声音的好处。
- 认知能力有限的人难以使用设备——寻找使用简单的设备(简单的开/关,而不是用户选择声音);在家人或朋友的参与下康复。
- 如果经常加载外部声音,电池消耗会很高——考虑可充电助听设备或平衡外部加载与内置声音的成本优势。
- 不喜欢高频声音,尽管这对他们的耳鸣效果最大——优先考虑舒适,等他们适应声音后,增加高频成分。

由于焦虑与耳鸣的共患率很高,患者可能会要求紧急预约,频繁给诊所打电话或发电子邮件。然而,随着 www.tinnitustunes.com 诊所网站的建立,非预约的就诊数量有所减少。我们诊所的患者服务团队将咨询引导到网站,患者可以在网上访问许多资源。订阅者还会在 12 周内收到自动电子邮件,提供与临床医生提供的信息一致的耳鸣管理技巧。

8.3.10　新兴概念

许多新的概念正在被用于声治疗,并与助听器一起在接受试验。与头部相关的传递函数被用来定制掩蔽声音,以定位并掩蔽 3D 声音空间中的耳鸣感知,频率刺激被用来改变可能导致耳鸣的神经集合的同步性。超高频声音也得到研究。在未来几年中,这一领域可能会有许多创新。然而,许多现有的声治疗概念仍然缺乏足够的证据来支持它们的使用。听力师应该是耳鸣技术的关键使用者,并注意不要将技术解决方案置于患者需求之前。

8.4 总结

声音是耳鸣治疗的有用工具,但应该被视为综合方法的一部分,该方法不只包括一种声音或使用没有咨询的声音。临床方法的适当应用和评估应认识到这种多样性。声治疗可用于降低耳鸣的可听度,减少对耳鸣的关注,并提供放松。长期的声治疗可能有助于耳鸣的适应。为了取得成功,鼓励临床医生为他们的患者提供个性化治疗,统一使用声音、指导、咨询和培训的综合治疗来解决患者的问题。此时此刻,应根据手头的有限证据来考虑本章中提出的建议,临床上对患者需求的判断和理解是成功的关键。

编辑制作了一个关于助听器和可穿戴耳鸣设备的幻灯片,可以用来帮助指导耳鸣患者的声治疗。这些材料可以在配套的网站上找到。

参考文献

[1] Tyler RS, Bentler RA. Tinnitus maskers and hearing aids for tinnitus. Semin Hear. 1987;8(1):49 – 62

[2] Searchfield GD, Linford T, Durai M. Sound therapy and aural rehabilitation for tinnitus: a person centred therapy framework based on an ecological model of tinnitus. Disabil Rehabil. 2019;41(16):1966 – 1973

[3] Mckenna L, Irwin R. Sound therapy for tinnitus — sacred cow or idol worship?: An investigation of the evidence. Audiol Med. 2008;6(1):16 – 24

[4] Tyler RS, Perreau A, Powers T, et al. Tinnitus sound therapy trial shows effectiveness for those with tinnitus. J Am Acad Audiol. 2020;31(1):6 – 16

[5] Tutaj L, Hoare DJ, Sereda M. Combined amplification and sound generation for tinnitus: a scoping review. Ear Hear. 2018;39(3):412 – 422

[6] Kim BJ, Chung SW, Jung JY, Suh MW. Effect of different sounds on the treatment outcome of tinnitus retraining therapy. Clin Exp Otorhinolaryngol. 2014;7(2):87 – 93

[7] Sweetow RW, Sabes JH. Effects of acoustical stimuli delivered through hearing aids on tinnitus. J Am Acad Audiol. 2010;21(7):461 – 473

[8] Bauer CA, Berry JL, Brozoski TJ. The effect of tinnitus retraining therapy on chronic tinnitus: a controlled trial. Laryngoscope Investig Otolaryngol. 2017;2(4):166 – 177

[9] Henry JA, Frederick M, Sell S, Griest S, Abrams H. Validation of a novel combination hearing aid and tinnitus therapy device. Ear Hear. 2015;36(1):42 – 52

[10] Barozzi S, Del Bo L, Crocetti A, et al. A comparison of nature and technical sounds for tinnitus therapy. Acta Acust United Acust. 2016;102(3):540 – 546

[11] Durai M, Searchfield GD. A mixed-methods trial of broad band noise and nature sounds for tinnitus therapy: group and individual responses modeled under the adaptation level theory of tinnitus. Front Aging Neurosci. 2017;9:44

[12] Searchfield GD, Durai M, Linford T. A state-of-the-art review: personalization of tinnitus sound therapy. Front Psychol. 2017;8:1599

[13] Andersson G. Psychological aspects of tinnitus and the application of cognitive-behavioral therapy. Clin Psychol Rev. 2002;22(7):977 – 990

[14] Feldmann H. Tinnitus: reality or phantom. In: Aran JM, Dauman R, eds. Tinnitus 91: Proceedings of the Fourth International Tinnitus Seminar. Amsterdam: Kugler Publications; 1992

[15] Durai M, O'Keeffe MG, Searchfield GD. Examining the short term effects of emotion under an Adaptation Level Theory model of tinnitus perception. Hear Res. 2017;345: 23 – 29

[16] Searchfield GD, Kobayashi K, Sanders M. An adaptation level theory of tinnitus audibility. Front Syst Neurosci. 2012;6:46

[17] Jastreboff PJ. 25 years of tinnitus retraining therapy. HNO. 2015;63(4):307 – 311

[18] Hoare DJ, Adjamian P, Sereda M, Hall DA. Recent technological advances in sound-based approaches to tinnitus treatment: a review of efficacy considered against putative physiological mechanisms. Noise Health. 2013;15(63): 107 – 116

[19] Searchfield GD. Tinnitus what and where: an ecological framework. Front Neurol. 2014;5(271):271

[20] WHO. International classification of functioning, disability and health. Geneva: ICF, World Health Organization; 2001

[21] Tass PA, Adamchic I, Freund H-J, von Stackelberg T, Hauptmann C. Counteracting tinnitus by acoustic coordinated reset neuromodulation. Restor Neurol Neurosci. 2012; 30 (2):137 – 159

[22] Noreña AJ. An integrative model of tinnitus based on a central gain controlling neural sensitivity. Neurosci Biobehav Rev. 2011;35(5):1089 – 1109

[23] Stein A, Wunderlich R, Lau P, et al. Clinical trial on tonal tinnitus with tailor-made notched music training. BMC Neurol. 2016;16(1):38

[24] Shekhawat GS, Searchfield GD, Stinear CM. Role of hearing AIDS in tinnitus intervention: a scoping review. J Am Acad Audiol. 2013;24(8):747 – 762

[25] Pienkowski M. Rationale and efficacy of sound therapies for tinnitus and hyperacusis. Neuroscience. 2019;407:120 – 134

[26] Searchfield GD. A client oriented scale of improvement in tinnitus for therapy goal planning and assessing outcomes. J Am Acad Audiol. 2019;30(4):327 – 337

[27] Searchfield GD, Magnusson JE, Shakes G, Eberhard B. Counselling and psycho-education for tinnitus management. In: Moller A, Langguth B, Ridder DD, Kleinjung T, eds. Textbook of tinnitus. New York: Springer; 2010:535 – 556

[28] Tyler RS, Gogel SA, Gehringer AK. Tinnitus activities treatment. Prog Brain Res. 2007;166:425 – 434

[29] De Ridder D, Elgoyhen AB, Romo R, Langguth B. Phantom percepts: tinnitus and pain as persisting aversive memory networks. Proc Natl Acad Sci U S A. 2011;108(20):8075 – 8080

[30] Fagelson MA. The association between tinnitus and post-traumatic stress disorder. Am J Audiol. 2007;16(2):107 – 117

[31] Andersson G, Kaldo V, Stromgren T, Strom L. Are coping strategies really useful for the tinnitus patient? An investigation conducted via the Internet. Audiol Med. 2004;2(1):54 – 59

[32] McFadden D. Tinnitus: facts, theories, and treatments. Washington, DC: National Academies Press; 1982

[33] Tyler RS, Owen RL, Bridges J, Gander PE, Perreau A, Mancini PC. Tinnitus suppression in cochlear implant patients using a sound therapy app. Am J Audiol. 2018;27(3):316 – 323

[34] Cabral Junior F, Pinna MH, Alves RD, Malerbi AF, Bento RF. Cochlear implantation and single-sided deafness: a systematic review of the literature. Int Arch Otorhinolaryngol. 2016;20(1):69 – 75

[35] Ramakers GG, van Zon A, Stegeman I, Grolman W. The effect of cochlear implantation on tinnitus in patients with bilateral hearing loss: a systematic review. Laryngoscope. 2015;125(11):2584 – 2592

[36] Searchfield G, Warr A, Kuklinski J, Purdy S. Digital instruments for tinnitus: mixing point identification and threshold-adjusted noise. Paper presented at the Proceedings of the Seventh International Tinnitus Seminar; 2002

[37] Sereda M, Davies J, Hall DA. Pre-market version of a commercially available hearing instrument with a tinnitus sound generator: feasibility of evaluation in a clinical trial. Int J Audiol. 2017;56(4):286 – 294

[38] Durai M, Kobayashi K, Searchfield GD. A feasibility study of predictable and unpredictable surf-like sounds for tinnitus therapy using personal music players. Int J Audiol. 2018; 57(9):707 – 713

[39] Hann D, Searchfield G, Sanders M, Wise K. Strategies for the selection of music in the short-term management of mild tinnitus. Aust N Z J Audiol. 2008;30(2):129 – 140

[40] Herzfeld M, Enza C, Sweetow R. Clinical trial on the effectiveness of widex zen therapy for tinnitus. Hear. Rev. 2014;21:24 – 29

[41] Sweetow R, Jeppesen A. A new integrated program for tinnitus patient management: Widex Zen Therapy. Hearing Review. 2012;19(7):20 – 27

[42] Kalle S, Schlee W, Pryss RC, et al. Review of smart services for tinnitus self-help, diagnostics and treatments. Front Neurosci. 2018;12:541

[43] Henry JA, Schechter MA, Zaugg TL, et al. Clinical trial to compare tinnitus masking and tinnitus retraining therapy. Acta Otolaryngol Suppl. 2006(556):64 – 69

[44] Tyler RS, Noble W, Coelho CB, Ji H. Tinnitus retraining therapy: mixing point and total masking are equally effective. Ear Hear. 2012;33(5):588 – 594

[45] Davis PB, Paki B, Hanley PJ. Neuromonics tinnitus treatment: third clinical trial. Ear Hear. 2007;28(2):242 – 259

[46] López-González MA, López-Fernández R. Sequential sound therapy in tinnitus. Int Tinnitus J. 2004;10(2):150 – 155

[47] Pienkowski M, Tyler RS, Roncancio ER, et al. A review of hyperacusis and future directions: part II. Measurement, mechanisms, and treatment. Am J Audiol. 2014;23(4): 420 – 436

[48] Searchfield GD. Hearing aids and tinnitus. In: Tyler R, ed. Tinnitus protocols. New York: Thieme; 2006

[49] Attarha M, Bigelow J, Merzenich MM. Unintended consequences of white noise therapy for tinnitus-otolaryngology's cobra effect: a review. JAMA Otolaryngol Head Neck Surg. 2018;144(10):938 – 943

[50] Folmer RL. No evidence of broadband noise having any harmful effect on hearing. JAMA Otolaryngol Head Neck Surg. 2019;145(3):291 – 292

[51] Henry JA, Manning C, Griest S. No evidence of broadband noise having any harmful effect on hearing. JAMA Otolaryngol Head Neck Surg. 2019;145(3):292

[52] Dawes P, Emsley R, Cruickshanks KJ, et al. Hearing loss and cognition: the role of hearing AIDS, social isolation and depression. PLoS One. 2015;10(3):e0119616

[53] Hoare DJ, Stacey PC, Hall DA. The efficacy of auditory perceptual training for tinnitus: a systematic review. Ann Behav Med. 2010;40(3):313 – 324

[54] Roberts LE, Bosnyak DJ. Auditory training in tinnitus. In: Textbook of tinnitus. Springer; 2011:563 – 573

[55] Searchfield GD, Morrison-Low J, Wise K. Object identification and attention training for treating tinnitus. Prog Brain Res. 2007;166:441 – 460

[56] Bees K, Guan D, Alsarrage N, Searchfield G. The effects of auditory object identification and localization (AOIL) training on noise acceptance and loudness discomfort in persons with normal hearing. Speech Lang Hear. 2017;22(2):1 – 8

[57] Searchfield GD, Kobayashi K, Hodgson S-A, Hodgson C, Tevoitdale H, Irving S. Spatial masking: development and testing of a new tinnitus assistive technology. Assist Technol. 2016;28(2):115 – 125

[58] Hauptmann C, Williams M, Vinciati F, Haller M. Technical feasibility of acoustic coordinated reset therapy for tinnitus delivered via hearing aids: a case study. Case Rep Otolaryngol. 2017;2017:5304242

[59] Perreau A, Tyler R. Tinnitus relief using high-frequency sound via the HyperSound audio system. Int Tinnitus J. 2018;22(2):133 – 142

（谢鸿博　韩　朝　译）

第 9 章

临床上与耳鸣相关的应用程序

The Clinical Relevance of Apps for Tinnitus

Ann Perreau, Elizabeth Fetscher, and Michael Piskosz

摘要

　　智能手机已经影响了我们的日常生活,无论是在家中还是工作场所。智能手机上数以百万计的应用程序,或称"apps",提供了各类有价值的工具,并被人们以各种方式加以使用。据报道,超过 5 亿的智能手机用户使用健康或保健应用程序,并且随着时间的推移,这个数字将呈指数上升。近年来,针对耳鸣相关应用程序的开发也在增加,其中包括对耳鸣的评估和管理。对于听力师来说,在众多的应用程序中,要知道哪些应用对耳鸣患者有帮助,哪些没有帮助,是一项艰难的任务。本章介绍了有用的临床相关的智能手机应用程序对耳鸣的评估和管理,并报告了与 FDA 和 HIPAA 相关的安全性和保障性关切。虽然使用应用程序进行耳鸣评估和管理有很多好处,但这项技术不应取代听力师在帮助患者管理耳鸣时所提供的个性化咨询和支持。

关键词:智能手机应用程序,医疗保健应用程序,耳鸣,耳鸣管理

9.1 介绍

　　智能手机的发明改变了数十亿人的居家和工作等日常生活中的行为方式。如今,智能手机中包含有数以百万计的应用程序,或称"apps",消费者可以通过各种方式使用。通过智能手机,我们不仅可以即时获取和便捷地使用许多服务,如数字银行、网上购物和互联网,而且还可以下载为医疗保健或健康设计的应用程序。智能手机应用程序正在被应用于临床实践。据 Huckvale 等人报告,大约有 5 亿智能手机用户(包括医生和患者)在使用健康或保健应用程序,并且这个数字预计在未来几年还会急剧增加。

　　在医疗保健和听力领域开发应用程序有很多原因。例如,卫生保健提供者可以使用手机应用程序作为一种教学方法,收集患者的数据,保存记录,并评估和治疗患者。此外,应用程序还允许患者监测自己的健康状况。比如,应用程序允许患者监测自己身上的症状,而医生可以通过应用程序来开药。在听力学方面,近年来也出现了应用程序的身影。例如,有许多应用程序可用于筛查和诊断听力损失,包括 AudCal(听力测试)、EarTrumpet(听力测试)和 CellScope(耳镜检查),甚至有更多的应用程序可用于听力损失的干预和康复,包括 ear machine 和 pocketlab(均用于助听)。同样,帮助耳鸣患者的应用程序也在增加,包括用于耳鸣评估和管理的应用程序。尽管有了此类应用程序的帮助,我们仍旧强调听力师在以患者为中心的医疗方面的重要作用,并建议将这些应用程序作为听力师和其患者的辅助工具。

　　对于临床医生而言,在众多的应用程序中,了解哪些应用对耳鸣患者有所帮助,哪些没有帮助,是一项艰难的任务。因此,本章的目的是确定智能手机应用程序对耳鸣的有用性和临床相关性。具体来说,我们将①评价可用于评估和管理耳鸣的应用程序;②描述提供有关耳鸣的教育和信息的应用程序;③探索提供健康等辅助工具的应用程序;④审查智能手机应用程序在听力保健方面的局限性和风险。

9.2 耳鸣评估和管理的应用程序

　　用于耳鸣评估和管理的应用程序可以针对不同受众,包括听力师、患者及其伴侣和听力学学生。听力师可以使用智能手机的应用程序来确认对患者有

用的信息，与患者沟通，并评估和治疗听力损失和/或耳鸣。请记住，与标准听力测试相比，使用应用程序的可靠性和准确性是不同的。应用程序可以作为患者的优秀资源工具，为患者提供有关耳鸣和听力损失的信息、放松方式，如想象或深呼吸技巧和/或在见听力师之前检测潜在的听力损失。也有通过提供掩盖耳鸣的背景声音来进行声治疗的应用程序。这些应用程序有潜力，也有能力通过提供有用的工具和学习策略来管理耳鸣，大大改善患者的生活质量。

为了更好地了解现有的应用程序，Paglialonga等人提出了一个独特的框架，对听力学中的应用程序进行了分类：①筛选和评估；②干预和康复；③教育和信息；④辅助工具。他们的研究发现了 203 个与听力学有关的应用程序，其中 17% 的应用程序适用于筛选和评估，52% 适用于干预和康复，24% 适用于教育和信息，7% 适用于辅助工具。这些类别中的每一个都提供了一种根据临床相关性对应用程序进行分类的方法，并将在我们考虑用于耳鸣评估和管理的各种应用程序时使用。值得注意的是，许多应用程序经常更新，推出更新的版本，为用户提供新的内容和功能。这些更新也让应用程序平台在新的操作系统更新后更有效地运行，并且包括了固件、架构和用户界面（UI）的更新。一个应用程序的最新版本可以在智能设备相应的应用程序商店中找到。

有许多应用程序致力于以各种方式对耳鸣进行自我评估，包括帮助患者测量他们的耳鸣严重程度和对耳鸣的反应，以及进行基本的耳鸣音高和响度匹配（tinnitus measurer）。据 Deshpande 和 Shimunova 报告，在苹果或 iOS 平台上的 91 个耳鸣应用中（不包括提供错误信息的应用），17.6% 的应用可以对耳鸣进行筛选或评估。同样，在安卓平台上的 248 个耳鸣的应用程序中，7.2% 适用于筛选或评估。

一些研究已经进行了关于应用程序对筛选和评估耳鸣作用的评价。例如，Wunderlich 等人使用他们自己开发的应用程序和传统的心理声学技术，在一个经过声音处理的房间里使用听力计，研究了耳鸣的音高和响度匹配方法。该应用程序利用一个递归双区间强迫选择测试（RIFT）来识别参与者耳鸣的大致频率和强度。在这项研究中，在声音处理过的房间里，17 名参与者分别由听力师使用传统方法

和自己独立使用 iPod 的智能手机应用程序进行耳鸣音高和响度匹配的测试。每个流程都完成了两次，以比较每种方法的可靠性。结果表明，两种方法的耳鸣音高和响度值存在差异。更具体地说，与传统的心理声学测试相比，智能手机应用程序的耳鸣音高匹配水平更低。然而，参与者指出，尽管传统方法的实施速度更快，但使用该应用程序更为便捷。研究还发现，在比较使用每种方法的试验结果时，基于应用程序的测量与传统方法一样可靠。虽然 Wunderlich 及其同事开发的应用程序没有具体命名，但也有一些应用程序遵循类似的 RIFT 协议。例如，由 Desyncra 开发的 tinnitus sound finder 应用程序遵循双区间强迫选择模型，用于耳鸣音调和响度匹配。一旦应用程序的用户完成了评估，他们会得到一份关于自己耳鸣的简短描述。如果耳鸣评估的结果表明耳鸣是音调性的，用户会得到一个估计的耳鸣纯音频率。用户还可以被引导到一定距离内的听力诊所，由听力保健专业人员提供进一步的耳鸣支持。

此外，耳鸣问卷可以使用应用程序进行管理，Henry 等人曾经使用耳鸣功能指数进行过这种管理。在该研究中，问卷通过应用程序来进行，并作为获得与听力师预约的起始步骤。这些研究表明，应用程序可以使用心理测试方法和问卷来评估耳鸣，而且对于让患者更多了解耳鸣，以及何时寻求听力师的帮助来进行耳鸣处置而言，是一种便捷的方式。

绝大多数针对耳鸣的应用程序都专注于耳鸣管理，这适用于 Paglialonga 等人所描述的干预和康复类别。事实上，Deshpande 和 Shimunova 的研究发现，苹果或 iOS 平台上 85.2% 的耳鸣应用和安卓平台上 86.7% 的耳鸣应用都与管理耳鸣有关。这些应用程序的功能范围从使用各种声音的声治疗，包括自然或环境声音（如瀑布、海浪和森林）、生理声音（如心跳）和静态声音（如白噪声、粉红噪声和布朗噪声），到提供关于耳鸣的想法和情绪的咨询、应对技能和放松练习，以应对患者对耳鸣的反应。

Sereda 等人的一项研究形成了一份 55 个应用程序的清单，这些应用程序被 120 名受访者用于进行耳鸣的自我治疗，其中大多数适用于声治疗。根据手机应用程序评分表（MARS）的平均分和应用程序的功能或内容，对 18 个被引用最多的应用（如：white noise free, headspace, relax melodies, resound relief，sleep pillow）进行评估。MARS 分数是由 23 个项目的平均值计算出来的，采用五大类标准，在参与度、功能和信息等类别中评估健康应用程序的质量。Sereda 等人报告说，在所有管理耳鸣的应用程序中，声音生成是最受欢迎的功能，其选项包括录制和循环播放自己的声音（white noise free），导入或下载额外的声音（mynoise，resound relief），以及从应用程序库或自己的库中购买声音（sleep pillow，oticon tinnitus sound 和 tinnitus balance）。例如，the phonak tinnitus balance 应用程序允许患者选择预先录制的声音，如海洋或营地的声音，或从智能手机的音乐库中选择音乐。同时伴有耳鸣的助听器用户也可以从这些应用程序中受益。事实上，如今许多助听器制造商都允许以蓝牙方式传输应用程序。这些应用程序产生的声音可以直接传递到助听器上，而不是通过传统的耳机或耳塞。

此外，Sereda 等人发现，有 14 个应用程序是专门为耳鸣设计的，并主要针对缓解耳鸣的声治疗等领域（如 tinnitus therapy lite、tinnitus therapy tunes、reSound relief），而其他应用程序则实施耳鸣管理计划（耳鸣习服治疗使用 iTinnitus，渐进性耳鸣管理使用 tinnitus balance，禅治疗使用 widex zen，tinnitus management）。这项研究强调了可用于耳鸣管理的应用程序的数量，包括声治疗或声治疗加耳鸣管理的组合，其中大部分是作为患者的自我治疗方案实施的。

resound relief，是一个通过声治疗、信息咨询和放松练习，整合了多种耳鸣管理和教育工具的应用程序。通过降低患者的耳鸣和背景声音之间的对比度，来转移患者对耳鸣的关注。它可以提供各种声音，包括环境声音（海浪声、雨声、蟋蟀声）、音乐和静态声音（白噪声、粉红噪声），用户可以结合多达五种声音来定制他们理想的音景。信息咨询提供了有关耳鸣的基本教育，包括原因、治疗以及如何改变对耳鸣的想法。这是与国家康复听觉研究中心（NCRAR）的 Henry 博士、爱荷华大学医院（the University of Iowa Hospitals and Clinics）的 Tyler 博士和 Shelley Witt 博士合作开发的。最后，该应用程序的放松部分包含多个模块，包括深呼吸练习、想象和转移耳鸣关注的活动，以及由临床心理学家 Jennifer Gans 博士指导的冥想，她专注于基于正念的耳鸣减压（MBTSR）和达特茅斯学院。研究人员

在使用 3 个月和 6 个月后对 reSound relief 应用程序的功效进行了评估。一组耳鸣患者的结果显示，耳鸣功能指数（约降低 15 分）和耳鸣障碍量表（约降低 19 分）的得分明显降低，表明 reSound relief 应用程序对于耳鸣患者来说是一种有效的自我管理工具。

Henry 等人开发了一个名为 tinnitus coach 的应用程序，它包括了渐进式的耳鸣管理，以帮助有困扰的耳鸣患者学会应对和管理他们的症状。该应用程序通过小组讨论和实地测试，对 25 名患有痛苦性耳鸣的患者进行了测试。参与者的主观反应表明该应用程序的内容是有益的；然而，许多参与者反映说，应用程序的结构和浏览使其难以使用。大多数参与者使用该应用程序的学习部分，而不是应用程序的实际管理部分，这表明管理应用程序的一些功能需要变得更易操作，以使患者充分利用这些功能。the tinnitus coach 应用程序的研究是一个很好的例子，说明用户驱动的研究在应用程序制作中的好处，它使临床医生和研究人员能够更好地了解用户的需求和愿望。

Kim 等人评估了智能手机应用程序的使用情况，该应用程序为 26 名长期耳鸣患者提供定制缺口音乐疗法。参与者在 3 个月内使用他们的智能手机应用程序，每天使用缺口音乐（即古典音乐）30～60 分钟。此外，所有参与者在试验期间都接受了银杏叶片（即 Ginexin-F 80 毫克，2 次/日）治疗。主要结果评价指标是耳鸣障碍量表（THI），次要结果评价包括响度的视觉模拟量表、烦扰度、对日常生活的影响和注意时间，这些评分在治疗前和治疗后都进行收集。虽然治疗后 THI 总分和情绪分量表分数明显提高了 10 分，但其他所有结果都没有受到明显影响。此外，由于研究设计中没有使用对照组，结果会受到银杏叶片药物的混淆，因此很难知道智能手机应用程序降低 THI 分数的程度。虽然这项研究表明使用智能手机应用程序对耳鸣患者有一定的改善，但还需要更多的对照研究。

9.2.1 有关耳鸣的教育和信息的应用程序

部分应用程序以耳鸣的一般教育和信息为特色，根据智能手机的类型，其比例在 8.3%（安卓平台）到 37.4%（苹果或 iOS 平台）。许多提供一般教育的应用程序通常会解释耳鸣的定义（什么是耳鸣），描述耳鸣的最常见原因（如衰老、噪声等），并回

顾管理策略,包括最常见的治疗方法(即声治疗、咨询和助听器)。

　　starkey relax 应用程序作为耳鸣的管理工具,还提供教育工具和资源。在该应用程序中,用户可以在各种声音(如风铃、流水、雷暴)中进行选择。它还提供了一个简短的教程,帮助用户适应此程序,并演示了如何调整响度、音调和调节每个声音。这使用户能够创造出一种既能抚慰听众又能帮助掩盖其耳鸣的声音。该应用程序还有一个睡眠计时器,因此掩蔽器可以逐步退出,而不会破坏用户的睡眠模式。应用程序中的学习部分提供了有关耳鸣、症状和可能原因的教育工具,以及生活方式的调整和耳鸣治疗方案的选择。

　　最后,声级测量应用程序可以帮助教育患者了解更多关于声音暴露和危险噪声水平的内容。许多这样的应用程序不仅报告了环境的整体声级(以分贝为单位),而且还指出此时是否需要听力防护,这对患有耳鸣和/或听觉过敏的患者来说是一个非常有帮助的功能,因为他们可以学习如何减轻对声音的恼人反应,以及何时使用听力防护。然而,我们需要清楚地知道这些应用程序的准确性如何。Nast 等人将五个声级测量应用程序(DB volume、advanced decibel、SPLnFFT noise meter、SPL 和 soundmeter)与传统的声级测量进行比较,以调查应用程序在声音测量方面的可靠性。统计分析显示,五个应用程序报告的声压级明显高于使用声级测量计实际测量的结果,只有一个应用程序的声压级结果在传统声级计的 5 dB 之内。应该记住,如果使用声级测量计出现误差,通常是在环境实际响度的 1~2 dB 之内,这意味着应用程序没有达到应有的准确性。这项研究还发现了 A 加权和 C 加权水平的差异,因为使用了有限的过滤,C 加权测量通常会产生更准确的响度水平。McLennon 等人在最近的一项研究中也发现了类似的结果,他们将 iOS 和安卓平台上的声级应用程序的准确性与传统的声级测量计进行了比较。结果表明,用于测量整体声级的智能手机应用程序的准确度并没有得到大幅度的改善。当参考信号为 90 dB(A)时,智能手机少报了实际声级,特别是安卓平台上的应用程序。智能手机或许是测量声级的一种便捷方式,但其可靠性需要改进。尽管声级测量应用程序存在这些限制,但它有助于教育患者了解噪声水平,并鼓励患者使用听力防护。此外,原生操作系统应用程序(不需

要下载的应用程序),如苹果公司的健康应用程序,可以记录和监测耳机音频水平,为用户提供有用的信息,让使用者更好地了解多大强度和多长时间的音频信号会影响一个人的听力。

9.2.2　健康的应用程序

　　有多种应用程序可以提供健康辅助工具,包括冥想和正念、放松和催眠的应用程序。在 Sereda 等人的综述中,共有五个应用程序被确定为专注于冥想和正念。(beltone tinnitus calmer、headspace、relax melodies、resound relief 和 zenways)。上面提到的五个应用程序都提供有指导的冥想,有几个应用程序(beltone,resound)还提供图像技术。有些应用程序是专门为冥想而设计的(headspace,zenways),而其他应用程序则将冥想和正念技术与其他耳鸣模块整合在一起。所有五个应用程序都获得了可接受的 MARS 分数(>2.0),这表明它们的质量足以向耳鸣患者推荐正念和冥想。

　　一些应用程序(beltone tinnitus calmer、oticon tinnitus sound 和 resound relief)包含放松或呼吸练习,可能对耳鸣患者有所帮助。具体而言,resound relief 通过使用视觉辅助工具提示吸气和呼气(即在吸气和呼气完成后画一个圆圈),引导个人进行深呼吸练习。另外,the oticon tinnitus sound 应用程序评估了渐进式肌肉放松,这是一项优秀的技术,可以使身体的主要肌肉群紧张和放松,具体的内容在第 10 章有更全面的描述。sleep well hypnosis 是一款提供由催眠师指导的 25 分钟催眠音频的应用程序,但这款应用的 MARS 得分较低,在向患者推荐时可能需要考虑到这一点。

9.2.3　智能手机应用程序的缺点和风险

　　尽管有许多可用于耳鸣管理的应用程序,但此类应用在医疗保健领域的总体使用并不广泛。用户和实际使用应用程序的医疗保健领域群体之间存在很大的差异。许多年轻的医生在临床实践中会使用应用程序,而研究表明,更具经验的医生对应用程序的使用要少得多。Franko 和 Tirrell 发现,参与他们研究的住院医生中约有 70% 在执业中使用应用程序,而从医超过 15 年经验的主治医生中只有 40% 的医生使用应用程序。其中的差距可以归因于每个医生的年龄,因为年长的医生认为没有必要在临床实践中使用应用程序,可能主要是因为他们在学校时

没有机会接触这种技术。

医疗保健从业人员对在其临床实践中使用应用程序持怀疑态度的原因有很多。一旦智能手机用户从他们的智能手机平台内的商店购买了一个应用程序，就不能轻易退回。许多可能适合在实践中使用的应用程序都需要收取额外的费用，如果医生不确定该应用程序是否能达到其预期目的，他们可能会犹豫是否购买。一些医疗保健应用程序的价格可能等同于提供相同信息的参考书的价格。考虑到这一点，许多医疗保健从业人员可能会选择购买教科书，因为这种途径可以在购买前对其进行检查。此外，可用的应用程序的数量也会给医疗保健专业人士带来困扰。当使用"解剖学"或"手术工具"等搜索词时，一些不相关的应用程序，如游戏，可能会首先出现。在耳鸣应用的范围内，在 iOS、安卓和 Windows 平台的应用搜索中，被认为不相关的应用比例似乎较小。最近的一项研究发现，在安卓平台上，使用搜索词"耳鸣"的应用程序中只有 72％ 与该主题相关，而在 iOS 和 Windows 平台上，这一比例分别增加到 87％ 和 95％。还需要注意的是，被认为不相关的应用程序以铃声、珠宝和音乐乐队为特色，这些应用程序在用户们寻找耳鸣管理应用程序时很容易被排除在外。

尽管大多数手机平台都有各种相关的耳鸣管理应用程序，但其不被使用的原因是多方面的。Sereda 等人总结了 643 名耳鸣患者不使用的原因，其中，对可用于耳鸣管理的应用程序总体缺乏认识是最常见的原因，75％ 的受访者指出他们没有使用过应用程序，其中 59.3％ 的受访者不知道有可用于耳鸣管理的应用程序。其他的原因包括对智能手机技术的了解有限，难以找到对他们有帮助的应用程序，以及缺乏支持耳鸣应用程序的设备等。

这些发现凸显了向患者介绍管理耳鸣应用程序甚至是提供该类应用程序演示的重要性。应当向患者提供多种资源来解决他们的耳鸣问题，其中包括使用智能手机应用程序。临床医生应做好准备，引导患者使用可用于管理耳鸣的应用程序，通过这种方式最终解决应用程序使用率低的问题。鼓励患者使用应用程序的因素包括其便捷的使用方式、应用程序的推荐来源（即来自听力健康专家或家庭成员/朋友）以及应用程序的名称。临床医生可以作为患者使用应用程序进行耳鸣管理的桥梁，针对个人需求提供专业的建议。

如前所述，阻碍医生使用医疗健康应用程序的因素是应用程序的成本。然而，Deshpande 和 Shimunova 发现，免费耳鸣应用程序和付费应用程序的功能数量没有显著差异。免费与付费应用程序的可用功能包括声音生成、冥想和正念、放松练习、认知行为疗法要素以及信息和教育。这些功能的数量在付费和免费应用程序之间没有显著差异，提示用户并不需要购买与免费应用程序内的相同功能的应用程序来使用。与价格较低的付费应用程序相比，应用程序的整体成本并没有提供更多的功能。无论该应用程序的价格是 20 美元还是不到 1 美元，在一个应用程序中可用的功能数量没有显著差异。这些结果表明，耳鸣患者不需要通过购买应用程序来获得管理耳鸣的多种功能，应用程序的成本不该成为其低使用率的重要因素。

应用程序的安全性和保障性仍然是使用智能手机医疗保健应用程序的一个考虑因素。在智能手机应用程序不断增长的医疗保健市场，拦截智能手机用户的私人医疗信息的范围也在不断扩大。通常来说，食品和药物管理局（FDA）和 HIPAA 法案（HIPAA）在隐私和治疗方面规范医疗行为，以保护患者。随着技术的更新，FDA 和 HIPAA 已经建立了自己的一套法规来监控医疗保健应用程序。然而，立法中仍然存在漏洞，可能会扰乱对健康相关应用程序用户的保护。FDA 只能监管"构成医疗设备和/或对患者构成重大风险"的应用程序。然而，在 2019 年，FDA 重新发布了关于智能手机应用程序的政策，这份文件包含了与听力学直接相关的法规。

FDA 的作用是监督智能手机应用程序的安全性和有效性。人们更加关注那些如果不能按照预期的方式运作，或执行通常由传统医疗设备完成的类似功能对患者造成风险的应用程序。这项监管适用于听力学，因为通过充当听力计来测量听力状况的应用程序，或用于调整助听器和人工耳蜗的应用程序都属于 FDA 监督和管理的范畴。对这些应用程序的监管很重要，因为如果声音过响，可能会导致使用者的听觉系统受损。目前，耳鸣掩蔽器被认为属于医疗设备，所以制造新掩蔽器的制造商需要向 FDA 提交上市前通知书，以便对这些应用程序进行监控。然而，耳鸣掩蔽器的应用程序并没有被明确列为 FDA 选择监管的软件功能；因此，目前还不清楚耳鸣掩蔽器的应用程序是否受到 FDA 的监管。

在应用程序商店中也有一些可以作为耳鸣掩蔽器使用的应用程序，但它们被用来提供不同的功能，因此，这些应用程序将不被 FDA 监管。一般来说，构成医疗设备，但被认为是"低风险"的应用程序，只由 FDA 酌情监管，FDA 可以选择不对这些应用程序实施监管。FDA 对医疗保健应用程序的监管存在明显漏洞，有可能造成医疗并发症或安全漏洞。例如，被认为是"低风险"的应用程序仍然可以提供医疗建议，并向外界发送用户信息，而且通常不受 FDA 监管。

此外，智能手机应用程序被豁免于 HIPAA 的规则，除非该应用程序将患者信息分发给第三方公司。虽然数量不多，但仍有一些应用程序将私人信息发送给第三方公司。这就导致了许多应用程序用户可能没有认识到的安全漏洞。根据 HIPAA，唯一必须隐瞒的医疗保健信息是"承保实体"，包括健康计划、医疗保健信息交换中心（用于计费）和以电子形式传输健康信息的医生。只要这些应用程序不分发任何识别信息，应用程序开发人员就不需要遵守 HIPAA 的规定。

这些应用程序的性质使它们可以逃避 FDA 和 HIPAA 的严格监管，并且容易受到安全漏洞的影响。Huckvale 等人发现，许多医疗保健应用程序的安全措施有限，因为"低风险"的应用程序不需要高安全性措施。在他们对 79 个被标记为"安全"的应用程序的横向评估中，许多应用程序没有完整的安全措施来防止外部用户截获需要保密的患者信息。在研究中，被评估的 79 个应用程序里，89% 在网上传输个人信息。没有任何应用程序在本地服务器上存储个人信息。在 35 个通过互联网发送识别信息的应用程序中，66% 的应用程序不使用加密来保护机密信息。根据这项研究，78% 的应用程序承认它们通过互联网发送的信息没有披露所发送信息的性质。由于应用程序开发人员没有配备安全措施，应用程序很容易受到黑客攻击。可以从应用程序中截取的信息类型也不明确，例如可以在未经用户同意的情况下查看其个人信息。

个人数据通常可以在公共领域获得，可以通过在线搜索此人来找到。然而，在美国以外的国家，对如何访问这些敏感的个人数据，有着更严格的规定。欧盟（EU）于 2018 年通过了《通用数据保护条例》（GDPR），该条例扩大了个人数据部分的内容，以及个人对该数据的权利。立法的一个重要内容是使用数据必须得到个人的允许。根据 GDPR 的规定，开发健康相关应用程序的公司必须满足医疗器械法规（MDR）中规定的监管要求，获得 CE 标志，并且未经个人许可不得收集或使用数据。此外，数据越个人化，条款和条件需要写得越清楚。对于不断发展的生物识别数据行业来说非常重要，因为收集的个人健康措施可以用于识别该个体及其敏感的健康信息。

这些安全问题或许并不是阻碍应用程序在医疗保健领域广泛使用的唯一因素，每个应用程序准确性的支持证据缺乏决定了患者的安全性，研究的缺乏使得应用程序用户有安全方面的担忧。由于安全标准缺失（不包括安全措施），应用程序可能会导致严重的医疗错误。例如，为患者分配剂量和药物的应用程序（如 epocrates）可能会出错。这些错误会直接影响患者的生活。考虑到这些应用程序带来的风险，需要在其可能对患者造成伤害之前对它们进行全面评估。许多应用程序开始接受医生的同行评审；然而，需要更多的研究来充分确定这些应用程序的有效性和准确性。因此大量的研究至关重要，它可以帮助应用程序开发人员发展应用于临床实践的有效、可靠的应用程序。

目前的研究在这些应用程序的安全性方面揭示了类似的发现。Akbar 等人研究了高风险和低风险智能手机健康应用程序的整体安全问题。他们在这些应用程序中发现了一些问题，包括传递给用户错误信息、规律服药时间的错误闹钟以及健康监测的错误输出（即心率、血压、血液酒精浓度）。在这些作者综述的 74 项研究中，发现了 80 项应用程序的安全问题。研究发现，应用软件开发中的缺陷，如有限的专家参与，没有基于证据的原则，以及不高的验证性，都会导致这些安全问题。显然，即使健康应用软件的数量持续增加，其使用的安全问题也没有得到充分解决。

总之，健康应用程序有许多局限，限制了医生和医疗保健专业人员选择应用程序并将其结合到临床实践中。总体而言，安全问题是这些应用程序的主要缺陷；但是，需要考虑到安全漏洞可能在没有应用程序的情况下发生。比如从患者的文件中截获信息，就像从应用程序中截获信息一样。包括听力师在内的医疗保健专业人员需要确定安全漏洞的风险是否超过了应用程序的便利性。当使用适当的安全预防措施，或应用程序主要用作与医疗保健从业者合作或在其监督下的工具时,应用程序可以成功地被纳入临床实践。鉴于这一发展领域的研究数量稀少,还需要对健康和听力学应用程序的有效性进行更多的研究。

9.3 总结

我们回顾了可供耳鸣患者使用的各种应用程序,并聚焦于这些应用程序的用途。这些用于耳鸣评估和管理的应用程序可能会随着时间而改变。耳鸣管理应用程序最常被耳鸣患者使用的内容,包括声治疗、教育和咨询以及健康放松工具等选项。最近的研究调查了应用程序对耳鸣的效用,并表明免费应用程序与付费应用程序一样有益。我们可以根据其实用性来评估应用程序。虽然一些研究已经显示了应用程序在降低耳鸣严重程度方面的有效性,但我们仍需更多的研究。尽管应用程序可能对某些患者有所帮助,但那些被耳鸣困扰的患者仍需要听力师提供更多的一对一的支持,而不仅仅是通过使用应用程序来处置耳鸣。

听力师应注意安全性和保障性问题,尤其是在使用应用程序期间交换患者信息的情况下。尽管有监管者(即 FDA、HIPAA、GDPR)对医疗保健领域内的应用程序起到一些监督作用,但由于许多应用程序被认为是低风险的,因此并不在监督范围之内。随着新一代患者的出现,更优秀的技术也将涌现,听力师应了解这些应用程序的益处和风险,并将应用程序纳入他们制定治疗耳鸣的临床实践中。

参考文献

[1] Terry M. Medical apps for smartphones. Telemed J E Health. 2010;16(1):17 – 22

[2] Huckvale K, Prieto JT, Tilney M, Benghozi PJ, Car J. Unaddressed privacy risks in accredited health and wellness apps: a cross-sectional systematic assessment. BMC Med. 2015;13(1):214

[3] Vashist SK, Schneider EM, Luong JH. Commercial smartphone-based devices and smart applications for personalized healthcare monitoring and management. Diagnostics (Basel). 2014;4(3):104 – 128

[4] Wiechmann W, Kwan D, Bokarius A, Toohey SL. There's an app for that? Highlighting the difficulty in finding clinically relevant smartphone applications. West J Emerg Med. 2016;17(2):191 – 194

[5] Paglialonga A, Tognola G, Pinciroli F. Apps for hearing science and care. Am J Audiol. 2015;24(3):293 – 298

[6] Deshpande AK, Shimunova T. Comprehensive evaluation of tinnitus apps. Am J Audiol. 2019;28(3):605 – 616

[7] Wunderlich R, Stein A, Engell A, et al. Evaluation of iPod based automated tinnitus pitch matching. J Am Acad Audiol. 2013;26(2):205 – 212

[8] Henry JA, Frederick M, Sell S, Griest S, Abrams H. Validation of a novel combination hearing aid and tinnitus therapy device. Ear Hear. 2015;36(1):42 – 52

[9] Sereda M, Smith S, Newton K, Stockdale D. Mobile apps for management of tinnitus: Users' survey, quality assessment, and content analysis. JMIR Mhealth Uhealth. 2019;7(1):e10353

[10] Kutyba J, Gos E, Jędrzejczak WW, et al. Effectiveness of tinnitus therapy using a mobile application. Eur Arch Otorhinolaryngol. 2021; https://doi.org/10.1007/s00405-021-06767-9

[11] Henry JA, Thielman E, Zaugg T, et al. Development and field testing of a smartphone "App" for tinnitus management. Int J Audiol. 2017a; 56(10):784 – 792

[12] Henry JA, Thielman EJ, Zaugg TL, et al. Randomized controlled trial in clinical settings to evaluate effectiveness of coping skills education used with Progressive Tinnitus Management. J Speech Lang Hear Res. 2017b; 60(5):1378 – 1397

[13] Kim SY, Chang MY, Hong M, Yoo S-G, Oh D, Park MK. Tinnitus therapy using tailor-made notched music delivered via a smartphone application and Ginko combined treatment: a pilot study. Auris Nasus Larynx. 2017; 44(5):528 – 533

[14] Newman CW, Sandridge SA, Jacobson GP. Psychometric adequacy of the Tinnitus Handicap Inventory (THI) for evaluating treatment outcome. J Am Acad Audiol. 1998;9(2):153 – 160

[15] Tyson P. Relax app offers tinnitus relief. Starkey Hearing Technologies; 2015

[16] Nast DR, Speer WS, Le Prell CG. Sound level measurements using smartphone "apps": useful or inaccurate? Noise Health. 2014;16(72):251 – 256

[17] McLennon T, Patel S, Behar A, Abdoli-Eramaki M. Evaluation of smartphone sound level meter applications as a reliable tool for noise monitoring. J Occup Environ Hyg. 2019;16(9):620 – 627

[18] Franko OI, Tirrell TF. Smartphone app use among medical providers in ACGME training programs. J Med Syst. 2012;36(5):3135 – 3139

[19] Flaherty JL. Digital diagnosis: privacy and the regulation of mobile phone health applications. Am J Law Med. 2014;40(4):416 – 441

[20] U.S. Food and Drug Administration. Policy for device software functions and mobile medical applications. Washington,

DC: Center for Devices and Radiological Health; 2019

[21] Buijink AWG, Visser BJ, Marshall L. Medical apps for smartphones: lack of evidence undermines quality and safety. Evid Based Med. 2013;18(3):90 - 92

[22] Akbar S, Coiera E, Magrabi F. Safety concerns with consumer-facing mobile health applications and their consequences: a scoping review. J Am Med Inform Assoc. 2020;27(2):330 - 340

（李　斌　葛欣婷　唐旭霞　译）

第 10 章

分心、放松，与耳鸣和平共处：
图像引导、冥想、正念等

Distractions，Relaxation，and Peace with Tinnitus：
Guided Imagery，Meditation，Mindfulness，and More

Ann Perreau，Courtney Baker，and Richard S. Tyler

摘要

本章旨在探讨缓解耳鸣的替代方法，包括正念和生活实践活动。目的是演示每项活动如何被用来治疗患者的耳鸣的。每个部分介绍和解释一种方法是如何转移耳鸣患者的注意力，缓解压力，提高他们对生活中其他方面的关注能力。章节最后，我们附加了一些耳鸣管理方法的建议。

关键词：活动参与，艺术和音乐治疗，正念，冥想，放松，耳鸣

10.1 介绍

耳鸣常常抓住人的注意力，支配人的想法和情绪，导致难以集中注意力到其他事情。由于耳鸣，患者经常会主诉有情绪、健康、睡眠、注意力和/或存在沟通能力等问题。有患者觉得，耳鸣已经显著影响到他们日常生活的方方面面，也有患者表示，耳鸣只在某些特定场合引起烦恼。事实上，耳鸣的影响，因人而异。我们该如何帮助患者减少对耳鸣的关注，不去想耳鸣，继续正常生活呢？

众所周知，我们应该如何转移注意力到生活的其他方面没有一个准确的答案。耳鸣转移注意力的方法效果因人而异，千差万别。话虽这么说，有许多推荐的活动对耳鸣患者有良好效果，其中大多数属于自我指导，首次需要专业健康保健人员或治疗师的介绍，后续可自行完成。事实上，随着应用程序和播客的普及，如今的耳鸣患者有许多自我指导方法供选择，帮助他们摆脱耳鸣干扰，放松身心。

有各种各样的方法可以帮助耳鸣患者抛弃烦恼，享受当下，期待未来。这些方法不仅仅针对耳鸣患者，对正常人同样奏效。本章将介绍几种可以帮助耳鸣患者的方法，包括冥想、正念、图像引导、生物反馈、渐进式肌肉放松、艺术疗法、音乐疗法、锻炼和培养新的爱好。在适用的情况下，我们也参考了一些已经用于研究和临床报道的特殊方法，特别是专门针对耳鸣的特殊策略。

我们应该清楚地知道，目前，对"正念"和"冥想"有关的术语的精确定义和应用还未达成共识。这些术语可能会被修改或合并，有时为了商业目的，发明了新的术语。在这里，我们的意图是尽我们最大的努力使用当前流行的相关术语，提供各种不同方法的方方面面。

10.2 冥想

冥想，是指用非常平静和放松的方式专注于某一件事。也可以认为是全身心投入，包含超自然冥想和禅宗冥想。在超自然冥想中，不要求集中或监测我们的思想，或是控制或清空大脑。剑桥词典将这类冥想定义为"将注意力只放在一件事上，既可以是一种宗教活动，也可以是让自己变得平静放松的一种方式。"

冥想一般每天练习 1～2 次，每次 20 分钟。患者穿着宽松舒适的衣服，以便于呼吸，躺或坐在地板上，可使用地毯、毯子或坐垫，提高舒适度。冥想时可以轻轻地闭上眼睛，或凝视远处的物体。

10.3 正念

这些年来，正念疗法变得越来越普及。正念被

定义为一种精神状态，注意力集中在当下，同时，不加判断地承认和接受自己的感受、思想和身体感觉。对于耳鸣患者来说，专注于思想和身体感觉可能是一项令人生畏的任务，因为他们不想再像他们实际做的那样集中于他们的耳鸣。然而，许多研究表明，各种不同的正念冥想疗法对耳鸣患者的治疗有满意效果。

正念是一种涉及身体、呼吸和思想的一般能力或技巧，意念可以通过各种方法训练。在开始正念训练之前，必须熟悉基本原则——保持专注，着眼当下。如果患者察觉自己在回忆过去或幻想未来，鼓励他们让思绪平缓地回到现在。正念的另一个主要原则是在整个过程中保持不加判断。这意味着当一种感觉、情绪或知觉出现时，识别它，但不能给它赋予名称或内涵。

正念冥想可以有很多形式，但对耳鸣患者，尤其是受失眠困扰的患者而言，最有效的就是睡前做一次"身体审视冥想"，即在上床躺下前，快速回放一天的情景。正念课程可按以下步骤完成：

开始先做几次深呼吸（例如，5 次呼吸），吸气，呼气，放松身体。不加批判地注意你的呼吸和记录任何想法。注意自身感觉，并在每次呼吸时放松身体；从右到左注意身体重量的分布，以及感知到的任何不适。在所处的位置，调整身体至更舒适的姿势。把注意力重新集中到呼吸上，感知听到的任何声音包括耳鸣。将意识暂时集中到这些声音上，然后重新转移到自己的呼吸上。现在想象一下，自己正在进行一场身体之旅，从脚趾开始，到头顶结束。从脚到头扫描身体，感受自己肌肉的任何紧张或紧绷，觉察到任何放松的区域。可以扫描几次，当重复身体扫描时注意身体的任何变化记录。即便身体某个部位感觉到紧张，也不要过度关注那个部位。记录你的感觉，继续向身体下一个部位移动。在整个身体扫描过程中保持呼吸，记录呼吸的变化。你的呼吸深吗？吞咽了吗？长的还是短的？当你扫描身体时记录呼吸中的这些变化，但是拒绝判断或是评价你的呼吸。如果在冥想过程中走神，慢慢地让意识回到呼吸上，注意你的吸气和呼气。

第二步，从早到晚回顾你的一天，从一天中记得的第一刻开始也就是你醒来的时刻。使用专注放松的快速回放的方法重现这一天的每一个瞬间，目的就是能够让你记住。仿佛有人在放录像观看你的一天，而你不加评价或判断地观察你这一天的那些瞬

间。不要在一天的任何时间停留，避免思考一天中每个瞬间的细节。回放这一天应该花费几分钟（比如最多 2~3 分钟）。如果发现自己回放到一个苦难的交流或谈话，记住你是在观看，继续回放。如果发生这种情况，继续这一天的下一个部分。如果在快速回放过程中感觉到心烦，重新把注意力转移到呼吸上持续一会。完成后，随即回到当前的时刻。

正念课程应该有助于放松身体，为睡眠做准备。目的不是企图让患者在冥想结束后入睡，而是提供一个正念的时间，或让大脑休息片刻，为睡眠做好身体准备。重要的是指导耳鸣患者，他们应该和自己的耳鸣打招呼，但不带任何批判地略过。正念的体验鼓励耳鸣患者接受不舒服的情绪或身体感知，但随即将其忘到脑后。

近年来，几个研究小组已经将正念技术应用到治疗耳鸣患者中。这种治疗方案是基于正念的认知疗法（MBCT），类似的方法已经被用来进行临床抑郁症的治疗。治疗课程中变化明显的部分是用耳鸣教育信息替换了原先的抑郁症信息。

MBCT（正念认知疗法）是一个结构化的 8 周计划，每周的课程中，患者持续学习和训练与其耳鸣症状相关的正念部分。一些研究通过耳鸣接受度和障碍问卷为衡量标准，证明了 MBCT 成功的结果。例如，McKenna 等发现，即便放松治疗组（$n = 36$）与MBCT 组（$n = 39$）的结果都显示耳鸣症状有改善，但 MBCT 的效果比放松疗法更显著。虽然 MBCT通常是由专业人士提供，但它也可以通过自助图书、播客和光盘等形式学习，使得这种形式的 CBT（认知行为治疗）容易被耳鸣患者所接受。

10.4　引导想象

引导想象是正念活动的一种形式，尤其聚焦于平复感觉。该技术引导患者想象让他们感觉放松的体验和可视化的景象和声音。

在耳鸣活动治疗中，可使用图片来创建这个活动的视觉图像。其中一个例子是有海浪和棕榈树的海滩。一张图片作为患者开启视觉之旅的起点，但应该鼓励患者使用他们自己的个人体验以及对他有意义的事情。例如，一个患者可能会说森林是他们最喜欢的放松场景，树木、苔藓和天空可以被可视化，作为正念活动的开始。以下是一个示例剧本，指导患者进行一个引导想象训练。这个特殊的活动使

用上面提到的海滩,但是,要记住你可以根据患者期望的场所来调整剧本,更换任何更适合患者的情景。这个训练演示也可以在配套网站上找到,在本章的补充视频部分。

首先,闭上眼睛,舒服地坐在座位上或躺下,我们将想象从一个放松的场景开始。对于这个特殊的例子,我们使用海滩。试着尽可能清晰地想象那个场景,也许是你最近或小时候去过的某个海滩。想象一下海滩,湛蓝的海水,蓝蓝的天空,鸟儿掠过头顶,脚下是松软的沙滩。注意周围空气的味道,弥漫着海水的咸味。然后把注意力集中在你的脚上,他们在温暖的沙子里,移动你的脚,把它们埋进沙子里。注意沙子的温度和细沙滑过脚背、脚尖的感觉。听海浪拍打沙滩声、鸟儿飞翔声,或者其他活动的各种声音。你能尝到来自海洋的咸味吗?在你的意识深处探索位置时,让自己放松下来,尤其注意感知你周围的感觉。把注意力集中到所有五种感觉:视觉、嗅觉、触觉、听觉和味觉。

当你准备恢复时,慢慢地再次睁开眼睛。花点时间让自己重新适应周围的环境。

引导想象帮助患者营造一种平静的感官体验,控制人对耳鸣的反应。并提供一种自我应对的方法。Henry 和 Wilson 将想象训练应用于耳鸣患者,我们也将他们的方法纳入到"耳鸣活动治疗"的咨询项目中。在引导想象训练中尽可能多地调动多种感官,丰富感觉体验,让患者获得了更大的放松和享受。

10.5　生物反馈

生物反馈是一种通过降低患者对紧张性刺激反应来获得对体内变化和感觉更好控制的过程。生物反馈通过电子设备监测身体的生理功能。具体来说,在生物反馈过程监控交感神经,交感神经系统是我们自主神经系统的一部分,它控制我们的心率、血流、呼吸、肌肉活动,并产生"战斗或逃避"反应。当交感神经系统对压力源(如恼人的耳鸣)作出反应时,患者的心率可能会加快,他们的大脑节律发生变化,肌肉活动增加,皮肤温度下降,这些都可以被设备记录下来。然后,通过设备收集的信息实时显示给患者,帮助患者改善意识和加强对这些生理变化的控制。生物反馈监测的生理系统可以记录心率、呼吸模式、脑电波(EEG)、皮肤温度、肌肉紧张等信

息。通过电极和其他监测设备连接到监示器上,患者开始工作,将注意力集中到根据监视器显示的来自身体系统的反馈上,操作或控制身体功能。

作为一种以缓解与耳鸣相关的心理压力和焦虑的应对机制,耳鸣患者可以从生物反馈中获益。Landis 的研究发现,在使用生物反馈监测方法的同时,使用诸如深呼吸、渐进式肌肉放松和自体放松等训练对 7 名患者的耳鸣治疗有效。参与该研究的患者说,生物反馈帮助他们应对耳鸣,他们会推荐给周围的耳鸣患者。虽然深呼吸、渐进式肌肉放松和自体放松都是可以单独使用的放松技术,但与生物反馈技术配合使用时,患者能够客观地看到运动对自己身体的影响。使用生物反馈监视器的几个课程后,患者不需要借助监视器反馈数据,便能够在活动中感受到生理变化。关于生物反馈在耳鸣管理中的具体细节,会在《耳鸣手册》中的"耳鸣治疗中的生物反馈训练"一章中提供。

10.6　渐进性肌肉放松

另一种方法是教患者系统性绷紧和放松肌肉群,称为"渐进性肌肉放松法"。通过练习,患者可以控制并聚焦于他们绷紧的肌肉或放松的肌肉。把注意力集中于紧绷的某一块肌肉后,患者积极地放松这块肌肉,这种练习不仅可以让肌肉达到深度放松,有希望获得精神放松。渐进性肌肉放松有两个步骤,第一,有意让某些肌肉群紧张,然后停止紧绷,放松,集中注意肌肉放松时的感觉。我们借鉴 Henry 和 Wilson 的"渐进性肌肉放松技术",这种技术聚焦于从手臂到腿和脚的五个主要肌肉群。这是"渐进性肌肉放松法"的案例剧本。该练习视频在本章的补充视频部分,也可从网站上获取。

从深呼吸开始——做五次深呼吸——达到放松的状态。深呼气深吸气时,想着"放松"这个词,然后从手臂开始专注于身体的感觉。先握拳,紧张双臂。当肌肉绷紧时,想着"绷紧"一词,并保持 15 秒,随后,深呼吸,释放紧张的肌肉,同时注意力集中到双臂放松的感觉。可以在呼气和松弛时,专心想着"放松"一词。持续渐进性肌肉放松,依次紧张和放松以下肌肉群:①双臂;②面部、颈部和喉咙;③肩部和胸部;④背部和腹部;⑤腿和脚。闭眼完成以上动作,根据自身需要重复进行。结束时,释放身体里所有的紧张。

渐进性肌肉放松法每天都可以进行，用来帮助患者处置耳鸣引起的压力、焦虑或其他情绪反应。在我们的临床课程中，建议并教授患者使用 Henry 和 Wilson 调整过的渐进性肌肉放松方法，与"引导想象"一样，我们也推荐听觉过敏患者实施渐进性肌肉放松的方法，接受度很高。感兴趣的读者可以在第 13 章了解更多关于听觉过敏的知识。

10.7　艺术疗法

从建筑物独特设计到挂在办公室墙上的画，艺术每天都出现在我们身边。艺术创作过程本身具有治疗作用；这些图片或作品常常反映了艺术家的个性冲突或象征着艺术家的奋斗。大多数时候，只有艺术创作者本人才能诠释作品描绘的深层含义。因此，艺术可以用作建设性的治疗，或是一种处理思想困境的方法。艺术疗法可以让患者积极投入到各种艺术的努力中，例如，提供情绪释放为目的的绘画。

艺术疗法也提供了一个自我表达和自我探索的机会，这种疗法对感觉自己对各种情感应接不暇或对自己如何感觉不能确定的患者有帮助。艺术疗法有各种各样的方法，每个人必须选择最适合自己的治疗师和治疗方法。课程中可以使用直接的方法，以预设的形式处理特定感觉，或间接的方式允许一个自由创作的空间来尝试探索自己的感觉。通常，由专业人士（如艺术治疗师）提供具体任务或目标，帮助患者将注意力集中到可能令人烦恼的感觉或想法上。艺术疗法可使用的材料极其丰富。最常见的是油漆、记号笔、纸和黏土等。例如，南和霍的一项研究报告称，与手工艺品等非指导性艺术相比，黏土艺术疗法对患者更有益处。

研究发现，艺术疗法对患有其他与耳鸣类似的慢性疾病的患者有好处，包括创伤和抑郁。例如，Blomdahl 等对 79 名抑郁症患者进行了一项随机对照临床试验，将艺术疗法与常规治疗（对照）进行了比较。结果显示，接受艺术疗法患者的抑郁评分低于常规治疗组，这表明艺术疗法对抑郁症患者更有益。对耳鸣和听觉过敏的患者，艺术疗法技术可以控制他们的症状。在我们的临床中，我们指导患者直观地表达他们对耳鸣和听觉过敏的感受（图 10.1）。这可以是一幅画，表达的主题是患者的耳鸣或听觉过敏，或者动物的形态或者是抽象概念。

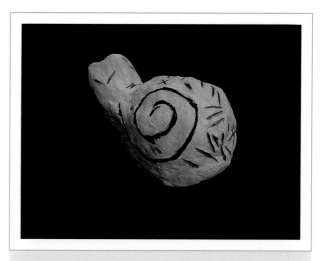

图 10.1　描绘耳蜗和听觉过敏的雕塑作品（由 Liam Haskill. 提供）

患者通过这种作业，帮助他们描绘耳鸣带来的严重困扰，是否这种困扰是耳鸣引起的，以及他们是否希望改变、挑战或限制来自耳鸣的情绪反应。我们鼓励患者使用各种材料、颜色，简单地创作对他们有意义的东西。值得提及的是一位患者创作了一副表达耳鸣对她生活影响的油画，她参与了几个使用电刺激控制耳鸣的研究项目，她画了一幅耳蜗和闪电球（象征她的耳鸣）的画，表达研究给她带来的正面效果。这幅画，至今还挂在爱荷华大学医院。我们也很高兴分享由 Liam Haskill 创作的名为"尖叫马赛克"的作品作为本书的封面。作者 Liam 患有耳鸣和听觉过敏，得到 Edvard Munch 的鼓励，用画来表达耳鸣和听觉过敏是如何影响他生活的。

10.8　音乐疗法

音乐，与其他艺术形式一样，令人治愈，使人平静。我们中的许多人并没有意识到自己已经把音乐作为一种应对机制，甚至可能每天都在使用。你在工作、学习或锻炼时听音乐吗？音乐不仅可以伴随我们完成某项活动，还可以轻易地分散我们对其他声音、负面情绪或困境的注意力。基于此，许多人通过听舒适、吸引人的音乐放松或者平静下来。这种做法可以直接用于耳鸣患者的治疗。通过施加愉快的声信号比如音乐，大脑检测耳鸣感知的难度增加，尤其是无法区分耳鸣输入还是来自音乐的输入，耳鸣声也就不再明显了。许多耳鸣患者反映，使用低音量的背景音乐可以让人平静、放松。这可以通过音响设备、掩蔽器或合法的音乐疗法来实现。

音乐疗法是一种结构化的方法,把音乐作为治疗手段来治疗心理或生理疾病的症状。可能包括创作音乐、听音乐、唱歌,甚至随着音乐摆动,目的是减轻某种症状的压力。音乐治疗的一种特殊模式,海德堡音乐治疗模式,是专门为治疗耳鸣研究设计。海德堡模型采用了一种结构化的提供个性化的神经音乐疗法,为期几天或几周的每节时长1小时的课程。治疗通常由四个模块组成,包括咨询、共振训练、听觉皮质神经训练和耳鸣修复。多项研究表明,治疗后耳鸣严重程度、耳鸣音调、响度、恼人程度以及抑郁等情绪问题都有显著降低。此外,由于耳鸣患者大脑中负责声音识别的区域灰质体积增加,音乐疗法还与皮质重组有关。

海德堡模型是一个标准化过程,需要具有擅长音乐治疗并受过特殊训练的专业人士参与。每个模块涉及音乐疗法的领域分别包括声乐练习、主动性音乐治疗和接受性音乐治疗。有了这些知识,我们可以更好地指导患者进行各种类型的有益于耳鸣治疗的"音乐疗法"。

10.9 锻炼

锻炼对我们所有人的健康都有好处。白天体力耗尽,夜晚感觉疲劳,有助睡眠。集体锻炼时,我们把注意力集中在教练或领队上,很多人得益于这种方式。意识到集体成员与我们一起锻炼,帮助我们集中于活动上,从而忽视烦恼、担忧和耳鸣。也有人倾向于独自锻炼,建立常规的锻炼频率,处于良好的健康状态,关注锻炼引起的肌肉变化。集体锻炼的例子包括普拉提、瑜伽、太极、举重和交叉训练班,个人运动包括徒步、跑步、游泳和骑自行车。瑜伽适合耳鸣或其他慢性疾病的患者,让患者身心投入,放松思想,转移对耳鸣或疾病的注意。瑜伽气功可以每天练习,从基本的姿势开始,根据需要逐渐提高训练难度。瑜伽练习通常从挺卧式或深呼吸开始,既可集体练习,也可单独练习。许多人喜欢集体练习,有来自教练的鼓励也有挑战,也有人选择每天单独练习,放松身心。

锻炼让人感觉良好!就耳鸣而言,锻炼让我们有更多摆脱耳鸣的机会。参加集体锻炼,可以结交新朋友。规律的团体活动,是一种与他人一起从事健康活动的经验。可以把注意力集中在老师、任务和团体里其他人身上,而非耳鸣上。自己表现活跃时,大脑也会忽视耳鸣。当然,有助于身体健康的活动让人感觉良好,对于耳鸣患者来说有很多益处。

10.10 新的爱好

生活充满挑战,我们一生中不断改变兴趣和活动。比如,退休后,我们可能会发现自己每天有更多的时间,需要从事一些新的活动来填补繁忙日子过后的空白,可以结识新朋友,与他人一起参与不同的活动。在耳鸣活动治疗中,我们尤其建议人们去关注生活中的其他活动,以帮助减少由耳鸣引起的负面想法和情绪。我们常常建议患者写一本耳鸣日记(参见相关网站,例如第4章),考虑培养新的爱好。写日记可以帮助患者改变他们的生活方式,了解在哪些情境中耳鸣有所减轻。众所周知,生活中的新尝试对我们所有人都有好处,只是有时迟疑去做。各种各样的活动可供选择,比如加入读书俱乐部、写作和陶艺等等。参加一项活动可以使我们长时间集中注意力,就可以把耳鸣忘到脑后或者把注意力从耳鸣上转移开。

此外,对于耳鸣患者来说,从事新的活动可以吸引注意力。爱好常常需要专注、正念、与他人相处和学习。开始一个新的爱好,一般需要一个与耳鸣无关联的全新的环境。在与一位耳鸣患者讨论这些益处时,通常是借助耳鸣日记,耳鸣日记可以让他将耳鸣忘却脑后,提高生活的乐趣。

10.11 总结

也许我们都太忙了!我们的大脑总是满满的。我们经常感到压力、不知所措、焦虑。花点时间放松一下,让自己从日常生活的压力和挑战中解脱出来,对所有人都有好处。当然,我们必须为此挤出时间,也可以在汽车、飞机、出租车、火车或公交车等一些日常活动中完成。

我们包括我们的患者都是千差万别的。我们仅在本章推荐了几项选择,当然,除此之外,还有很多很多(瑜伽、太极、骑马等)。有时,可以让患者画一幅画来描述耳鸣,以此来探索他们对耳鸣的情绪反应,调整对耳鸣的负面情绪(例如,一个孩子把耳鸣画成"金属怪物")。

耳鸣会让患者感到迷惑。大多数耳鸣患者白天很少关注耳鸣或受耳鸣困扰。可以让他们写日记，记下这些活动。这些记录可以帮助患者探索新的活动，注意力转到生活的其他方面，这些活动有助于我们的身心健康。患者确实可以把耳鸣当成日常生活中的背景声，正如我们有时告诉患者的，"越想耳鸣，耳鸣越是存在"。

总之，以下是一些可以帮助患者控制耳鸣的具体建议：

● 一次只关注一种感官体验（也就是说，减少所有其他感官体验）。

● 探索我们的世界和仔细感知细节。

● 不要评判你的思想和情绪。

● 给自己一些时间远离生活中的压力（包括耳鸣）。

● 记住，我们可以控制自己的反应。

● 创造一个让我们的处境或生活平静的时间。

● 要相信，有耳鸣也可以积极生活。

为了演示耳鸣和听觉过敏的正念训练，我们制作了一个视频，可以在配套网站上找到。此视频将提供关于正念的信息，通过特定的放松练习和锻炼来管理耳鸣和听觉过敏。

参考文献

［1］ Noble W, Tyler R. Physiology and phenomenology of tinnitus: implications for treatment. Int J Audiol. 2007;46(10):569 – 574

［2］ Tyler RS, Baker LJ. Difficulties experienced by tinnitus sufferers. J Speech Hear Disord. 1983;48(2):150 – 154

［3］ Tyler RS, Noble W, Coelho C, Roncancio ER, Jun HJ. Tinnitus and hyperacusis. In: Katz J, Chasin M, English K, Hood L, Tillery K, eds. Handbook of clinical audiology. 7th ed. Baltimore, MA: Lippincott Williams & Wilkins; 2015:647 – 658

［4］ Gans J, Cole M, Greenberg B. Sustained benefit of mindfulness-based tinnitus stress reduction (MBTSR) in adults with chronic tinnitus: a pilot study. Mindfulness. 2015;6(5):1232 – 1234

［5］ Arif M, Sadlier M, Rajenderkumar D, James J, Tahir T. A randomised controlled study of mindfulness meditation versus relaxation therapy in the management of tinnitus. J Laryngol Otol. 2017;131(6):501 – 507

［6］ Kreuzer PM, Goetz M, Holl M, et al. Mindfulness-and body psychotherapy-based group treatment of chronic tinnitus: a randomized controlled pilot study. BMC Complement Altern Med. 2012;12(1):235

［7］ Davenport J, Koch LC, Rumrill PD. Mindfulness-based approaches for managing chronic pain: applications to vocational rehabilitation and employment. J Vocat Rehabil. 2017;47(2):247 – 258

［8］ Calistoga Press. Mindfulness made simple. New York: Fall River Press; 2014

［9］ Husain FT, Zimmerman B, Tai Y, et al. Assessing mindfulness based cognitive therapy intervention for tinnitus using behavioural measures and structural MRI: a pilot study. Int J Audiol. 2019;58(12):889 – 901

［10］ McKenna L, Marks EM, Vogt F. Mindfulness-based cognitive therapy for chronic tinnitus: evaluation of benefits in a large sample of patients attending a tinnitus clinic. Ear Hear. 2018; 39(2):359 – 366

［11］ Philippot P, Nef F, Clauw L, de Romrée M, Segal Z. A randomized controlled trial of mindfulness-based cognitive therapy for treating tinnitus. Clin Psychol Psychother. 2012;19(5):411 – 419

［12］ McKenna L, Marks EM, Hallsworth CA, Schaette R. Mindfulness-based cognitive therapy as a treatment for chronic tinnitus: a randomized controlled trial. Psychother Psychosom. 2017;86(6):351 – 361

［13］ Tyler RS, Gogel SA, Gehringer AK. Tinnitus activities treatment. Prog Brain Res. 2007;166:425 – 434

［14］ Henry JL, Wilson PH. Tinnitus: a self-management guide for the ringing in your ears. Boston, MA: Allyn & Bacon; 2002

［15］ Landis B, Landis E. Is biofeedback effective for chronic tinnitus? An intensive study with seven subjects. Am J Otolaryngol. 1992;13(6):349 – 356

［16］ Slater R, Terry M. Tinnitus: a guide for sufferers and professionals. New York: Sheridan House, Inc.; 1987

［17］ Thabrew H, Ruppeldt P, Sollers JJ, III. Systematic review of biofeedback interventions for addressing anxiety and depression in children and adolescents with long-term physical conditions. Appl Psychophysiol Biofeedback. 2018;43(3):179 – 192

［18］ Young DW. Biofeedback training in the treatment of tinnitus. In: Tyler RS, ed. Tinnitus handbook. San Diego, CA: Singular Publishing Group; 2000:281 – 295

［19］ Davison GC, Neale JM. Abnormal psychology. 3rd ed. New York: Wiley; 1982

［20］ Perreau AE, Tyler RS, Mancini PC, Witt S, Elgandy MS. Establishing a group educational session for hyperacusis patients. Am J Audiol. 2019;28(2):245 – 250

［21］ Fleshman B, Fryrear JL. The arts in therapy. Chicago: Nelson Hall; 1981

［22］ Van Lith T. Art therapy in mental health: a systematic review of approaches and practices. Arts Psychother. 2016;47:9 – 22

［23］ Nan JKM, Ho RTH. Effects of clay art therapy on adults outpatients with major depressive disorder: a randomized controlled trial. J Affect Disord. 2017;217:237 – 245

[24] Hass-Cohen N, Bokoch R, Clyde Findlay J, Banford Witting A. A four-drawing art therapy trauma and resiliency protocol study. Arts Psychother. 2018;61:44 – 56

[25] Blomdahl C, Guregård S, Rusner M, Wijk H. A manual-based phenomenological art therapy for individuals diagnosed with moderate to severe depression (PATd): a randomized controlled study. Psychiatr Rehabil J. 2018;41(3):169 – 182

[26] Rubinstein JT, Tyler RS. Electrical suppression of tinnitus. In: Snow J, ed. Tinnitus: theory and management. Hamilton, Canada: B.C. Decker; 2004:326 – 335

[27] Tyler RS, Ed. The consumer handbook on tinnitus. 2nd ed. Sedona, AZ: Auricle Ink Publishers; 2016

[28] Gutiérrez EOF, Camarena VAT . Music therapy in generalized anxiety disorder. Arts Psychother. 2015;44:19 – 24

[29] Argstatter II, Grapp M, Plinkert PK, Bolay HV. Heidelberg neuro-music therapy for chronic-tonal tinnitus: treatment outline and psychometric evaluation. Int Tinnitus J. 2012;17(1):31 – 41

[30] Argstatter H, Grapp M, Hutter E, Plinkert PK, Bolay HV. The effectiveness of neuro-music therapy according to the Heidelberg model compared to a single session of educational counseling as treatment for tinnitus: a controlled trial. J Psychosom Res. 2015;78(3):285 – 292

[31] Hutter E, Grapp M, Argstatter H, Bolay HV. Music therapy for chronic tinnitus: variability of tinnitus pitch in the course of therapy. J Am Acad Audiol. 2014;25(4):335 – 342

[32] Krick CM, Grapp M, Daneshvar-Talebi J, Reith W, Plinkert PK, Bolay HV. Cortical reorganization in recent-onset tinnitus patients by the Heidelberg Model of Music Therapy. Front Neurosci. 2015;9:49

[33] Kentish RC, Crocker SR. Scary monsters and waterfalls: tinnitus narrative therapy for children. In: Tyler RS, ed. Tinnitus treatment: clinical protocols. New York: Thieme; 2006:217 – 229

（石　涯　景　晶　唐旭霞　译）

第11章

儿童耳鸣

Tinnitus in Children

Mohamed Salah Elgandy and Claudia Coelho

摘要

儿童耳鸣的评估和治疗迄今尚未得到充分的研究。在听力师和临床医生中,对于儿童耳鸣的治疗没有达成共识。在儿童耳鸣的治疗选择中,耳鸣咨询可以被认为是最基本的工具之一。本章通过回顾现有文献来展示儿童耳鸣的处理。此外,我们还将提供儿童耳鸣的详细描述,包括病因、临床调查和可能的治疗选择。

关键词:耳鸣,儿童,儿科,病因学,治疗

11.1 介绍

儿童耳鸣的评估和治疗往往比成人更复杂;部分原因是儿童对他们所经历的问题往往无法清楚地说出来。一些儿童可能认为他们的耳鸣是微不足道的,或者因为他们认为耳鸣是一直就有的,耳鸣是"正常的"。因此,儿童通常不会将耳鸣作为一种症状告诉父母,这可能会导致治疗上的延误。发病较晚的年龄较大的儿童将面临与成年人类似的挑战。然而,许多儿童不能清楚地描述他们的症状和担忧。

患有耳鸣的儿童通常会遭受与成人耳鸣相似的痛苦。思考困难、情绪波动、注意力不集中、睡眠困难和听力下降是儿童耳鸣最常见的主诉。许多人还会经历听觉过敏(见第13章)。

这些症状可能会影响许多休闲活动,如体育运动,以及学习成绩下降。这些症状通常会严重干扰儿童的生活,从而不可避免地影响到他们的整个家庭的日常生活和活力。

11.2 患病率

在儿童中,有关耳鸣的大部分数据都是通过父母填写的问卷获得的。由于采访儿童和获得可靠信息的困难,很难准确估计儿童耳鸣的患病率。儿童很少提及与疼痛无关的症状。他们可能认为耳鸣是一种熟悉的经历,一些儿童更容易被外部环境的事件,如游戏、体育锻炼和电子游戏分散注意力,有些儿童可能不认为这是一种健康问题。耳鸣在重度听力损失的儿童中较少发生,在轻度和中度听力损失的儿童中更常见(表11.1)。

表11.1 不同年龄和不同国家儿童耳鸣患病率

作者	研究国家	患者数量	年龄	诊断工具	患病率
Nodar	美国	2 000	10~18	问卷	13.3%听力正常,58.6%听力受损
Stouffer 等	加拿大	161	7~12	采访	13%听力正常,29%听力受损
Holgers	瑞典	964	7	问卷	13%听力正常,8.8%听力受损
Aksoy	土耳其	1 020	6~16	问卷	9.2%感知到耳鸣,5.8%拥有耳鸣烦恼
Coelho	巴西	506	5~12	采访	37.7%听力正常但感知到耳鸣,50%听力受损并伴有耳鸣烦恼 19%听力正常,17.8%听力受损

许多不同的因素可能导致已公布的不同研究的结果不一致。这些因素包括耳鸣的标准、听力损失标准、参与者的年龄范围、文化问题和各种方法学因素。

11.3 儿童耳鸣的病因分析

Tyler 和 Smith 提出了一些术语以作为有用的病因分类，如先天性耳鸣与后天性耳鸣、中耳耳鸣与感音神经性耳鸣：

- 先天性耳鸣发生在出生或婴儿期，直到较晚时候才被诊断出来，可能是在与没有耳鸣的朋友交谈时发现。Graham 提出，患有先天性耳鸣的儿童可能很早就习惯了耳鸣。
- 后天性耳鸣在生命的后期发展，对于儿童来说，他们通常意识到耳鸣代表着一种以前没有的变化。就耳鸣的严重程度而言，后天性耳鸣儿童的经历与成人相似。许多形式的听力损失，常见的如过多的耵聍栓塞和中耳炎，都会导致短暂的耳鸣。

另一种对耳鸣进行分类的方法是比照我们对听力损失的分类——传导性与感音神经性。

传导性耳鸣是由于外耳或中耳阻断或受损，导致声音无法传到内耳。

几乎所有儿童至少经历过一次中耳炎发作，中耳感染引起的耳鸣是有争议的。一种理论是，由中耳积液引起的传导性听力损失会减弱通常掩盖低水平耳鸣的外部声音，这些外部声音的衰减"暴露"了已经存在的低水平耳鸣。

除中耳炎外，其他中耳疾病也可导致儿童耳鸣。这些疾病的清单很长，包括所有导致成人耳鸣的中耳问题（第 2 章）。与成人一样，某些形式的中耳耳鸣代表着更广的健康问题，如颅内肿瘤。在这些情况下，对病因的治疗往往可以缓解耳鸣。

儿童的中耳耳鸣可分为以下几类：

搏动性中耳耳鸣包括静脉嗡嗡声、传播性杂音、血管球瘤、脑积水和血管畸形（例如，硬脑膜动静脉瘘、颈静脉球裂、颈动脉异常和镫骨动脉持续存在）。中耳肌阵挛（推测继发于鼓膜张肌或镫骨肌的异常运动）通常以有节奏、规则或不规则、连续或间歇形式的跳动性耳鸣为特征。

非搏动性中耳耳鸣包括鼓膜穿孔、耳部感染、咽鼓管开放、颞下颌关节紊乱和家族性耳鸣。

- 感音神经性听力下降耳鸣是由毛细胞、血管纹、耳蜗突触、螺旋神经节神经元或更近端的听觉结构受损引起的。在任何位置损害听觉系统的变化都可能导致耳鸣。

耳鸣也可与任何原因引起的感音神经性听力损失有关。无论是成人还是儿童，都是如此。根据 Coelho 等人的说法，中度听力损失的儿童比重度和极重度听力损失的儿童更容易出现耳鸣。儿童感音神经性听力损失的常见原因包括头部创伤、噪声暴露、突然的听力损失、耳毒性药物、自身免疫性听力损失、代谢紊乱（包括 2 型糖尿病或糖尿病前期）、血脂异常（高血清低密度脂蛋白）、营养缺乏，以及吸收不良综合征（如乳糜泻和乳糖不耐受）。

- 在耳鸣发生前至少存在以下情况之一时，临床怀疑躯体感觉性耳鸣：头颈部外伤史；头部、颈部和/或肩部反复疼痛；对牙齿、下巴或颈椎进行一些操作时会出现耳鸣；休息、梦游和工作时姿势不当；或在白天或晚上出现剧烈的磨牙症（咬牙或磨牙）。

听觉和躯体感觉传入神经的整合发生在听觉通路的耳蜗核（CN），这被认为是躯体感觉性耳鸣可能的调节部位。

- 耳毒性：有时会给包括新生儿在内的儿童开具耳毒性药物，例如抗生素（庆大霉素和万古霉素）。与成人类似，耳毒性药物与听力损失和耳鸣的风险有关。虽然药物剂量是根据小孩的体重调整的，但儿童可能尤其容易患耳鸣。我们无法保证不会因耳毒性药物而导致听力损失和伴随的耳鸣。
- 娱乐性噪声和音乐引起的耳鸣：儿童可能会因娱乐性噪声（例如电视游戏、雪地摩托、水上摩托艇、枪声、玩具和/或烟花）而导致听力损失和耳鸣。此外，儿童经常面临音乐诱发耳鸣的风险——无论是作为演奏者或听众，如果长时间（>2～3 小时）定期（>每周 3～4 天）暴露于强烈的音乐（>80 dBA）。Segal 等人回顾了一项包括 53 例病例的回顾性研究，指出 25% 的儿童（$n=13$）在暴露于玩具和鞭炮的噪声后抱怨耳鸣而就医。
- 音乐家：听力损失和耳鸣不只是摇滚音乐家的问题，古典音乐家也会出现这种问题。当音乐家在乐器或扬声器等声源旁边演奏时，如果长时间暴露在声源中数小时，就会增加听力损失和耳鸣的风险。一般来说,声音必须超过 80 dBA,每天超过 8 小时才能被认为对听力有潜在损害。暴露在更高水平的声音,在较短时间内也会导致听力损失。事实上,非常强烈的声音单次爆发就足以损害听力并产生耳鸣。应该认识到,像成年人一样,不同的儿童对声音引起耳鸣的易感性程度也不同。

- 音乐会听众:听力损失和耳鸣可能发生在经常参加或暴露于音乐会和舞会,或通过个人可穿戴或非可穿戴声音播放系统回放的强声环境的儿童。响亮的音乐会肯定会产生持续数小时的破坏性噪声。Yassi 等报告说,60% 的与会者在音乐会后立即报告了耳鸣。可穿戴耳机也会产生高强度声音,引起暂时性阈移(TTS)和耳鸣。

11.4　儿童耳鸣的可能因素

11.4.1　年龄

研究表明,在儿童中,耳鸣响度和耳鸣烦恼随年龄每年增加 1.1 倍。Nodar 发现,年龄使耳鸣发生的风险增加 1.2 倍。Aksoy 等人报道,耳鸣的发病率在 13～14 岁左右逐渐增加。

11.4.2　性别

与成人的耳鸣不同,儿童的大多数流行病学研究表明,在焦虑和抑郁症状发生率较高的女孩子中耳鸣的发生率更高。这一观察结果可能与以下发现有关:

- 女孩比男孩更容易表现出症状,包括那些与情感情绪障碍相关的症状。
- 自发性耳声发射在女性中更为常见,其可能被认为是耳鸣的一个可能原因。
- 性别之间的遗传差异与在听觉通路中发挥作用的神经递质表达有关,包括影响大脑中 GABA 受体的血清素和女性生殖激素。

11.4.3　听力损失

听力损失,即使是轻度的,也可以促使听觉皮质的频率分布地图重组。Coelho 等人报告称,50% 的轻度至中度听力损失儿童和 23.5% 的中度至极重度听力损失儿童会出现耳鸣。33.8% 患有轻度至中度听力损失的儿童有让人烦恼的耳鸣,而患有中度至极重度听力损失的儿童该数据为 18.8%。这些结果表明,轻度听力损失是耳鸣的危险因素,耳鸣感觉的优势比为 1.8,烦人耳鸣的优势比为 2.4。中度至重度听力损失也被认为是一个危险因素,耳鸣感觉的优势比为 0.5,烦人耳鸣的优势比为 1.1。这些结果表明,轻度听力损失与中度至重度听力损失相比,表现出发生耳鸣感觉和烦人耳鸣的更大风险。

11.4.4　暂时性阈移

Holgers 和 Petterson 报道,因暴露于噪声而患有暂时性阈移的个体出现自发性耳鸣的优势比为 1.4,噪声性耳鸣的优势比为 2.0。有时经历暂时性阈移的人与没有暂时性阈移的人进行比较时,出现自发性耳鸣的优势比为 2.8,噪声性耳鸣的优势比为 8.4。这表明因噪声暴露而出现暂时性阈移的个体发生自发和噪声性耳鸣的风险更高。

Coelho 等人报道,噪声暴露史是耳鸣感觉和耳鸣痛苦的危险因素,优势比分别为 1.8 和 2.8。他们发现鞭炮是最常见的噪声暴露。Segal 等人报告,25% 的暴露在玩具和鞭炮高噪声中的儿童,因噪声创伤而寻求就医。

很明显,噪声暴露会导致初级听觉皮质的频率分布地图重组。而且,神经重塑的激活可能引起噪声性创伤后耳鸣。

11.4.5　晕动病

晕动病被发现是耳鸣感觉的一个危险因素,优势比为 1.8。在儿童中,晕动病与偏头痛和前庭症状高度相关。

11.4.6　听觉过敏

根据 Tyler 和 Conrad-Armes 的描述,听力过敏和耳鸣是相关症状。Coelho 等人表明,听觉过敏是儿童耳鸣的最高危险因素,优势比为 4.2,但耳鸣不是听觉过敏的危险因素。

11.5　儿童耳鸣的诊断

儿童使用各种术语来描述其耳鸣的声音特点。它们包括"铃声""嗡嗡声""嘶嘶声""喘息声""吱吱声""潺潺声"或"低吟声""沙沙声"和"口哨声"。

11.6 耳鸣对儿童和家长的影响

关于耳鸣对儿童健康状况和成长的影响的研究有限。儿童通常缺乏描述耳鸣的能力。一个特别的孩子将他的耳鸣解释为机器人的声音,并经常将这种声音融入他的游戏中。

儿童报告的常见症状包括头痛、头晕和眩晕、干扰睡眠,以及在家和学校难以集中注意力。据报道,在不到一半的儿童中,疲劳也是耳鸣的诱发因素。

Kentish 等人报道,父母担心耳鸣可能是听力损失的前兆,或者可能导致听力损失。他们还担心这可能是精神健康问题、脑瘤或其他神经疾病的表现。

11.7 评估

一般来说,对患有耳鸣的儿童的评估与成人的评估相似(第 12 章)。一个例外是,孩子们经常不太直接谈论自己的健康状况,在被问及时,他们可能会试图取悦医生。因此,检查期间应保持开放的交流和谨慎的态度。儿童更有可能省略相关事实,而不是提供不准确的信息。然而,对于开放式问题儿童可以提供准确的信息。即使从儿童那里获得的信息是分段化的,随着时间的推移,它也可以帮助医生形成完整的病情描述。

11.7.1 历史

应全面评估是否有与耳鸣一起存在任何其他听觉症状。有时人们认为,专门向孩子询问他们的耳鸣可能会激发起本来对孩子没有影响的症状。因此,优先考虑讨论耳鸣而不是将其视为令人痛苦的问题进行讨论。

面诊应在儿童友好的方式和环境进行。关键是专业人员能够将他们的讨论模式和语气与孩子的认知和语言水平相匹配。与孩子和家长的初步讨论应集中在孩子对耳鸣的想法和担忧(如果他们有的话)上。可以鼓励孩子给出耳鸣的视觉呈现,比如画画也可能有信息价值。探究性问题有助于收集有关儿童及其耳鸣的重要病史,具体见表 11.2。

对病史进行系统性回顾是重要的,因为它可以成为一个很好的诊断工具。例如,如果孩子出现头痛、视力变化和头晕,这可能会指导医生和医疗团队诊断出先天性动静脉畸形。患有波动性耳鸣、听力

表 11.2 与病史有关的问题和可能指导诊断的回答

耳鸣相关问题	可能的指导答案
它们(耳鸣音)听起来像什么?	嗡嗡声、铃声、喘息声、吱吱声
当你有噪声时你会做什么?	忽视它、认为它很正常、玩耍或睡觉
噪声对你有什么影响?	无影响、头痛、眩晕、睡眠不足、疲劳
什么时候症状会加重?	例如,在学校或家里,一天中的某些时间段
你认为声音来自哪里?	在一只/两只耳朵或头部
你听到这些声音多久了?	慢性耳鸣或近期耳鸣

损失和发作性眩晕的患者表明,应该让医生首先排除梅尼埃病。耳鸣与头痛和头晕相关联可能表明存在前庭性偏头痛。脑神经障碍可能表明存在颅底肿瘤(即前庭神经鞘膜瘤)。血性耳漏、耳痛、阵发性高血压和出汗病史均提示血管球瘤的诊断(肿瘤累及中耳腔)。

11.7.2 查体

在评估患有耳鸣的儿童时,需要进行全面的头颈部检查以及全面的神经学评估。对于腭肌阵挛病例,应彻底检查鼓膜,并在进行呼吸运动时检查,以排除咽鼓管开放和肌阵挛。

中耳腔受累可能提示颈动脉异常(位于鼓膜后面前部的淡红色肿块)、颈静脉(位于后部的深蓝色肿块)和中耳血管性肿瘤,如鼓室球体瘤。在良性颅内高压病例中,眼底检查视乳头水肿至关重要。脑神经检查以及对上颚抬高、声带活动度、肩颈部运动的评价是诊断颈静脉球体瘤的重要项目。最后,改变孩子的姿势;头部、颈部和面部肌肉以及颞下颌关节(TMJ)出现压痛并进行牙齿和咬合检查可能会提出躯体感觉调节耳鸣的假设。

躯体感觉性耳鸣可以通过要求患者进行特定的运动或抵抗施加在他们头、肩膀和下巴上的压力来诊断。Ralli 等人描述了一些用于耳鸣的躯体测试和评估的手法(表 11.3)。

还需要听诊外耳道,包括耳前区和耳后区、眼眶和颈部,以排除某些特殊情况,如颈动脉杂音、颈静脉杂音和动静脉畸形。

表 11.3　用于躯体测试的手法	
下颌动作	
紧闭牙关 用可复性压力张嘴 用可复性压力前凸下颌 用可复性压力向左滑动下颌 用可复性压力向右滑动下颌	由儿童执行
头颈部动作	
抵抗施加在前额的压力 抵抗施加在枕部的压力 抵抗施加到顶部的压力 抵抗下颌骨下施加的压力 抵抗施加到右太阳穴的压力 抵抗施加到左太阳穴的压力 头部向右转动时向右侧颧骨施压 头部向左转动时向左侧颧骨施压 向左侧太阳穴施压,头部向右并向 左倾斜(左侧胸锁乳突肌) 向右侧太阳穴施压,头部向左并向 右倾斜(右侧胸锁乳突肌)	由测试者执行

11.7.3　听力学

应进行纯音测听,以确定听力损失的存在和性质。然而,对于那些因安静环境(消音室)、强声而加重耳鸣或有听觉过敏的儿童,可能需要慎重地进行这项检查。

如果听力检查出现异常,其应该引导我们使用进一步的诊断工具来确定耳鸣的来源。耳声发射测试可以确认外毛细胞的完整性,而听觉脑干反应测试可能提示中枢性病变。

11.7.4　实验室评估

全面的实验室评估可能有助于诊断某些类型的耳鸣,包括:

- 全血细胞计数(贫血)。
- 血脂:总胆固醇、高密度脂蛋白胆固醇、低密度脂蛋白胆固醇和甘油三酯(高脂血症)。
- 血糖筛查:对于超重、久坐、有糖尿病家族史或其他危险因素的青少年,进行以下某项检查:快速血糖和 2 小时口服葡萄糖耐量试验(OGTT)(如果高度怀疑)。血红蛋白 A1c 还有助于监测对葡萄糖/胰岛素抵抗的年轻人的营养治疗。
- 化学微量元素:铁、铁蛋白、维生素 B_{12}、维生

素 D_3 和锌、钠和钾、血尿素氮(BUN)、肌酐、尿液分析和甲状腺功能检测:促甲状腺激素(TSH)和游离 T_4。

- 病毒学检查:耳鸣是突发性听力损失常见的并发症状。病毒感染的检查应根据病史和临床结果针对个体进行。血沉、C 反应蛋白、巨细胞病毒、风疹、单纯疱疹、EB 病毒、艾滋病毒和莱姆病。
- 血清学检测:通过性病研究实验室(VDRL)筛查先天性神经梅毒。
- 自身免疫检查:如果儿童出现与进行性双侧和非对称性感音神经性听力损失(SNHL)相关的耳鸣,并伴有阈值波动,在 3～90 天内发展,则必须进行免疫介导的检查。自身免疫性疾病的筛查试验包括血沉(ESR)、C 反应蛋白(CRP)、血清免疫球蛋白(IgM、IgG、IgA 和 IgE)、类风湿因子(RF)、抗甲状腺抗体、抗核抗体(ANA)、抗中性粒细胞胞浆抗体(ANCA)和抗磷脂/抗心磷脂抗体。

11.7.5　放射学检查

耳鸣是一个具有挑战性的诊断难题,尤其是在儿童群体中。在成人中,美国耳鼻咽喉头颈外科学会基金会(AAO‐HSNF)指南明确了何时建议进行影像学检查,特别是搏动性耳鸣、伴有耳鸣的单侧听力损失和出现局灶性神经症状的情况下。不幸的是,对于患有耳鸣的儿童,几乎没有证据指导临床医生进行影像学检查的需要。对患有耳鸣的儿童进行磁共振成像(MRI)尚不清楚,因为它可能需要使用镇静或麻醉,因此成本高昂,并涉及一些风险。

Levi 等人报道了一项对 34 名耳鸣儿童的研究,发现在 25 名听力正常的儿童中,没有特定的 MRI 异常表现,而在 9 名听力图异常的儿童中,有 4 名 MRI 表现异常(44%)。

Kerr 等人评估了 102 名患有耳鸣的儿童患者;对其中的 53 人进行了成像研究。听力阈值正常的儿童中有 20 名没有内耳异常;因此,没有特殊的 MRI 表现可以用来提示内耳病变。另一方面,在听力损失的儿童中,内耳畸形的发生率显著(18.2%)。因此,合并耳鸣和听力损失的儿童,影像检查异常发生率高,提示在评价儿童耳鸣患者时应进行影像学检查。

Hegarty 和 Smith 提出了一种关于儿童耳鸣放射学检查的图示方法:

- 单侧或双侧听力损失儿童的非搏动性耳鸣可能提示耳蜗前庭器官存在先天性缺陷,例如耳蜗发育不良。因此,颞骨的计算机断层扫描(CT)应该是必须的。
- 非搏动性耳鸣通过 CT 未发现任何发育异常可能提示需要进行脑干 MRI 检查。这可以诊断与 2 型神经纤维瘤病相关的听神经瘤。
- 搏动性耳鸣、听力图正常且耳科检查结果正常的儿童应进行头部 CT 评估以排除脑积水。
- 搏动性耳鸣患儿,耳镜检查显示后鼓室肿块,应行 CT、MRI 检查,可能指向球体瘤、颈内动脉畸形、镫骨动脉持续存在、颈静脉球高位。
- 非搏动性耳鸣患者,耳镜检查和体格检查显示后鼓室肿块可能提示胆脂瘤。

11.8 儿童耳鸣的预防

当然,预防耳鸣比治疗耳鸣更可取。儿童耳鸣至少有两种原因是可以预防的:药物引起的耳鸣和噪声引起的耳鸣。使用耳毒性药物应该使用特定的剂量监测指标,我们应该鼓励儿童在接受药物治疗时报告听力变化或耳鸣的发生。通过对听力保护重要性的教育,可以最大限度地减少暴露在强声音乐和噪声(连续性的和脉冲性的)中的可能有害后果。对兄弟姐妹、同龄人和父母提供示范性正确使用听力保护是有益的。处于危险中的儿童也可以被警告耳鸣发生意味着什么;它可能是永久性的噪声性听力损失的先兆。

11.9 治疗方案

11.9.1 药物治疗

不幸的是,没有治愈耳鸣的灵丹妙药,在对照组研究中,也没有安全的药物被证明可以帮助大量耳鸣患者。药物试验没有在儿童身上进行。

AAO - HNSF 指南指出,临床医生不应推荐银杏叶、褪黑素、锌或其他膳食补充剂治疗持续性、令人烦恼的耳鸣。然而,应该意识到有不同亚型的患者可能会受益。文献中的几个报告描述了这些膳食补充剂,例如:

- 维生素 B、锌、铁和镁等膳食补充剂可能对耳鸣有帮助,它们通常适用于与乳糖不耐受和乳糜泻等吸收不良状况有关的缺乏出现的情况。
- 银杏叶是许多医生使用的常用补剂和替代药物之一,但它可以减少一些患者的耳鸣并没有在大型试验中获得肯定。

镫骨肌阵挛综合征少见,会严重影响日常活动,如吃饭、说话和走路。可能可以用抗惊厥药治疗,通过肉毒杆菌毒素 A 的加入获得非常好的效果。

11.9.2 手术治疗

某些形式的中耳耳鸣,如持续性中耳积液、胆脂瘤,以及更罕见的血管肿瘤,需要手术治疗。

鼓膜张肌和镫骨肌的肌阵挛活动可以通过掀起鼓膜切断鼓膜张肌腱和镫骨肌进行治疗。进行手术治疗的决定应与父母进行充分讨论,并且仅在耳鸣严重影响孩子生活质量的情况下才做出此建议。

硬脑膜动静脉瘘患者可以通过结扎受累血管或选择性栓塞供血血管进行治疗。

颅底肿瘤患者可以通过手术治疗,就像局限于中耳的血管球瘤可以通过中耳和乳突入路进行治疗一样。另一方面,延伸至颈静脉孔或上颈部的颅底肿瘤可以通过颅底技术进行治疗。

11.9.3 咨询

11.9.3.1 年龄较小儿童的治疗

治疗年龄较小儿童的感音神经性耳鸣的方法如下:

(1)倾听患儿家人的关切,让他们安心,给予支持。你需要帮助家人认识到,耳鸣是一种影响许多其他孩子的非危险性情况。

(2)找出耳鸣的潜在原因,可能包括噪声暴露、药物或头部受伤。此外,当耳鸣第一次出现或被注意到时,你应该确定孩子和家人经历的共性问题。无论是在家里还是在学校,孩子和家人都会对耳鸣可能造成的困难感到担忧,这是合理的。Gabriels 指出,在儿童耳鸣的治疗中,必须考虑到耳鸣对学校和社交生活的影响。她报告了一名患有耳鸣和听觉过敏的 5 岁儿童袭击了一名同学,因为这位朋友在他的耳朵边大喊大叫。

（3）在整个治疗过程中包含父母、兄弟姐妹和整个家庭。听力师必须与家庭接触（或让家庭参与），因为他们需要了解孩子面临的与耳鸣有关的困难和问题。由于耳鸣通常是主观的，在某些情况下，父母可能很难接受孩子对于耳鸣的抱怨。

（4）如果孩子有听力损失，可以考虑使用助听器。有任何程度听力损失和感音神经性耳鸣的儿童应配戴助听器。助听器从多个方面帮助耳鸣和听力损失的患者。放大声音不仅改善交流能力和降低聆听压力（压力降低有助于患者应对耳鸣），放大一些背景噪声也有助于掩盖患者的耳鸣（第 7 章和第 8 章）。

（5）让孩子的老师和其他相关专业人员监督孩子在学校的进步，并理解任何诱发或导致耳鸣的相关问题都需要得到解决。这可能涉及其他潜在的教育或心理问题的管理。

（6）针对耳鸣的咨询应该在孩子容易理解的水平上进行。通过提供清晰、简单的信息，让父母参与讨论耳鸣的性质通常很重要。例如，通过建立应对技能，融入儿童的想象力，并提供有效的策略来管理耳鸣，这些应对策略可以与受到耳鸣困扰的对应年龄较小和较大的儿童进行详细讨论。此外，听力师应该询问耳鸣儿童在耳鸣造成困扰时可能会选择进行的活动。一些孩子喜欢读故事书，听他们选择的音乐，或者画一幅画。

（7）心理学方法，如叙事疗法（第 5 章）。

叙事疗法是一种心理疗法，旨在帮助个人认识到他们的价值和技能，以及知晓他们必须依赖这些价值生活。这种类型的治疗可用于管理儿童的耳鸣。更具体地说，治疗师试图帮助儿童共同创作关于他们自己的故事，其中包含病情或耳鸣的新叙述。叙事疗法声称是治疗对话的一种社会正义方法，旨在挑战以破坏性方式塑造人们生活的占主导地位的话语，并调查这些原因的历史。例如，通过角色扮演或绘画，鼓励孩子将自己与耳鸣分开，认识到耳鸣并不可怕，其来源于外部。这种分离过程有助于将孩子从消极的想法、观念和感受中解脱出来。一旦解决了与耳鸣相关的痛苦或突发情况，孩子就会学会习惯耳鸣的存在。

11.9.3.2 年龄较大儿童的治疗

对年龄较大的儿童的耳鸣治疗类似于对成人的治疗（第 4 章和第 5 章）。当孩子确实抱怨耳鸣时，应该认真对待。耳鸣不仅可能使人虚弱，还可能反映一种潜在的可治疗的疾病。为成人提供的耳鸣治疗方法很容易被年龄较大的儿童采用。

（1）咨询：一般咨询（来自医生和听力师）有助于帮助孩子制定成功的应对策略，以减少痛苦和改变/适应不良的行为。使孩子寻求帮助的具体问题往往不仅仅是耳鸣，还可能是与遭受精神崩溃风险相关的极度焦虑。

（2）放松：放松的目的是控制紧张，并在必要时能够放松。这可以用于（有或无）耳鸣，也有增加孩子自信的好处。放松工具的例子包括使用录制的轻柔音乐的视频、深呼吸练习、身体扫描的冥想等。尽管有许多可用的工具，包括应用程序、播客等，但这些工具通常最好由该领域接受过训练的人提供。有关放松和缓解耳鸣的应用程序的更多信息，见第 9 章和第 10 章。

（3）认知行为矫正：认知行为疗法（CBT）通常是通过训练患有耳鸣的儿童来应对耳鸣这种情况，然后改变儿童对耳鸣的看法。通过减少对耳鸣的负面想法，可以将其烦恼降至最低。这项技术通过识别和强化应对策略以及放松和分散注意力的技巧来改变对耳鸣的心理反应。大型研究报道，对于许多受到耳鸣困扰的患者来说，使用 CBT 有助于减少耳鸣相关的痛苦。

（4）耳鸣活动治疗：包括针对受耳鸣影响的日常生活的四个主要功能（即思想/情绪、听力、注意力和睡眠）的个体化咨询（第 4 章）。这种疗法的目的是使耳鸣患者达到不关注自己耳鸣症状的阶段，例如，在进入房间的几秒钟内，除非我们有意识地专注于冰箱的噪声，否则我们的大脑将忽视冰箱的噪声。

（5）声治疗：声治疗涉及呈现背景声音以降低耳鸣的显著性和响度（第 8 章）。这可以通过可穿戴听力设备（助听器和掩蔽器的组合设备）或非可穿戴设备[例如收音机、个人收听设备（ipod）和光盘播放器]来实现。其中一些设备，包括白噪声发生器和通过平板电脑或扬声器播放的音乐，可用于帮助孩子入睡。

对儿童特别有用的声音类型包括：
- 宽带噪声，如白噪声、粉红噪声或低频布朗噪声。
- 音乐可以是古典轻音乐或简单的钢琴音乐，也可以是他们喜欢的其他类型的音乐。
- 大自然的声音比如雨声、瀑布声或蟋蟀声。

（6）重新聚焦疗法：许多患者将注意力集中在耳鸣上。他们一天中大部分时间都在想自己的耳鸣。他们越想自己的耳鸣，耳鸣就会变得越严重，耳鸣变得越严重，他们就会越想耳鸣。这种负面的思维模式造成了一个恶性循环。耳鸣成为他们生活中的关键部分，患者花费大量时间想他们的耳鸣声音，并专注于处理或消除他们头内的声音。

重新聚焦治疗的目的是将患者的注意力从耳鸣上转移开。对于大多数患者来说，耳鸣是慢性的，不会消失。因此，这种疗法的重点是找到专注于其他活动的方法，所以我们应该有管理它的想法。耳鸣患者之间坦率地谈论生活中其他喜欢的活动通常对缓解耳鸣是有益的。还可以鼓励患者培养新的兴趣；这里临床医生的角色是帮助他们正确地看待耳鸣对他们造成的障碍，帮助他们专注于生活中的其他活动，注意他们喜欢的事情。

11.9.3.3 躯体感觉性耳鸣的治疗

出现躯体感觉性耳鸣的儿童需要通过多学科团队（耳鼻喉科医生、神经科医生、理疗师和牙医）进行评估。对于儿童这种类型的耳鸣，有各种治疗方法可用。

（1）放松颌部和颈部的肌肉张力：患有颞下颌关节紊乱的儿科患者经常出现下颌和颈部肌肉紧张，以及耳鸣、眩晕或头晕和耳闷。治疗躯体感觉性耳鸣的首要目标是减少这种肌肉张力。这可以通过在家中定期拉伸枕下（位于颈后部）肌肉以及寰枕关节（颈椎和颅骨底部之间的骨骼连接）的旋转运动来完成，特别是限制侧，以及涉及膈肌呼吸的放松训练。Wright 和 Bifano 报道，通过使用认知疗法、咬合夹板（一种用于防止磨牙症引起的牙齿磨损的牙科设备）和室内训练，颞下颌疾病得到改善的耳鸣患者，82.5% 的患者其耳鸣得到改善。

（2）手法治疗（颈椎手法）：通过手法治疗（脊椎按摩疗法或整骨疗法）纠正颈椎的错位，似乎可以缓解一些躯体感觉性耳鸣，尤其是在上颈椎区域。这种调整可能使整个脊椎复位，并可能通过听觉系统的躯体感觉通路重新调整该区域的输入。

Alcantara 等人描述了脊椎按摩疗法如何减少颈椎半脱位和颞下颌关节紊乱患者的耳鸣、眩晕和听力损失。经过一些疗程后，症状最终消失了。

（3）肌筋膜触发点（MTP）失活：许多缓解 MTP 的技术被发表，但其中很少有得到科学证据的支持。Vernon 和 Schneider 回顾了肌筋膜疼痛综合征最常用的治疗程序，他们表明该治疗程序有证据支持。缓解的持续时间因治疗而异。

Rocha 和 Sanchez 报道了一名患者，在通过压力释放和室内训练计划（肌肉拉伸、姿势指导和热敷）缓解 MTP 后，其耳鸣、头晕和慢性面部和颈部疼痛得到改善。

（4）重复训练练习对耳鸣的调节作用：总的来说，练习可能是有益的，因为它增加了脑源性神经营养因子。重复动作的训练通过激活神经可塑性产生特定的神经生理变化。激活神经重塑已被证明对许多疾病有治疗效果，如前庭疾病和耳鸣。耳鸣儿童应鼓励训练。

（5）强直性鼓膜张肌综合征（TTTS）的治疗：TTTS 是一种不自主的疾病，其中中枢介导的鼓膜张肌活动反射阈值降低，导致频繁痉挛。符合 TTTS 的症状包括：耳朵剧烈刺痛；耳钝痛，耳鸣，通常伴有咔嗒声、节律性或嗡嗡声；耳压或阻塞感和鼓膜振动。耳朵周围、脸颊或颈部一侧的疼痛/麻木/灼热；轻度眩晕和恶心；感觉"被蒙住"或听力失真和头痛。任何这些症状都可能影响儿童的生活质量。

TTTS 症状脱敏可以使用与听觉过敏治疗类似的方法来实现，并增加 CBT 策略来重构适应不良的信念和管理听觉与 TTTS 症状的过度警觉。

11.10 总结

儿童的耳鸣可能会让一些孩子感到痛苦，但不是所有。除了思想和情绪、听力、睡眠和注意力的这些主要功能外，患有令人不安的耳鸣的儿童还可能在社交、学校和行为问题上需要帮助。儿童的耳鸣需要得到解决和适当管理，以避免对儿童的健康和成长造成不良后果。耳鸣通常可以通过开展听觉保护的教育提前预防，知道某些药物是耳毒性的并监测耳鸣的可能性是明智的。

为了说明耳鸣儿童的经历，本章还采访了一名耳鸣儿童的父母，可在配套网址上找到。

参考文献

［1］ Aust G. Tinnitus in childhood. Int Tinnitus J. 2002;8(1): 20 – 26

［2］ Coelho CB, Sanchez TG, Tyler RS. Tinnitus in children and associated risk factors. Prog Brain Res. 2007;166:179 – 191

［3］ Martin K, Snashall S. Children presenting with tinnitus: a retrospective study. Br J Audiol. 1994;28(2):111 – 115

［4］ Savastano M. Characteristics of tinnitus in childhood. Eur J Pediatr. 2007;166(8):797 – 801

［5］ Drukier GS. The prevalence and characteristics of tinnitus with profound sensori-neural hearing impairment. Am Ann Deaf. 1989;134(4):260 – 264

［6］ Graham J. Tinnitus aurium. Acta Otolaryngol. 1965; Suppl 202:24 – 26

［7］ Viani LG. Tinnitus in children with hearing loss. J Laryngol Otol. 1989;103(12):1142 – 1145

［8］ Savastano M. A protocol of study for tinnitus in childhood. Int J Pediatr Otorhinolaryngol. 2002;64(1):23 – 27

［9］ Graham JM. Tinnitus in children with hearing loss. Ciba Found Symp. 1981;85:172 – 192

［10］ Nodar R. Tinnitus aurium in school age children: a survey. J Aud Res. 1972;12:133 – 135

［11］ Stouffer JL, Tyler RS, Both JC, Buckrell B. Tinnitus in normal-hearing and hearing-impaired children. In: Aran JM, Dauman R, eds. Tinnitus. Amsterdam/New York: Kugler; 1992:255 – 259

［12］ Holgers KM. Tinnitus in 7-year-old children. Eur J Pediatr. 2003;162(4):276 – 278

［13］ Aksoy S, Akdogan O, Gedikli Y, Belgin E. The extent and levels of tinnitus in children of central Ankara. Int J Pediatr Otorhinolaryngol. 2007;71(2):263 – 268

［14］ Coelho CB, Sanchez TG, Tyler R. Tinnitus in children and associated risk factors. In: Langguth B, Hajak G, Kleinjung T, Cacace A, Moller A, eds. Tinnitus: pathophysiology and treatment. Amsterdam: Elsevier, BY; 2007:185 – 200

［15］ Tyler RS, Smith RJ. Management of tinnitus in children. In: Newton VE, ed. Pediatric audiological medicine. Philadelphia, PA: Whurr Publishers; 2002:397 – 404

［16］ Graham JM. Tinnitus in children with hearing loss. In: Vernon JA, Moller AR, eds. Mechanisms of tinnitus. Needham Heights, MA: Simon & Schuster; 1995:51 – 56

［17］ Leonard G, Black FO, Schramm VL. Tinnitus in children. In: Bluestone CD, Stool SE, eds. Pediatric otolaryngology. Philadelphia: WB Saunders; 1983:271 – 277

［18］ Ralli M, Greco A, Turchetta R, Altissimi G, de Vincentiis M, Cianfrone G. Somatosensory tinnitus: current evidence and future perspectives. J Int Med Res. 2017;45(3):933 – 947

［19］ Rytzner B, Rytzner C. Schoolchildren and noise: the 4 kHz dip-tone screening in 14391 schoolchildren. Scand Audiol. 1981;10(4):213 – 216

［20］ Segal S, Eviatar E, Lapinsky J, Shlamkovitch N, Kessler A. Inner ear damage in children due to noise exposure from toy cap pistols and firecrackers: a retrospective review of 53 cases. Noise Health. 2003;5(18):13 – 18

［21］ Greinwald JH, Taggart TR. Environmentally induced hearing impairment: the impact of genetics. Curr Opin Otolaryngol Head Neck Surg. 2002;10(5):346 – 349

［22］ Yassi A, Pollock N, Tran N, Cheang M. Risks to hearing from a rock concert. Can Fam Physician. 1993;39:1045 – 1050

［23］ Lee PC, Senders CW, Gantz BJ, Otto SR. Transient sensorineural hearing loss after overuse of portable headphone cassette radios. Otolaryngol Head Neck Surg. 1985; 93(5):622 – 625

［24］ Holgers K, Svedlund C. Tinnitus in childhood. J Psychosom Res. 2003;55(2):135

［25］ Eley TC, Lichtenstein P, Stevenson J. Sex differences in the etiology of aggressive and nonaggressive antisocial behavior: results from two twin studies. Child Dev. 1999; 70(1):155 – 168

［26］ Burns EM, Arehart KH, Campbell SL. Prevalence of spontaneous otoacoustic emissions in neonates. J Acoust Soc Am. 1992;91(3):1571 – 1575

［27］ Tremere LA, Jeong JK, Pinaud R. Estradiol shapes auditory processing in the adult brain by regulating inhibitory transmission and plasticity-associated gene expression. J Neurosci. 2009;29(18):5949 – 5963

［28］ Holgers KM, Pettersson B. Noise exposure and subjective hearing symptoms among school children in Sweden. Noise Health. 2005;7(27):27 – 37

［29］ Robertson D, Irvine DR. Plasticity of frequency organization in auditory cortex of guinea pigs with partial unilateral deafness. J Comp Neurol. 1989;282(3):456 – 471

［30］ Uneri A, Turkdogan D. Evaluation of vestibular functions in children with vertigo attacks. Arch Dis Child. 2003;88(6):510 – 511

［31］ Tyler RS, Conrad-Armes D. The determination of tinnitus loudness considering the effects of recruitment. J Speech Hear Res. 1983;26(1):59 – 72

［32］ Davis AC. The prevalence of hearing impairment and reported hearing disability among adults in Great Britain. Int J Epidemiol. 1989;18(4):911 – 917

［33］ Kentish RC, Crocker SR, McKenna L. Children's experience of tinnitus: a preliminary survey of children presenting to a psychology department. Br J Audiol. 2000;34(6):335 – 340

［34］ Fitzpatrick G, Reder P, Lucey C. The child's perspective. In: Reder P, Lucey C, eds. Assessment in parenting: psychiatric and psychological contributions. London: Routledge; 1951

［35］ Gelb H, Bernstein I. Clinical evaluation of two hundred patients with temporomandibular joint syndrome. J Prosthet Dent. 1983;49(2):234 – 243

[36] Coelho CB, Sanchez TG, Tyler RS. Hyperacusis, sound annoyance, and loudness hypersensitivity in children. Prog Brain Res. 2007;166:169-178

[37] Pitaro J, Bechor-Fellner A, Gavriel H, Marom T, Eviatar E. Sudden sensorineural hearing loss in children: etiology, management, and outcome. Int J Pediatr Otorhinolaryngol. 2016;82:34-37

[38] Agrup C. Immune-mediated audiovestibular disorders in the paediatric population: a review. Int J Audiol. 2008;47 (9):560-565

[39] Tunkel DE, Bauer CA, Sun GH, et al. Clinical practice guideline: tinnitus executive summary. Otolaryngol Head Neck Surg. 2014;151(4):533-541

[40] Levi E, Bekhit EK, Berkowitz RG. Magnetic resonance imaging findings in children with tinnitus. Ann Otol Rhinol Laryngol. 2015;124(2):126-131

[41] Kerr R, Kang E, Hopkins B, Anne S. Pediatric tinnitus: incidence of imaging anomalies and the impact of hearing loss. Int J Pediatr Otorhinolaryngol. 2017;103:147-149

[42] Hegarty JL, Smith R. Tinnitus in children. In: Tyler RS, ed. Handbook on tinnitus. San Diego, CA: Singular Publishing Group; 2000:243-261

[43] Murai K, Tyler RS, Harker LA, Stouffer JL. Review of pharmacologic treatment of tinnitus. Am J Otol. 1992;13 (5):454-464

[44] Baguley D, McFerran D, Hall D. Tinnitus. Lancet. 2013; 382(9904):1600-1607

[45] Rejali D, Sivakumar A, Balaji N. Ginkgo biloba does not benefit patients with tinnitus: a randomized placebo-controlled double-blind trial and meta-analysis of randomized trials. Clin Otolaryngol Allied Sci. 2004;29(3):226-231

[46] Liu HB, Fan JP, Lin SZ, Zhao SW, Lin Z. Botox transient treatment of tinnitus due to stapedius myoclonus: case report. Clin Neurol Neurosurg. 2011;113(1):57-58

[47] Gabriels P. Children with tinnitus. In: Reich GE, Vernon JA, eds. Proceedings of the Fifth International Tinnitus Seminar. Portland, OR: American Tinnitus Association; 1996:270-274

[48] Sween E. The one-minute question: what is narrative therapy? Some working answers. In: Denborough D, White C, eds. Extending narrative therapy: a collection of practice-based papers. Adelaide: Dulwich Centre Publications; 1999:191-194

[49] Zachriat C, Kröner-Herwig B. Treating chronic tinnitus: comparison of cognitive-behavioural and habituation-based treatments. Cogn Behav Ther. 2004;33(4):187-198

[50] Berry JA, Gold SL, Frederick EA, Gray WC, Staecker H. Patient-based outcomes in patients with primary tinnitus undergoing tinnitus retraining therapy. Arch Otolaryngol Head Neck Surg. 2002;128(10):1153-1157

[51] Tyler RS, Erlandsson S. Management of the tinnitus patient. In: LuXon LM, Furman JM, Martini A, Stephens D, eds. Textbook of audiological medicine. London: Martin Dunitz; 2003:571-578

[52] Björne A. Assessment of temporomandibular and cervical spine disorders in tinnitus patients. Prog Brain Res. 2007; 166:215-219

[53] Wright EF, Bifano SL. Tinnitus improvement through TMD therapy. J Am Dent Assoc. 1997;128(10):1424-1432

[54] Alcantara J, Plaugher G, Klemp DD, Salem C. Chiropractic care of a patient with temporomandibular disorder and atlas subluxation. J Manipulative Physiol Ther. 2002;25(1):63-70

[55] Vernon H, Schneider M. Chiropractic management of myofascial trigger points and myofascial pain syndrome: a systematic review of the literature. J Manipulative Physiol Ther. 2009;32(1):14-24

[56] Rocha CACB, Sanchez TG. Tinnitus modulation by myofascial triggers points and its disappearance by treatment of the myofascial pain syndrome: an interesting result. In: Langguth B, ed. Abstracts of the Second Meeting of Tinnitus Research Initiative. Monaco: University of Regensburg; 2007:49

[57] Vaynman S, Gomez-Pinilla F. License to run: exercise impacts functional plasticity in the intact and injured CNS by using neurotrophins. Neurorehabil Neural Repair. 2005;19:283-295

[58] Klockhoff I. Tensor tympani syndrome: a source of vertigo. Uppsala, Sweden: Meeting of Barany Society; 1978

[59] Ellenstein A, Yusuf N, Hallett M. Middle ear myoclonus: two informative cases and a systematic discussion of myogenic tinnitus. Tremor & Other Hyperkinetic Movements (N Y), 2013;3

[60] Riga M, Xenellis J, Peraki E, Ferekidou E, Korres S. Aural symptoms in patients with temporomandibular joint disorders: multiple frequency tympanometry provides objective evidence of changes in middle ear impedance. Otol Neurotol. 2010;31(9):1359-1364

[61] Westcott M. (2010). Hyperacusis: a clinical perspective on management. Tinnitus Discovery: Asia and Pacific Tinnitus Symposium, Auckland, 123,131

(谢鸿博　韩　朝　译)

第12章

测量耳鸣和对耳鸣的反应

Measuring Tinnitus and Reactions to Tinnitus

Ann Perreau, Patricia C. Mancini, and Richard S. Tyler

摘要

　　临床上的耳鸣检查有助于指导治疗选择、显示耳鸣对日常功能的影响以及监测干预效果。本章概述了如何使用心理声学检查来测量耳鸣，以及使用耳鸣严重程度问卷测量对耳鸣的反应。我们还强调使用开放式问卷和日记来记录患者的具体问题。最后，我们提供一个回顾生活质量量表和有关耳鸣相关问题（如抑郁、焦虑和睡眠）的具体问卷。鉴于听力师或临床医生有大量耳鸣测量方法可供选择，"最佳"测量工具的选择取决于测试的预期目的，并且通常需要不止一种工具。通过结合多种测量工具，我们可以全面了解患者的耳鸣及其相关问题。

关键词：耳鸣，问卷，耳鸣评估，心理声学测量，生活质量量表

12.1　介绍

　　作为听力师，我们接受过测量听力的培训。这通常是我们在研究生院学习的第一项技能——进行听力测试。因此，对于听力损失的患者，我们经常通过测量听觉阈值、测试单词识别能力等来开始我们的治疗。同样，在耳鸣管理方面，听力师通常希望首先通过测量患者的耳鸣来开始治疗。虽然耳鸣的测量很重要，但我们应该从哪里开始以及如何将这些结果应用于耳鸣的治疗并不总是很清楚。本章将概述测量耳鸣和对耳鸣反应的方法，并提供一个在临床上评估耳鸣的大体框架。

　　首先要问的问题之一是：为什么测量很重要？虽然我们知道进行听力测试的原因包括治疗计划、提供诊断和疾病监测，但对于不熟悉这些程序的听力师来说，临床上测量耳鸣及其反应的理由可能不

够清楚。进行耳鸣测量的原因是相似的，包括：

- 指导治疗决策（例如，助听器与耳鸣发声器）。
- 向患者和伴侣表明耳鸣是真实存在的。
- 演示患者耳鸣的声学特征。
- 了解与耳鸣相关的问题并确定需要解决的问题。
- 跟踪治疗的效果。

　　我们的研究表明，耳鸣患者并不经常与他们的伴侣讨论耳鸣。测量耳鸣并与伴侣分享可以验证耳鸣患者报告的问题。此外，耳鸣可能是患者生活中的一个问题，其在更大的其他挑战的环境背景中存在。通过对患者进行问卷调查，我们将了解他们遇到了什么问题，以及我们可以如何帮助他们。我们建议建立基线值，在治疗前和治疗后重复（即3或6个月后）进行耳鸣测量。通过在干预之前和之后（通常多个间隔，例如治疗期间每1~2个月）获得测量值，听力师可以监测患者的进展并显示治疗有效性的证据。这对患者、患者伴侣来说可能是有力的，也是确保未来保险报销的一种方式。根据我们自己的临床经验，我们为特定的患者组合使用多种耳鸣测量方法。通过使用不止一种耳鸣测量方法，我们更有可能全面了解患者的耳鸣及其与耳鸣相关的问题。最后，由于多种原因，耳鸣测量可能因患者而异。不过，建议听力师选择适当的测量方法，并与耳鸣临床上实施标准化流程保持一致。

　　本章将涵盖四个广泛的测量领域：①耳鸣鉴别和评估（例如，心理声学测量）以及患者对耳鸣反应（例如，耳鸣严重程度或障碍问卷）的测量方法；②分析开放式问卷和患者日记在耳鸣管理中的优势；③比较评估生活质量的通用问卷；④审查有关耳鸣相关问题（如抑郁、焦虑和睡眠）的特殊问卷。表12.1显示耳鸣测量的四个领域以及与每个广泛的测量领域相关的特殊评估。

表 12.1 耳鸣测量、耳鸣反应、生活质量及相关问题

测量领域	测量方法	程序/问卷
测量耳鸣	心理声学测量	音调匹配
		响度匹配
		最小掩蔽级别（MML）
		残余抑制作用
	耳鸣程度评价	用数字、分类或视觉模拟量表评定耳鸣质量
测量耳鸣反应	制定问卷	耳鸣问卷（TQ）
		耳鸣障碍问卷（THQ）
		耳鸣反应问卷（TRQ）
		耳鸣障碍量表（THI）
		耳鸣功能指数（TFI）
		耳鸣主要功能问卷（TPFQ）
	开放式	耳鸣问题问卷（TPQ）
		面向客户的耳鸣改善量表（COSIT）
	其他	患者日记
		耳鸣吸收问卷（TIQ）（爱荷华大学）
测量生活质量	通用	EQ－5D
		SF－36
		WHO DAS 2.0
		生活意义
测量相关问题	特定	贝克抑郁量表
		状态－特质焦虑问卷
		匹兹堡睡眠质量指数
		失眠严重指数

12.2 耳鸣的测量

关于耳鸣测量的讨论应该从回顾心理声学开始。声音具有四个物理特征，与使用不同尺度测量的四个感知特征相关。例如，声音频率（Hz）与它的音高（mels）相关，持续时间与声音的感知持续时间（msec）相关，声音强度（dB）与响度（相当于 40 dBSPL 的 1 000 Hz 音调时的"方"或"宋"）有关，声音的频谱方面与其质量有关。在耳鸣测量中考虑声音的这些方面很重要，因为患者听到的内在耳鸣声音会沿着这四个维度发生变化。耳鸣的音调、起始、响度和质量对于每位患者都是独一无二的。对耳鸣进行心理

声学测量将确定患者耳鸣的这些方面，可用于临床决策或咨询。

重要的是要记住，我们对声音的感知受到许多因素的影响，包括呈现方式（即耳机与声场）、用于评估听力的测试方法（例如，容纳程序 bracketing procedure）和特定的听众变量（例如，精神状态、动机）。这些因素会影响从患者那里收集到的反应，因此鼓励采用控制变异性、耳鸣测量程序标准化的方法。我们开发了用于测量耳鸣的心理声学程序，在此进行描述。

12.2.1 心理声学测量

心理声学测量包括音高匹配、响度匹配、最小掩

蔽水平和残余抑制。我们使用临床听力计在经过声音处理的测听室中进行这四项心理声学测量。建议配备扩展高频听力计和头戴式耳机,因为许多患者的高频耳鸣超过 8 000 Hz,而传统 TDH 或插入式耳机无法测量。通常应该在患者有耳鸣的一侧耳朵中进行心理声学测量,避免双耳之间的差异(例如,复听,同一声音刺激双耳感受不同的现象)。如果患者双耳有相似的耳鸣,我们通常会根据临床时间的限制在一侧耳朵(比如右耳)进行测量。当然,呈现给单耳或是双耳的选择取决于测量的目的。

关于音高匹配,一些患者会将他们的耳鸣与纯音信号联系起来,但不是全部。对于耳鸣不像纯音的患者,耳鸣仍然常常具有明确的音调或可以听出突出的音调。耳鸣音调可以使用以超阈值水平呈现的纯音刺激(1 000 Hz)来测量(例如,50 dBHL 用于听力正常的听众)。我们使用脉冲音调来测量耳鸣音高,因为声音的音高受声音持续时间的影响。较长的音调可能会改变音高感知;耳鸣测量需要较短的信号,例如脉冲音。潜在的响度适应也会影响音高匹配。我们还使用容纳程序来测量耳鸣音高以½倍频步速(Hz)上升或下降,类似于对听力阈值进行容纳程序。在测试过程中,需要患者以清楚的方式回应"我的耳鸣低于"或"我的耳鸣高于"测试音。当有最接近患者感知音高的音调时,我们停止测试。报告低于其感知音调的最后出现的频率被记录为音高匹配。由于耳鸣音高可能是可变的,我们建议重复此测量最多 6 次以建立可靠的音高匹配。

与音高匹配一样,患者耳鸣的响度可以使用容纳程序进行匹配。在这里,我们在患者的右耳或左耳的听阈处呈现脉冲的 500 Hz 音调,并且脉冲音调以 2 dB 的步长增加,直到患者报告他们的耳鸣比呈现的音调更柔和。患者对每个测试的反应是"我的耳鸣比测试音更响"或"我的耳鸣比测试音更轻"。我们强调测量患者对掩蔽刺激的听觉阈值的重要性,特别是如果响度平衡的结果以感觉级报告时。量化耳鸣响度的其他方法包括将耳鸣的响度转换成宋。

为了测量耳鸣的可掩蔽性,可以使用此处的方法或 Searchfield(参见第 8 章)概述的方法确定最小掩蔽级。简而言之,我们首先测量患者在脉冲式语音形式的噪声下的听觉阈值(而不是像音高或响度匹配那样的纯音)。然后在听觉阈值处呈现语言形式的噪声,并使用 2 dB 步长的递增方法来确定耳鸣

被掩蔽的水平(以 dBHL 为单位)。患者对刺激的反应是"我能听到我的耳鸣"或"我听不到我的耳鸣"。我们最大不会超过 80 dBHL,因为对于某些患者,耳鸣是无法被掩蔽。

由于患者耳鸣以及耳鸣如何与刺激相互作用的变异性,建议使用多次试验重复耳鸣测量。对于耳鸣音高匹配、响度匹配和最小掩蔽级,测量通常收集 3 次,并计算所有三个试验的平均值。正如 Tyler 等人所述,听力师可能会考虑在患者图表中记录每个试验的结果,以说明这些测量的变异性。如果第一次测试与后面的连续测试相比是异常值,则完成第四次测试,排除异常值后根据最后三个测试计算平均值。

在测量掩蔽器的残余抑制之前,我们确定双耳的掩蔽效果,这有助于测量残余抑制。使用宽带掩蔽信号,例如语言形式的噪声,我们测量了一分钟掩蔽后的患者耳鸣的残余抑制量。噪声水平设置为比患者的最小掩蔽水平高出大约 10 dBHL,以确保用高水平掩蔽器完全掩蔽耳鸣。通过询问患者在掩蔽器工作时他们的耳鸣听起来是相同还是不同来测量残余抑制。如果不同,我们将患者的反应归为五种掩蔽后效应的一种。Tyler 等人报道,接受测试的 10 名对象有五种不同的掩蔽后反应:①耳鸣立即恢复到掩蔽前响度;②耳鸣得到部分抑制,逐渐恢复到掩蔽前响度;③耳鸣完全抑制,逐渐恢复到掩蔽前的水平;④耳鸣完全抑制,迅速地恢复到掩蔽前的响度;⑤耳鸣响度增加逐渐恢复到掩蔽前的响度。最后,我们还评估了耳鸣发生变化的时间线(例如,耳鸣需要几分钟或几秒钟才能恢复到掩蔽前的响度)。根据患者的耳鸣是否可以被掩蔽和/或在使用宽带掩蔽器时是否部分或完全抑制耳鸣等这些结果来确定谁可能从声治疗中获益。

这四种心理声学测量通常是由听力师在耳鸣评估期间进行的,许多美国保险公司可以使用当前的操作术语代码 92625:耳鸣评估,来报销这四种心理声学测量。由于没有标准化的耳鸣评估程序,很难获得耳鸣患者和临床的可靠数据。因此,除了描述我们的程序外,我们还提供了解释为什么使用该方案对耳鸣进行心理声学测量的理由,以促进形成一个更统一的方法。有关执行和记录这些心理声学测量的临床医生说明,请参阅附 12.1。

耳鸣音高、响度(最常见的)、烦恼等的感知质量也可以通过使用单个问题获得幅度估计来评估。例

如，患者可以完成一个关于耳鸣响度的问题，并使用从 0＝非常微弱到 100＝非常响亮的数字等级量表对响度进行评分。对于单个问题，我们建议使用从 0 到 100 的数字评分量表，因为它为足够的分辨率提供了很大的范围，并且与患者熟悉的尺度（例如美元/美分）密切相关。在从 0～100 的数字量表中，患者通常会使用 5 或 10 分的间隔产生 21 个区别的点来进行评级。其他使用的量表是使用分类的序数量表（例如，"是""否""有时"）或患者在一条线上标记的视觉模拟量表（但是，这需要沿着 10 点线测量长度）。我们更喜欢具有较少语言歧义的区间量表（"有时"可能不是所有患者有类似的解释，"是"和"有时"之间的差异可能与"有时"和"否"之间的值不同）和更多的间隔而不是更少的间隔以获得更好的分辨能力。

12.2.2 测量对耳鸣的反应

管理耳鸣患者的临床实践指南强烈建议听力师区分令人心烦的耳鸣和非令人厌烦的耳鸣。尽管我们可能会争论什么是令人厌烦的耳鸣和非令人厌烦的耳鸣，但该建议的重点是听力师应该将现成的问卷纳入他们的临床实践中，以衡量他们的患者对耳鸣的反应并采取行动（例如，转诊给心理学家）。我们知道耳鸣会导致睡眠障碍、情绪问题、听力和沟通困难以及注意力不集中，这些影响因患者而异。了解受影响的方面和问题的严重性对于为患者提供足够的治疗非常重要。有许多经过验证的、现成的问卷可用于测量患者对耳鸣的反应（可找到 Newman 等人的综述）。表 12.2 列出了听力师可以轻松获得的几个现成问卷。

- 耳鸣问卷（TQ）旨在评估耳鸣对可能受益于认知行为疗法的患者的心理影响。TQ 有 52 个项目，分布在与耳鸣痛苦相关的五个因素上（参见第 6 章 McKenna 的综述）。三点序数量表（"正确""部分正确""不正确"）用于对患者的反应进行评分。TQ 可用于筛查在耳

表 12.2 测量患者耳鸣反应的问卷

问卷	用途	项目和子项	评定量表
耳鸣问卷（TQ）	评估耳鸣的心理影响	52 项（睡眠障碍、情绪困扰、听觉感知困难、不合适或缺乏应对技能）	每个陈述的一致程度（真＝2 分；部分真＝1 分；非真＝0 分） 分数范围：0～104 分，分数越高，耳鸣症状越严重
耳鸣障碍问卷（THQ）	评估耳鸣严重程度	3 个因素的 27 项：因素 1（耳鸣有关身体、情绪和社会）；因素 2（对听力的影响）；和因素 3（患者对耳鸣的看法）	对每个陈述的同意程度（0～100；0＝完全不同意；100＝完全同意）。用反映更大障碍的更高分数计算的平均分数（需要颠倒项目 25 和 26 的分数）
耳鸣反应问卷（TRQ）	评估情绪影响	6 个领域的 26 个项目（令人痛苦的后果，包括愤怒、困惑、烦恼、无助、活动回避和恐慌）	5 分制（0＝完全没有；4＝几乎所有时间） 分数范围：0～104，分数越高，反映的痛苦程度越大
耳鸣障碍量表（THI）	评估耳鸣严重程度及其对日常生活的影响	3 个分量表的 25 项（功能性、情感性和灾难性）	对每个陈述的回答为"是"（4 分），"有时"（2 分）或"否"（0 分） 分数越高，障碍越严重
耳鸣功能指数（TFI）	评估耳鸣的负面影响，并测量治疗相关的变化（反应性）	8 个分量表的 25 个项目（烦扰；控制感；认知；睡眠；听觉；休息；生活质量；情绪）	11 个分段（0～10），每个项目的锚定值不同 所有回答相加，除以回答的问题数，再乘以 10 分数范围：0～100
耳鸣主要功能问卷（TPFQ）	评估耳鸣影响的主要功能	12 个项目和 4 个分量表（思想和情绪、听力、睡眠和注意力）	对每个陈述的同意程度（0～100；0＝完全不同意；100＝完全同意） 分数越高，耳鸣症状越严重

鸣或听力诊所寻求服务的患者,尽管它并非旨在测量耳鸣障碍或应对策略。TQ 已被翻译成包括德语的多种语言,心理评估研究表明它是耳鸣相关痛苦的有效、可靠的测量方法。

- 耳鸣障碍问卷(THQ;见附 12.2)测量耳鸣对情绪、行为和整体健康的影响。在更广泛的意义上,有一些项目与耳鸣的信念有关。THQ 由 27 项组成,具有 0.94 的高可信度。总分来自所有 27 个项目的平均值,也可以计算三个分量表的数值。分量表涉及身体、情绪、耳鸣的社会影响以及与听力相关的变化。大多数患者通常在 5～10 分钟内完成 THQ。心理评估研究发现,THQ 与类似的耳鸣痛苦测量有适度的高相关性,包括耳鸣响度大小(0～100 等级量表)、平均听觉阈值以及生活满意度、抑郁和健康状况的量表。独立检验了 THQ 的重测信度,发现总分和因子 1 和因子 2 分量表的重测信度很高。

- 耳鸣反应问卷(TRQ)也测量耳鸣对情绪的影响。它由 26 个项目组成,按 5 分序数量表("完全没有"到"几乎所有时间")进行评分,虽然 TRQ 强调情绪困扰和应对耳鸣的能力,但它包含认知影响、回避、障碍和睡眠等项目。TRQ 具有较高的重测信度($r = 0.88$),尽管某些相关系数较低(0.44),但它与其他测量指标(包括状态特质焦虑量表和贝克抑郁量表)具有中度至高度相关性。有些患者对某些 TRQ 项目有负面反应,例如"耳鸣让我想到了自杀。"

- 耳鸣障碍量表(THI)旨在确定耳鸣症状对耳鸣患者日常生活的影响。THI 是国际上最常用的耳鸣问卷之一,因为它已被翻译成至少 15 种语言(包括西班牙语、法语和中文)。THI 有 25 个项目和 3 个分量表,分别是功能障碍(例如,社交和身体功能的限制)、情绪困扰(例如,愤怒、沮丧、抑郁、烦恼)和灾难性反应(例如,绝望、失去控制、无法应对)。THI 使用 3 分序数量表对患者的反应进行评分(例如,"是""有时""否"),总分表示耳鸣障碍的严重程度,范围从无障碍到严重。THI 被证明具有高可靠性(0.93),但与其他测量方法的相关性较弱,例如贝克抑郁量表、改

良的躯体感知问卷,以及音高和响度幅度估计。

- 耳鸣功能指数(TFI)旨在衡量耳鸣的严重程度和耳鸣的负面后果,并评估治疗结果。TFI 由一组耳鸣研究人员和临床医生开发,并在多个美国耳鸣门诊进行了测试。TFI 包括 25 个项目,有 8 个分量表:侵入性、控制感、认知、睡眠、听觉、放松、生活质量和情绪,并以 0～10 的数字刻度进行评分。TFI 是一个高度可信性问卷。它对耳鸣障碍量表(THI)和抑郁症的类似测量具有很强的有效性。TFI 的一个优点是可以使用效应量以及临床上有意义的差异来比较随时间变化的结果评分。需要更多的研究来确定 TFI 在临床试验研究和更多种族多样化人群中的效能。

- 耳鸣主要功能问卷(TPFQ)测量耳鸣对日常生活主要功能或活动的影响。TPFQ 由 12 个项目和 4 个分量表组成:情绪、听力、睡眠和注意力,与耳鸣患者通常受影响的四个方面相关。总分可以从所有项目的平均值计算出来,并且已被证明是耳鸣的可靠评估(0.89)。TPFQ 还有一个完整的 20 项版本,但 12 项版本的敏感性经过测试,可靠性和有效性方面与完整版本相似。对爱荷华大学耳鸣研究项目的 100 名参与者提供耳鸣咨询后,进行了 TPFQ 12 项版本的治疗前后评分。治疗后 TPFQ 和 THQ 总分提高了 13%～14%,表明治疗后与耳鸣功能相关的变化具有良好的敏感性。子量表得分(例如听力、睡眠)在治疗后也有所下降,这表明临床上该问卷在确定耳鸣如何影响患者的生活方式方面是如何发挥作用。TPFQ 的进一步描述见于其他章节(第 8 章和第 4 章)。

这些已建立的问卷已经过心理测量学评估,是评估患者对耳鸣反应的可靠有效工具。听力师使用标准化的心理测量学验证的问卷非常重要,该问卷具有良好的内部一致性和重测信度、良好的结构效度和出版的规范数据。这为记录治疗效果提供了一种正确的方法,并最大限度地减少了诊所之间结果的差异。然而,耳鸣问卷基于的一组封闭问题的答案(比如 TQ 和 THQ 是评估情绪、认知和健康影响而 THI 是评估耳鸣严重程度)和用于量化患者反应

的标度方法不同(THI 和 TRQ 是序数刻度,而 THQ 和 TPFQ 是间隔)。正如 Meikle 等人所建议的,使用 5 分的较小区间量表不能提供足够的分辨力来记录与治疗相关的变化。此外,听力师应确定阻碍他们进行问卷调查的障碍和问题,例如时间限制和分值解释等问题。一些现成问卷的筛查版本(例如,12 项 TPFQ;10 项 THI)与原始版本具有相似的因子结构、高信度和效度。筛查版本只需不到 5 分钟即可完成,并且可以轻松融入繁忙的听力学或耳鸣门诊。

此外,应考虑使用开放式问卷,因为患者可能不认同已建立的问卷中呈现的情况。开放式问卷的优点是可以评估者报告的最重要的问题,确保提供以患者为中心的治疗。此外,使用不适用于某些人的问题可能会导致数据缺失或难以解释的模棱两可的答案。例如,耳鸣问题问卷要求患者列出与其耳鸣相关的困难。患者按重要性顺序列出问题,并尽可能多地记录困难。来自耳鸣自助组的 72 名参与者的数据发现,耳鸣对四个方面有影响,包括生活方式改变(93%;例如,入睡)、情绪问题(69.4%;例如,抑郁、烦恼)、听力困难(52.7%;例如,理解语言)和健康影响(55.6%;例如,药物依赖)。

以客户为导向的耳鸣改善量表(COSIT)由以客户为导向的改善量表改良而来,可用于识别与耳鸣相关的问题、设定治疗目标和确定治疗效果。有关 COSIT 的更详细说明,请参见第 8 章。我们使用与 Searchfield 类似的 COSIT,要求患者确认 3~5 个与耳鸣相关的问题作为治疗目标,并衡量在实现这些目标方面的进展情况。Searchfield 比较了大学听力和耳鸣诊所 122 名成年患者和研究参与者的分别来自 COSIT 与来自 THQ、THI 和 TFI 的反应。结果显示,COSIT 对现有问卷的聚合效度适中。五个最常见的治疗目标是:①改善听力;②降低情绪影响并减轻抑郁;③更好地应对或控制耳鸣;④管理环境的影响,例如利于放松;⑤利于睡眠。COSIT 的问题与患者在耳鸣问题问卷中报告的问题相似,表明新开发的 COSIT 具有良好的效力。总之,COSIT 和耳鸣问题问卷可以作为确定患者具体问题和制定耳鸣治疗目标的有用工具。

此外,另一个在耳鸣治疗中可以使用的工具是耳鸣日记。患者通常受益于一项特定任务,以帮助他们学习应对耳鸣。例如,完成耳鸣日记可以帮助患者①确定他们对耳鸣的负面想法并找到消除这些

想法的方法;②记录耳鸣好坏的活动,并相应地改变他们的生活方式;③确定使耳鸣不那么突出的背景声音,以便更有效地使用声治疗。在耳鸣活动治疗(第 4 章)中,我们提供了创建耳鸣日记的说明、耳鸣日记的示例以及根据日记结果进行跟踪和改进的想法。在第 6 章中,McKenna 详细介绍了如何为失眠和耳鸣患者创建睡眠日记,该日记已成功用于耳鸣管理。耳鸣日记可以使用纸和铅笔完成,但也有许多应用程序可用于记录日记条目。无论使用何种方法,建议患者在 2 周后停止记录耳鸣。目的不是专注于耳鸣,因为持续的日记会使耳鸣引起患者的有意识注意并降低忽略它的能力。相反,应鼓励患者在日常生活中根据他们在治疗前几周日记中记录的信息,进行修改和调整,以改善他们对耳鸣的反应。

最后,精心设计的耳鸣特征问卷有助于确定患者耳鸣的具体方面(例如,耳鸣的持续时间和位置)、患者的耳鸣经历以及耳鸣的潜在原因和相关问题,包括听觉过敏或声音耐受性降低。附 12.3 中显示了耳鸣特征问卷的示例。其他研究人员提出了筛查问卷,用于评估与耳鸣、听力损失和听觉过敏相关的问题,以供临床使用。

12.3 测量生活质量

根据世卫组织的模型,如果患者由于身体功能或结构受损而不能充分从事或参与日常活动,患者的生活质量可能会受到影响(参见第 8 章的综述)。生活质量量表被归类为总体健康工具,因为它们评估一个人的健康和幸福感,而不是评估功能特定方面的特定条件问卷(如评估耳鸣反应的 THQ、TPFQ、THI)。与健康相关的生活质量量表可用于确定治疗效果或比较治疗。此外,一些研究人员和政府利用生活质量量表的结果,为与健康有关的问题提供适当的基金(例如,用于双侧人工耳蜗术后的患者)。大多数生活质量量表包括对机能水平、健康状况、心理健康、社会网络和社会支持以及生活满意度和精神面貌的总体评估。

SF-36(医疗结果研究:36 项简易格式健康调查)是为临床实践和研究而开发的,并已在卫生政策评估和总体人群调查中实施。使用 SF-36 通过自我报告评估健康的八个维度:活力、身体机能、身体疼痛、一般健康感知、身体功能、情感功能、社交功能

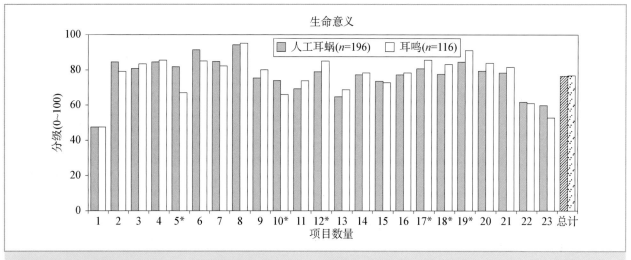

图 12.1　人工耳蜗（CI）参与者（$n=196$）和耳鸣参与者（$n=116$）所有 23 项的平均评分（0～100％；0＝完全不同意，100＝完全同意）和总分

和心理健康。使用从 0～100 的幅度估计区间量表对患者反应进行评分。SF-36 被广泛使用，因为它已被翻译成多种语言并应用于 200 多种健康状况。此外，SF-6D 和 EQ5D（EuroQol Group）是源自 SF-36 的筛查版本，用于评估与健康相关的生活质量。然而，SF-36、SF-6D 和 EQ-5D 中没有关于听力、听力损失或耳鸣的具体问题，这可能会限制它们对听力损失和/或耳鸣患者的有用性。

相比之下，世卫组织残疾评估计划（WHODAS 2.0）涵盖六个功能领域：认知、行动、自顾、和睦相处、生活活动力和参与。在认知领域中，对理解和交流进行评估，但只有一个问题评估"对人所说话的总体理解"。健康实用目录 3（HUI3）是健康状况分类系统的一部分，该系统根据八个属性对健康进行评估：视、听、言语、行走、灵巧、情感、认知和疼痛，并包括一些关于听力的问题。

最后，我们在爱荷华大学开发了一份生命意义问卷（请参阅附 12.4），该问卷包含 23 个项目，涵盖了广泛的健康和幸福感。包括一些关于听力、说话和睡眠等特定能力的问题。与 THQ 和 TPFQ 类似，调查问卷按 0～100 的区间进行数字评分。我们对 116 例成人耳鸣患者和 196 例使用人工耳蜗（CI）的成人患者的生命意义问卷自评资料进行了初步分析。通过因素分析，有四个突出因素：友谊、身体健康、听力和心理健康以及积极的人生观。

我们发现人工耳蜗参与者的平均分为 76.8％，耳鸣参与者的平均分为 76.9％，没有统计学意义。得分最高的是第 8 项，"我可以轻松地饮食"（人工耳蜗参与者为 94％，耳鸣参与者为 95％），这表明进食或吞咽几乎没有困难（图 12.1）。

相比之下，在生活意义问卷中，条目 1 的平均分最低（CI 和耳鸣患者为 48％），即在任何情况下我都听得很好。对于耳鸣患者，这些较低的评分可能表明与耳鸣相关的交流问题很难与听力损失区分开来。第 22 项（"我感到沮丧、悲伤或焦虑"）和 23 项（"我从未经历过疼痛或不适"）的评分约为 60％，表明耳鸣和 CI 患者的情绪或身体上都存在中等程度的困难。听力损失和耳鸣会导致社交孤立、孤独、沮丧和对照顾者的依赖。最后，根据第 5 项（"我睡得很好"）的结果，耳鸣患者报告的睡眠困难明显多于 CI 患者。长期以来，睡眠障碍一直被认为是患有耳鸣的成年人最主要的主诉。

总之，有许多生活质量量表可供临床使用，但大多数生活质量量表不直接评估交流能力或听力，可能对交流能力或听力相关问题不够敏感。我们发表的生命意义问卷调查发现对听力损失和耳鸣组之间的差异很敏感，包括与包含耳鸣在内的听力障碍相关的交流、睡眠和认知项目。在美国，正在努力采用一种普遍接受的适合听力相关问题的生活质量衡量标准，可能也适用于耳鸣患者。

12.3.1　测量相关问题

对于许多患者来说，耳鸣通常与其他相关问题有关，包括抑郁、焦虑和睡眠障碍。有许多量表用于评估这些情况的严重程度。然而，我们审查这些问卷的目的并不是鼓励听力师使用这些问卷。相反，我们希望听力师注意这些评估耳鸣相关问题的量表,希望这能更好地促进听力师与心理学家和心理健康专业人员的互动。

* 贝克抑郁量表(BDI)是一种广泛使用的抑郁量表。BDI 包含 21 个多项选择题,用于评估患者抑郁的严重程度。对于每个项目,患者被要求指出哪一个选择最能代表他们的感受,然后他们的反应被从 0~3 的数字评分,计算出范围从 0~59 的总分。BDI 得分越高,表示抑郁程度越高。
* 状态-特质焦虑量表评估一个人的整体状态或感受。它由 40 个项目组成;20 项评估特质焦虑,20 项评估状态焦虑。每个项目都由患者选择一个从 1~4 的数字,代表他们对自己的感觉。将这些回答加在一起得出从 20~80 的总分。总分越高表示焦虑程度越高。
* 匹兹堡睡眠质量指数(PSQI)评估患者的睡眠习惯。共有 24 项,其中 5 项由患者同住的伴侣完成。如第 6 章(McKenna)所述,将 7 个组成部分的分数相加得到总分。PSQI 得分较高代表严重的睡眠困难。
* 失眠严重指数(ISI)也评价失眠,包括 7 个项目。关于这个量表的描述,请参阅第 6 章(McKenna)。

12.4 总结

关于耳鸣的测量,听力师有很多选择来评估患者的耳鸣及其对耳鸣的反应。"最佳"测量工具的选择很大程度上取决于测试的预期目的,在大多数情况下,需要不止一种工具。建议的测量耳鸣的完整列表在附 12.5 中。在本章中,我们强调的是下面这些操作的临床方面,执行耳鸣的心理声学测量、管理耳鸣自我报告问卷、与健康相关的生活质量、耳鸣相关问题以及在治疗的前几周保持患者记日记。此外,重要的是要认识到这些测量方法已在耳鸣研究中采用,以评价患者的治疗结果并指导有效性的评价。我们之前建议使用主要(即已建立的耳鸣问卷)和次要测量方法(例如,耳鸣幅度估计)以评估耳鸣研究中给定治疗的效果。同样,我们鼓励听力师实施多项测量,包括评估患者对耳鸣反应的问卷调查和耳鸣的心理声学测量。在本章中,我们提供了有用的工具来确定耳鸣患者的具体问题,并制定治疗目标。最后一点,我们必须注意不同的测量尺度、测量的敏感性和有效性,以及可能影响结果的相关问题(如抑郁、焦虑)的患者特定变量。

我们已经在配套网站上制作了一段视频,演示了测量耳鸣音调、响度、最低掩蔽级和残余抑制的心理声学测试。

参考文献

[1] Tyler RS. The psychoacoustical measurement of tinnitus. In: Tyler RS, ed. Tinnitus handbook. San Diego, CA: Singular Thomson Learning; 2000:149-179

[2] Mancini PC, Tyler RS, Smith S, Ji H, Perreau A, Mohr AM. Tinnitus: how partners can help? Am J Audiol. 2019; 28(1):85-94

[3] Tyler RS, Noble WG, Coelho C, Roncancio ER, Jun JH. Tinnitus and hyperacusis. In: Katz J, ed. Chasin, English, Hood, &Tillery, Handbook of clinical audiology. 7th ed. Philadelphia, PA: Wolters Kluwer; 2014

[4] Tyler RS, Conrad-Armes D, Smith PA. Postmasking effects of sensorineural tinnitus: a preliminary investigation. J Speech Hear Res. 1984;27(3):466-474

[5] Newman CW, Sandridge SA, Jacobson GP. Assessing outcomes of tinnitus intervention. J Am Acad Audiol. 2014;25(1):76-105

[6] Stevens SS. On the theory of scales of measurement. Science.1946;103(2684):677-680

[7] Tyler RS, Noble W, Coelho C. Considerations for the design of clinical trials for tinnitus. Acta Otolaryngol Suppl. 2006;126:44-49

[8] Tunkel DE, Bauer CA, Sun GH, et al. Clinical practice guideline: tinnitus. Otolaryngol Head Neck Surg. 2014; 151(2) Suppl:S1-S40

[9] Tyler RS, Baker LJ. Difficulties experienced by tinnitus sufferers. J Speech Hear Disord. 1983;48(2):150-154

[10] Hallam RS, Jakes SC, Hinchcliffe R. Cognitive variables in tinnitus annoyance. Br J Clin Psychol. 1988;27(3):213-222

[11] McKenna L, Hallam RS, Hinchcliffe R. The prevalence of psychological disturbance in neurotology outpatients. Clin Otolaryngol Allied Sci. 1991;16(5):452-456

[12] Hiller W, Goebel G. A psychometric study of complaints in chronic tinnitus. J Psychosom Res. 1992;36(4):337-348

[13] Hiller W, Goebel G, Rief W. Reliability of self-rated tinnitus distress and association with psychological symptom patterns. Br J Clin Psychol. 1994;33(2):231-239

[14] Kuk FK, Tyler RS, Russell D, Jordan H. The psychometric

properties of a tinnitus handicap questionnaire. Ear Hear. 1990;11(6):434 - 445

[15] Newman CW, Wharton JA, Jacobson GP. Retest stability of the tinnitus handicap questionnaire. Ann Otol Rhinol Laryngol.1995;104(9 Pt 1):718 - 723

[16] Wilson PH, Henry J, Bowen M, Haralambous G. Tinnitus reaction questionnaire: psychometric properties of a measure of distress associated with tinnitus. J Speech Hear Res. 1991; 34(1):197 - 201

[17] Spielberger CD, Gorsuch RL, Lushene R. Manual for the statetrait anxiety inventory. Palo Alto, CA: Consulting Psychologists Press; 1970

[18] Beck AT, Ward CH, Mendelson M, Mock J, Erbaugh J. An inventory for measuring depression. Arch Gen Psychiatry. 1961;4:561 - 571

[19] Searchfield GD. A Client Oriented Scale of Improvement in tinnitus for therapy goal planning and assessing outcomes. J Am Acad Audiol. 2019;30(4):327 - 337

[20] Newman CW, Jacobson GP, Spitzer JB. Development of the Tinnitus Handicap Inventory. Arch Otolaryngol Head Neck Surg. 1996;122(2):143 - 148

[21] Main CJ. The Modified Somatic Perception Questionnaire (MSPQ). J Psychosom Res. 1983;27(6):503 - 514

[22] Meikle MB, Henry JA, Griest SE, et al. The tinnitus functional index: development of a new clinical measure for chronic, intrusive tinnitus. Ear Hear. 2012;33(2):153 - 176

[23] Tyler R, Ji H, Perreau A, Witt S, Noble W, Coelho C. Development and validation of the Tinnitus Primary Function Questionnaire. Am J Audiol. 2014;23(3):260 - 272

[24] Bentler RA, Kramer SE. Guidelines for choosing a self-report outcome measure. Ear Hear. 2000;21(4) Suppl: 37S - 49S

[25] Meikle MB, Stewart BJ, Griest SE, Henry JA. Tinnitus outcomes assessment. Trends Amplif. 2008;12(3):223 - 235

[26] Newman CW, Sandridge SA, Bolek L. Development and psychometric adequacy of the screening version of the tinnitus handicap inventory. Otol Neurotol. 2008;29(3): 276 - 281

[27] Dillon H, James A, Ginis J. Client Oriented Scale of Improvement (COSI) and its relationship to several other measures of benefit and satisfaction provided by hearing aids. J Am Acad Audiol. 1997;8(1):27 - 43

[28] Henry JL, Wilson PH. The psychological management of chronic tinnitus: a cognitive-behavioral approach. Needham Heights, MA: Allyn and Bacon; 2001

[29] Henry JA, Griest S, Zaugg TL, et al. Tinnitus and hearing survey: a screening tool to differentiate bothersome tinnitus from hearing difficulties. Am J Audiol. 2015; 24 (1):66 - 77

[30] World Health Organization. International classification of functioning, disability and health: ICF. Geneva: World Health Organization; 2001

[31] Quentin Summerfield A, Barton GR, Toner J, et al.

Selfreported benefits from successive bilateral cochlear implantation in post-lingually deafened adults: randomised controlled trial. Int J Audiol. 2006;45(1) Suppl 1: S99 - S107

[32] Ware JE, Jr, Sherbourne CD. The MOS 36-item short-form health survey (SF - 36). I. Conceptual framework and item selection. Med Care. 1992;30(6):473 - 483

[33] Brazier J, Roberts J, Deverill M. The estimation of a preference-based measure of health from the SF - 36. J Health Econ. 2002;21(2):271 - 292

[34] EuroQol Group. EuroQol — a new facility for the measure-ment of health-related quality of life. Health Policy. 1990; 16(3):199 - 208

[35] Garratt A, Schmidt L, Mackintosh A, Fitzpatrick R. Quality of life measurement: bibliographic study of patient assessed health outcome measures. BMJ. 2002;324(7351): 1417 - 1421

[36] Barton GR, Bankart J, Davis AC. A comparison of the quality of life of hearing-impaired people as estimated by three different utility measures. Int J Audiol. 2005;44(3): 157 - 163

[37] World Health Organization. In: Üstün TB, Kostanjsek N, Chatterji S, Rehm J, eds. Measuring health and disability: manual for WHO disability assessment schedule (WHODAS 2.0). Geneva, Switzerland: WHO Press; 2010

[38] Feeny D, Furlong W, Boyle M, Torrance GW. Multi-attribute health status classification systems. Health Utilities Index. Pharmaco Economics. 1995;7(6):490 - 502

[39] Tyler R, Perreauf A, Mohr AM, Ji H, Mancini PC. An exploratory step toward measuring the "Meaning of Life" in patients with tinnitus and in cochlear implant users. J Am Acad Audiol. 2020;31(4):277 - 285

[40] McKenna L. Tinnitus and insomnia. In: Tyler RS, ed. Tinnitus handbook. San Diego, CA: Singular; 2000: 59 - 84

[41] Granberg S, Dahlström J, Möller C, Kähäri K, Danermark B. The ICF Core Sets for hearing loss — researcher perspective. Part I: Systematic review of outcome measures identified in audiological research. Int J Audiol. 2014;53(2):65 - 76

[42] National Institutes of Health [Internet]. Bethesda, MD: National Institute on Deafness and Other Communication Disorders (NIDCD) 2017 - 2021 Strategic Plan; [updated 2008 Aug 8; cited 2019 Oct 24]. https://www. nidcd. nih. gov/about/strategic-plan/2017-2021-nidcd-strategic-plan/

[43] Andersson G, Baguley DM, McKenna L, McFerran D. Tinnitus: a multidisciplinary approach. London, England: Whurr; 2005

[44] Buysse DJ, Reynolds CF, III, Monk TH, Berman SR, Kupfer DJ. The Pittsburgh Sleep Quality Index: a new instrument for psychiatric practice and research. Psychiatry Res. 1989;28(2):193 - 213

[45] Bastien CH, Vallières A, Morin CM. Validation of the Insomnia Severity Index as an outcome measure for insomnia research. Sleep Med. 2001;2(4):297 - 307

◆ 附 12.1　数据表 ◆

附 12.1.1　耳鸣音调*

日期：

患者姓名：

| 耳鸣位置 | 左侧 | 右侧 | 双侧 | 头部 |

(1) 给受试者戴上耳塞,使受试者背对听力师。

(2) 在受试者有耳鸣的耳中呈现刺激。如果受试者有双侧耳鸣,在右耳呈现刺激音调。如果一只耳朵无法测试(音调太大或不够大),则测试另一只耳朵,并在数据表上的"注释"部分报告这一点。

(3) 从解释测试开始:现在我们要对你的耳鸣进行测试。这个测试可能会很难和让人疲劳,但还好,因为我会帮助你。我要把一系列的音调呈现给你的右/左耳朵。我要你告诉我,你耳鸣最突出的音调是高于还是低于我给出的音调。试着忽略音调的响度或音量,只关注音调。我需要你每次都用下面的一句话来回答:"我的耳鸣比音调高",或者"我的耳鸣比音调低"。

(4) 从 1 000 Hz 的脉冲音开始,并使用容纳程序(bracketing procedure)。对于正常听力的患者,给声级别应调整为 50 dBHL,给予一个音调。如果受试者说,"我的耳鸣更强一些",就调高半倍频。如果受试者说,"我的耳鸣更低一些",降低半倍频。当耳鸣音调被容纳时停止,并记录最后一次测试的频率。(例如:1 000 Hz＝"较高",1 500 Hz＝"较高",2 000 Hz＝"较低"。停止,记录 2 000 Hz)。将试验再重复两次,如果第一次试验与连续两次试验相比似乎是异常值,则执行第四次试验。

(5) 重要的是,受试者的回答应该是"我的耳鸣更高"或"我的耳鸣更低"。如果他们没有用正确的短语回应,则提示他们这样做。如果他们说"这就是我耳鸣的音调",提示他们使用其中一个短语,"我的耳鸣更高"或"我的耳鸣更低",再次给声刺激,并要求他们重新表达他们的反应。

1 000 Hz 时的阈值:dBHL

| 试验 1 | 试验 2 | 试验 3 | 平均值 |

备注：

附 12.1.2　耳鸣响度

日期：

患者姓名：

| 耳鸣位置 | 左侧 | 右侧 | 双侧 | 头部 |

(1) 向受试者有耳鸣的耳给予刺激。如果受试者有双侧耳鸣,在右耳中给声。如果一只耳朵无法测试(音调太大或不够大),测试另一只耳朵并在数据表的"备注"部分报告。

(2) 解释测试的下一项内容;"现在我们要继续测试你的耳鸣。我会向你的右/左耳给声。在你听到声音后,我需要你告诉我你的耳鸣是比我给的声音更大还是更小。在这一点上,尽量只关注音调的响度或音量,尽量不要关注音高。每次都用以下短语来回答,"我的耳鸣比刺激声大"或"我的耳鸣比刺激声小"。

(3) 在受试者的听力阈值处呈现 500 Hz 的脉冲音,并使用容纳程序。如果受试者说"我的耳鸣更响",那就把音量提高 2dB。如果受试者说"我的耳鸣更轻",则降低 2 dB。当耳鸣响度被容纳时停止,并记录最后一次测试强度(dBHL)。(例如:500 Hz 的阈值＝60 dBHL;60 dBHL＝"我的耳鸣更响",62 dBHL＝"我的耳鸣更响",64 dBHL＝"我的耳鸣更轻。"停止,记录 64 dBHL)。将试验再重复两次,如果第一次试验与连续两次试验相比似乎是异常值,则执行第四次试验。

(4) 重要的是,受试者的回答应该是"我的耳鸣更响"或"我的耳鸣更轻"。如果他们没有用正确的短语回应,则提示他们这样做。如果他们说"这就是我耳鸣的大小",

提示他们使用"我的耳鸣更响"或"我的耳鸣更轻"中的一句话。再次给予刺激声,并要求他们重新表述他们的反应。

500 Hz 时的阈值:dB HL

试验 1	试验 2	试验 3	平均值

备注:

附 12.1.3 最小掩蔽级(MML)

(如果耳鸣为双耳,则分别测试每只耳朵)

日期:

患者姓名:

耳鸣位置	左侧	右侧	双侧	头部

(1) 向受试者解释下一个测试程序。下一步,我将向您播放一个声音,听起来像是风扇发出的呼呼声。我需要你告诉我这种情况下是否还可以听到耳鸣。用"我能听到我的耳鸣"或"我听不到耳鸣"来回应。

(2) 用脉冲(三个长的手动脉冲)、语言频谱形式的噪声,测量掩盖每只耳朵耳鸣所需的阈值和最低水平。使用极限升序方法。对于 MML,给予阈值水平的噪声。如果受试者说,"我能听到我的耳鸣",提高 2 dB。当耳鸣被掩蔽时停止,记录最后一次测试水平(dBHL)。不要超过 80

dBHL。如果达到 80 dBHL,则接受他们的耳鸣不能被掩蔽。将试验再重复两次,如果第一次试验与连续两次试验相比似乎是异常值,则执行第四次试验。可以通过将 dBHL 步长增加到 10 dB 来加速这一过程,直到位于前一次 MML 试验的 10 dB 范围内。

(3) 然后,问受试者:"掩蔽噪声是掩盖了一只耳朵的耳鸣,还是两只耳朵的耳鸣?"如果受试者抱怨噪声太大,或者耳鸣无法被掩蔽,请将此记录在数据表上。

(4) 如果受试者双耳有耳鸣,则在另一只耳朵重复测试。

右侧噪声阈值:dBHL

试验 1	试验 2	试验 3	平均值

注:如果双耳耳鸣,询问掩蔽噪声是否掩蔽了单耳或双耳的耳鸣。

有效掩蔽:＿＿＿右耳;＿＿＿左耳;＿＿＿双耳

如果噪声太大,请在此记录＿＿＿如果耳鸣无法掩蔽,请在此记录＿＿＿

备注:＿＿＿＿＿＿＿＿＿＿＿＿＿＿＿＿＿＿＿＿＿＿＿＿＿＿＿＿＿＿＿＿＿

左侧噪声阈值:dBHL

试验 1	试验 2	试验 3	平均值

注:如果双耳耳鸣,询问掩蔽噪声是否掩蔽了单耳或双耳的耳鸣。

有效掩蔽:＿＿＿右耳;＿＿＿左耳;＿＿＿双耳

如果噪声太大,请在此记录＿＿＿如果耳鸣无法掩蔽,请在此记录＿＿＿

备注:＿＿＿＿＿＿＿＿＿＿＿＿＿＿＿＿＿＿＿＿＿＿＿＿＿＿＿＿＿＿＿＿＿

附 12.1.4 残余抑制

日期：

患者姓名：

| 耳鸣位置 | 左侧 | 右侧 | 双侧 | 头部 |

（1）首先问受试者"你今天的耳鸣和之前一样吗？"如果不是，标记耳鸣不同于以前。然后，向受试者解释下一项测试。"我要在一只耳朵放一些噪声，大约一分钟，看看你的耳鸣会对其有什么反应。你可以坐在那里听噪声，你不需要以任何方式回应。一旦噪声关闭，我要你告诉我你的耳鸣对噪声有什么反应"。然后在最大声音测试中以高于 MML 10 dBHL 噪声播放一分钟（计时器计时）。继续指导受试者："现在噪声已经关掉，你的耳鸣听起来是一样的还是不一样的？如果不同，那又有什么不同呢？"

（2）准确记录受试者所说的话：不同之处、如何不同以及耳鸣变化的时间线。

（3）有时受试者不会感觉到任何变化，有时他们会说他们的耳鸣更柔和或更响亮。如果他们的耳鸣减轻，解释为："我们会等待，当耳鸣恢复时告诉我们。"然后记录受试者耳鸣何时恢复，并将时间记录在数据表上。

右耳 MML：   右耳演示级别：

左耳 MML：   左耳演示级别：

如果右耳耳鸣改变了一段时间，这种情况持续了多久？   分钟：   秒：

如果左耳耳鸣改变了一段时间，这种情况持续了多久？   分钟：   秒：

右耳噪音（选择其一）：

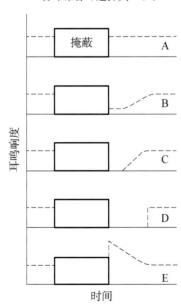

左耳噪音（选择其一）：

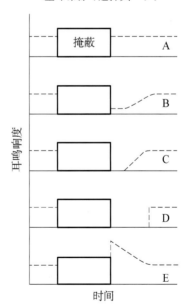

◆ 附 12.2 耳鸣障碍问卷 ◆

患者姓名：_____

时间：_____

说明：本问卷有 27 个问题。如果您非常不同意,请填写 0;如果您非常同意,请填写(最多)100。请不要跳过任何问题。

序号	项目	您的评分
1	因为耳鸣我无法享受生活	
2	这些年来,我的耳鸣越来越严重	
3	耳鸣干扰了我辨别声音从哪里来的能力	
4	因为耳鸣,我无法跟上会议期间的谈话	
5	耳鸣使我避开嘈杂的环境	
6	在嘈杂的房间里与人交谈时,耳鸣会干扰我对语言的理解	
7	因为耳鸣,我在社交场合感到不安	
8	普通大众不知道耳鸣的破坏性	
9	因为耳鸣,我不能集中精神	
10	耳鸣会引发家庭问题	
11	耳鸣使我感到抑郁	
12	我发现很难向别人解释什么是耳鸣	
13	耳鸣会给我带来压力	
14	因为耳鸣,我无法放轻松	
15	因为耳鸣,我抱怨的更多了	
16	因为耳鸣,我晚上很难入睡	
17	耳鸣让我感到疲惫	
18	耳鸣让我感到没有安全感	
19	耳鸣会让人产生一种全身不适的感觉	
20	耳鸣影响我的人际关系质量	
21	耳鸣导致我的语言理解能力下降	
22	耳鸣使我感到烦躁	
23	听电视/电台节目时,耳鸣干扰了我对语言的理解	
24	耳鸣使我感到焦虑	
25	我认为我对耳鸣的看法是健康的	
26	关于我的耳鸣,我得到了朋友的帮助和支持	
27	我经常因为耳鸣而感到沮丧	

注:引自 Kuk FK, Tyler RS, Russel D, Jordon H. The psychometric properties of a tinnitus handicap questionnaire. Ear Hear 1990;11(6):434-442

◆ 附 12.3 耳鸣特征问卷 ◆

患者姓名：＿＿＿＿＿＿

时间：＿＿＿＿＿＿＿

1	您的性别是：	男性/女性
2	您的年龄是：	＿＿＿＿＿＿岁
3	请使用从 0～100 的等级来评价其他人认为中等响度的声音是否对您来说太大声。（0＝非常不同意；100＝非常同意） 请列出对您来说太大声的声音：	＿＿＿＿＿＿（0～100）

您耳鸣出现的位置是？（请只选择一个答案）

4

a) 左耳
b) 右耳
c) 两只耳朵，程度相同
d) 两只耳朵，但左耳更差
e) 两只耳朵，但右耳更差

a) 在头部，但没有确切的位置
b) 更多地在头部右侧
c) 更多地在头部左侧
d) 头部外部
e) 头部中部

如果你每只耳朵都听到一种以上的声音或一种不同的声音，请回答以下关于最烦人的声音的问题。

5	描述您耳鸣最突出的音高，从 1～100，其中 1 像一个非常低的音调如雾笛，100 像一个非常高的音调的口哨。	＿＿＿＿＿＿（1～100）
6	耳鸣的音调每天都有变化吗？	a. 否 b. 是
7	用 0～100 的范围来描述您耳鸣的音量。（0＝非常微弱；100＝非常响亮）	＿＿＿＿＿＿（0～100）
8	耳鸣的响度每天都有变化吗？	a. 否 b. 是
9	使用从 0～100 的等级来描述耳鸣令人烦恼的程度。（0＝完全不烦人；100＝非常烦人）	＿＿＿＿＿＿（0～100）

所有这些特征中，哪一项最能描述您的耳鸣？（请只圈出一个）

10

a) 响铃或吹口哨
b) 板球般的响声
c) 咆哮，"嘘"，或冲刺声
d) 嗡嗡作响

a) 嘶嘶声
b) 嘶嘶声
c) 其他，请注明：
＿＿＿＿＿＿＿

11	在您醒着的时候，耳鸣出现的时间百分比是多少？例如，100％表示您的耳鸣一直存在，25％表示您的耳鸣存在 1/4 的时间。 ＿＿＿＿＿＿％（请写出介于 1 和 100 之间的单个数字）	
12	平均每个月有多少天您会受到耳鸣的困扰？	＿＿＿＿＿＿天
13	您耳鸣几个月或几年了？	＿＿＿＿＿＿个月或 ＿＿＿＿＿＿年

当您有耳鸣时,以下哪一种情况会更糟?

14

a) 酒精
b) 在嘈杂的地方
c) 在安静的地方
d) 咖啡因(咖啡/茶/可乐)
e) 药品/药物
f) 眼动
g) 食物(请注明)_____
h) 移动您的头或脖子
i) 身体活动
j) 放松
k) 触摸您的头

a) 佩戴助听器
b) 早上醒来时
c) 感到疲倦时
d) 月经期间情绪或精神紧张
e) 情绪或精神压力
f) 睡眠不足
g) 射击枪支、步枪等
h) 吸烟
i) 没有什么比这更糟糕的了
j) 其他,请注明_____

以下哪种情况能减轻您的耳鸣?

15

a) 酒精
b) 在嘈杂的地方
c) 在安静的地方
d) 咖啡因(咖啡/茶/可乐)
e) 药品/药物
f) 眼动
g) 食物(请注明)_____
h) 移动您的头或脖子

a) 身体活动
b) 放松
c) 触摸您的头
d) 戴助听器
e) 当早上第一次醒来时
f) 没有什么能让它变得更好
g) 其他,请注明_____

您认为最初是什么导致了耳鸣?(最多选择三个选项)

16

a) 年龄增长
b) 自身免疫性疾病
c) 脑肿瘤
d) 人工耳蜗植入术,手术后
e) 人工耳蜗植入术,开机后
f) 人工耳蜗植入术,不明
g) 出生耳聋,遗传性
h) 出生耳聋,综合征性
i) 出生耳聋,不明
j) 糖尿病
k) 电伤
l) 头部损伤
m) 毒品/药物
n) 梅尼埃病
o) 中耳,血管
p) 中耳,肌肉

a) 中耳,不明
b) 噪声暴露
c) 噪声暴露(非枪击,脉冲性)
d) 噪声暴露(狩猎/枪击)
e) 噪声暴露(兵役)
f) 耳硬化症
g) 牙齿或颌骨问题
h) 第 8 对脑神经肿瘤(听神经瘤)
i) 突发性听力损失
j) 手术
k) 甲状腺
l) 未知
m) 其他(请注明)_____
n)

17　您的哪只耳朵正在佩戴助听器?

左侧
右侧
双侧
均无

18　您是否有任何与您的耳鸣有关的法律诉讼或索赔待决,或者您正计划采取法律行动?

a) 否
b) 是

◆ 附 12.4　生命意义和幸福感问卷 ◆

患者姓名：_____

时间：_____

说明：请在 0（完全不同意）到 100（完全同意）的范围内指出您对每个陈述的意见。

项目	叙述	分数
1	我在任何情况下都听得很清楚	
2	我在任何情况下都看得很清楚	
3	我在任何情况下都能轻松行走	
4	我的交流顺利，很容易被人理解	
5	我的睡眠很好	
6	我用我的手很好地操纵东西	
7	我很专注，注意力很集中	
8	我的饮食都很轻松	
9	我有很多朋友，我经常和他们交往	
10	我总是可以记清楚一些事情	
11	我有很多爱好	
12	我从许多其他人那里得到了情感上的支持	
13	我参加了几个娱乐活动	
14	总的来说，我感觉很放松	
15	我对我的性生活很满意	
16	我对我的财务状况很满意	
17	我对自己的自我形象感觉很好	
18	我非常的健康	
19	我有可以信赖的亲密朋友或家人	
20	总的来说，我得到了我想要的生活中的所有乐趣	
21	我认为未来看起来非常光明	
22	我从不感到沮丧、悲伤或焦虑	
23	我从未经历过疼痛或不适	

注：引自 Tyler R, Perreau A, Mohr AM, Ji H, Mancini PC. An exploratory step toward measuring the "Meaning of Life" in patients with tinnitus and in cochlear implant users. J Am Acad Audiol 2020;31(4):277 – 285

附 12.5　耳鸣结果测量的有序参考

附 12.5.1　心理声学测量

- 心理声学测试：Tyler RS. The psychoacoustical measurement of tinnitus. In：Tyler RS，ed. Tinnitus handbook. San Diego，CA：Singular Thomson Learning；2000：149 - 179。

附 12.5.2　耳鸣程度估计

- 耳鸣质量评分：Tyler RS，Noble W，Coelho C. Considerations for the design of clinical trials for tinnitus. Acta Otolaryngol Suppl 2006；126：44 - 49。

附 12.5.3　公认的问卷

- 耳鸣问卷：Hallam RS，Jakes SC，Hinchcliffe R. Cognitive variables in tinnitus annoyance. Br J Clin Psychol 1988；27(3)：213 - 222。
- 耳鸣障碍问卷：Kuk FK，Tyler RS，Russell D，Jordan H. The psychometric properties of a tinnitus handicap questionnaire. Ear Hear 1990；11(6)：434 - 445。
- 耳鸣反应问卷：Wilson PH，Henry J，Bowen M，Haralambous G. Tinnitus reaction questionnaire：psychometric properties of a measure of distress associated with tinnitus. J Speech Hear Res 1991；34(1)：197 - 201。
- 耳鸣障碍调查：Newman CW，Jacobson GP，Spitzer JB. Development of the Tinnitus Handicap Inventory. Arch Otolaryngol Head Neck Surg 1996；122(2)：143 - 148。
- 耳鸣功能指数：Meikle MB，Henry JA，Griest SE，et al. The tinnitus functional index：development of a new clinical measure for chronic，intrusive tinnitus. Ear Hear 2012；33(2)：153 - 176。
- 耳鸣主要功能问卷：Tyler R，Ji H，Perreau A，Witt S，Noble W，Coelho C. Development and validation of the Tinnitus Primary Function Questionnaire. Am J Audiol 2014；23(3)：260 - 272。

附 12.5.4　开放式问卷

- 耳鸣问题问卷：Tyler RS，Baker LJ. Difficulties experienced by tinnitus sufferers. J Speech Hear Disord 1983；48(2)：150 - 154。
- 耳鸣改善的客户导向量表：Searchfield GD. A Client Oriented Scale of Improvement in tinnitus for therapy goal planning and assessing outcomes. J Am Acad Audiol 2019；30(4)：327 - 337。

附 12.5.5　其他反应测量

- 患者日记：a。
- 耳鸣摄入量问卷：b。

附 12.5.6　生活质量测量

- EQ - 5D：EuroQol Group. EuroQol — a new facility for the measurement of health-related quality of life. Health Policy 1990；16(3)：199 - 208。
- SF - 36：Ware JE Jr，Sherbourne CD. The MOS 36-item short-form health survey（SF - 36）. I. Conceptual framework and item selection. Med Care 1992；30(6)：473 - 483。
- WHO DAS 2.0：World Health Organization. In：Üstün TB，Kostanjsek N，Chatterji S，Rehm J，eds. Measuring health and disability：manual for WHO disability assessment schedule（WHODAS 2.0）. Geneva，Switzerland：WHO Press；2010。
- 生命意义问卷：Tyler R，Perreauf A，Mohr AM，Ji H，Mancini PC. An exploratory step toward measuring the "Meaning of Life" in patients with tinnitus and in cochlear implant users. J Am Acad Audiol 2020；31(4)：277 - 285。

附 12.5.7 特定相关问题测量

- 抑郁量表:Beck AT，Ward CH，Mendelson M，Mock J，Erbaugh J. An inventory for measuring depression. Arch Gen Psychiatry 1961;4:561-571。

- 状态特质焦虑问卷:Spielberger CD，Gorsuch RL，Lushene R，et al. Manual for the state-trait anxiety inventory. Palo Alto，CA:Consulting Psychologists Press;1970。

- 匹兹堡睡眠质量指数:Buysse DJ，Reynolds CF III，Monk TH，Berman SR，Kupfer DJ. The Pittsburgh Sleep Quality Index:a new instrument for psychiatric practice and research. Psychiatry Res 1989;28(2):193-213。

- 失眠严重指数:Bastien CH，Vallières A，Morin CM. Validation of the Insomnia Severity Index as an outcome measure for insomnia research. Sleep Med 2001;2(4):297-307。

(谢鸿博 韩 朝 译)

第13章

听 觉 过 敏

Hyperacusis

Richard S. Tyler, Ann Perreau, and Patricia C. Mancini

摘要

听觉过敏是一种普遍存在的听觉疾病,可严重困扰人们的日常活动和影响人们的生活质量,许多耳鸣患者也同时患有听觉过敏。听觉过敏的患者在他们所处的环境中能够听到某种令人烦恼的特殊声音。听觉过敏患者的有关难受的声音和状态的主诉存在很大不同,主要有四种症状可用来概括听觉过敏患者的体验:①响度;②烦恼;③恐惧;④疼痛。许多患者会有一个以上的症状,而且症状的类型也因人而异。尽管目前尚无明确可治愈听觉过敏的方法,但仍有一些治疗方法对患者有效,包括咨询、声治疗、过滤耳塞、治疗相关症状的药物和放松练习等。听觉过敏的治疗是一系列咨询活动,包括听觉过敏相关的教育、针对听觉过敏的咨询,以及声治疗和放松练习等能够缓解症状的治疗。

关键词: 听觉过敏,耳鸣,咨询,治疗

13.1 介绍

在早期对耳鸣的研究中,我们发现许多耳鸣患者也患有听觉过敏,这在之后的研究中也得到了证实。在这些患有听觉过敏的耳鸣患者中一定存在共同的机制,尽管两者之间的关系还不清楚。当然也存在不伴听觉过敏的耳鸣患者和不伴耳鸣的听觉过敏患者。因此,在本书中为提供耳鸣治疗的听力师设立一个听觉过敏章节是合适的。耳鸣患者中,听觉过敏的发生率在各种研究中平均为40%,相比之下,在听觉过敏的患者中,耳鸣的发生率则接近86%。在普通群体中,约有6%～17%的人报告有听觉过敏。这些数据表明听觉过敏是普遍存在的。

13.2 术语

人们使用"听觉过敏(hyperacusis)"这一术语已经75年了,但最近,有几个新的术语也被用于描述听觉过敏,例如过敏症(hypersensitivity)、厌声症(misophonia)、选择性声音敏感(select-sound sensitivity)、声反应过度(exaggerated sound response)、听觉耐受下降(decreased sound tolerance)和恐声症(phonophobia)等等。每一位听觉过敏的患者都主诉在他们所处的环境中能够听到某种令人烦恼的声音。例如,Urnau和Tochetto曾报道过困扰听觉过敏患者的声音,包括音乐、喇叭声、高声交谈、交通噪声、关门声、突发的响声、水槽滴水声、餐厅噪声、门铃、警笛、飞机、塑料袋噪声、搅拌器声以及电话铃声等。

耳鸣患者与听觉过敏患者之间一个重要的区别是,耳鸣患者经历的问题通常会随着时间的推移而减少,但这在听觉过敏的患者中却不常见。这或许是因为听觉过敏更不易适应? 亦或是听觉过敏容易随着时间推移而加重?

由于目前对听觉过敏的了解还不十分深入,且不断有新概念加入,因此,无论是患者,还是包括听力师和耳鼻喉科医生在内的专业人员都难免对听觉过敏感到困惑。我们建议可使用以下四种主要症状来描述患者的听觉过敏。

- 响度型听觉过敏:对正常人来说中等音量的声音,对响度型听觉过敏患者而言十分大声。
- 烦恼型听觉过敏:对声音产生负面情绪反应,常表现为恼怒、焦虑或紧张(声音不一定很大)。
- 恐惧型听觉过敏:对声音感到不舒服或害怕(声音也不一定很大),恐惧型听觉过敏患者可产生对声音的回避行为。

疼痛型听觉过敏：感知疼痛的声音级别较正常人低（不一定很强烈），例如耳或头部的刺痛。

值得注意的是，许多患者会出现不止一种症状，并且不同的患者之间症状的类型表现也会有所不同。此外，利用这种分类的方法可以帮助我们确定每位患者的治疗方案。例如，患者表现为响度型或烦恼型听觉过敏，听力师可向患者提供咨询和声治疗，这样可以很好地解决问题。当患者主诉各种声音都让他们感到懊恼时，例如婴儿哭声、关门声或人的咀嚼声等，采用上述治疗方案可满足此类患者的需要。而对于疼痛型或恐惧型听觉过敏的患者，可能还需要得到精神心理科专业人士的心理咨询和药物治疗。有关疼痛型听觉过敏患者的戏剧性体验案例如下：

- "穿衣服的声音就像在开放伤口上轻轻地吹气一般。"
- "我的耳朵对声音感觉刺痛，易受伤，它就像一个开放的伤口。"
- "将咖啡杯放在木桌上的感觉，就像在耳朵深处用拇指使劲按压断裂的骨头。"
- "在碎石上行走就像我把碎石压进我受伤的耳朵里。"

为了说明听觉过敏的多样性的特点，我们记录了一些患有听觉过敏（和耳鸣）患者的采访，其中包括成年患者和一个儿童的父母，具体可在我们配套的网站上查看。这些访谈提供了来自患者及家属的实用观点，包括了他们对于听觉过敏的日常体验、对听觉过敏的反应和应对方法。

13.3 病因

与耳鸣和听力损失类似，导致不同类型听觉过敏的原因也很多（可见 Tyler 以及 Pienkowski 等人的综述）。例如，过度的噪声暴露、梅尼埃病和头部损伤等都是造成听觉过敏的常见病因。其他可引起偏头痛听觉过敏的原因还包括贝尔氏面瘫、遗传性疾病和自闭症等。有趣的是，在少数病例中发现，听觉过敏甚至可能与遗传因素相关，例如威廉斯综合征（Gothelf 等人曾报道，威廉斯综合征中有 83.7% 的人可有听觉过敏）。

13.4 机制

与耳鸣报道类似，听觉过敏也可能有许多不同的原因和机制。一般而言，当声音强度增加时，响度编码是单个神经纤维上的电活动增加以及被激活的神经纤维数量增加的结果（图 13.1）。

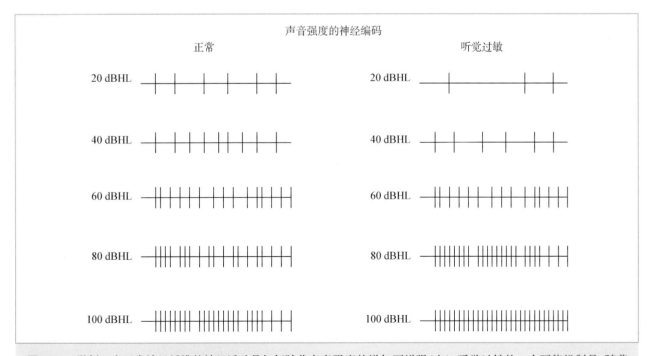

图 13.1 举例一个正常神经纤维的神经活动是如何随着声音强度的增加而增强（左）；听觉过敏的一个可能机制是，随着声音强度的增加，神经活动增强得更加明显

然而,在听觉过敏的情况下,很可能存在听觉增益控制的异常,其理论是大脑寻找电活动并放大其反应。无论输入的声音水平如何,对于中高度的声音而言由此产生的神经活动也会很大。在声音水平和神经纤维的传递速率和/或整体/局部的电活动之间存在非预期的异常关系,将会引起异常反应表现为听觉过敏。

13.5　听觉过敏的检测

许多研究显示,听觉过敏与听阈之间联系并不紧密。事实上,许多听觉过敏患者的听力损失都没有达到轻度听力损失的级别。由于听力图并不能提示听觉过敏,我们需要考虑其他方法用以检测听觉过敏。

响度型听觉过敏可通过响度不适级(loudness discomfort levels, LDLs)进行检测。测试响度不适级的过程必须十分谨慎,因为对许多患者来说,在他们的不适或接近不适声级水平上再给予脉冲音刺激是十分困难的一件事,并且有可能引起听觉过敏的发作。我们仔细询问患者关于 LDLs 检测的事项,并给予他们足够的休息时间使他们得以恢复。此外,为了避免患者感到不适,并非所有的听力师都会在患者第一次就诊时进行 LDLs 检测。在与患者建立融洽关系后,可在后续的就诊中进行 LDLs 检测。一种检测 LDLs 方法如下:

- 给予脉冲音,并对患者说"给出一个 0～100 的数字,代表这个声音的响度。0%代表着你听不到这个声音,100%意味着声音大到令人感到不适"。
- 从恰好超过阈值的水平开始,以 5 dB 作为增量,逐渐给予更高强度的声音。但给予的声音不能超过 80%的评分值,在每个频率至少测试 3 次,并取其平均值。
- 测试 500、1 000、2 000 和 4 000 Hz 的声音频率。许多患者在高频声音下有不适,因此在检测 LDLs 时应避免使用 8 000 Hz。

再次需要强调的是,对一些患者进行 LDLs 检测时,务必谨慎。给予患者的最大声音可减少至 70%,而不是 80%,因此在检测过程中听力师需要更加谨慎。

13.6　问卷

同耳鸣一样,对于听觉过敏而言很重要的是要将听觉过敏与对听觉过敏的反应两者区分开来。用于确认患者主诉的一个好方法就是自我评分的问卷。此外,一些听觉过敏的患者对声音暴露会有严重的反应,这表明听觉过敏是十分麻烦的。自我评价的问卷是确定听觉过敏严重程度的一项重要工具,有几种问卷都可用作评价听觉过敏的反应及严重程度。我们对开放式耳鸣问卷进行了调整,使其包含听觉过敏的内容,我们称之为听觉过敏问卷(详见附 13.1,听觉过敏问题问卷)

举例来说,许多患者会描述"我再也不去餐馆了"或"碗碟发出的叮当声十分糟糕"。另外,对那些决定在我们门诊接受咨询和声治疗的患者,我们会使用一份听觉过敏特征问卷(详见附 13.2 听觉过敏特征问卷)。这份问卷收集了患者听觉过敏的持续时间、任何已知的原因、能够使听觉过敏缓解或加重的事件等重要信息。其次,这份问卷还可用于确定听觉过敏的类型,包括响度型、烦恼型、恐惧型和疼痛型。最后,问卷还能够帮助我们了解患者已尝试的治疗方法,以及是否存在其他伴随症状,如偏头痛、嗅觉障碍或味觉障碍等需要我们关注的症状。除此之外,我们也常在治疗前后使用听觉过敏障碍量表(附 13.3)。

13.7　治疗

遗憾的是,目前尚无任何药物或手术被证明可治愈听觉过敏。但是,有几种治疗方法对听觉过敏患者有积极的治疗效果,并且相关治疗方法也正不断涌现。首先,我们建议对听觉过敏患者提供咨询,比如关于听觉过敏治疗的详细介绍。其次,我们推荐使用背景声音的声治疗,以减少患者的烦恼感受和/或增加对声音的耐受。多项针对听觉过敏患者的研究都表明,咨询和声治疗有利于控制听觉过敏的症状。在最初的治疗中,我们常建议患者购买带有降噪功能的定制音乐耳塞,以减少嘈杂环境下的声音和强声带来的不适。此外,我们还应告知患者,药物对控制包括焦虑、抑郁、失眠等可能出现的相关症状有很大的帮助。我们可与患者的医生、心理学专家或精神科医生一同合作,管理患者的症状,并在必要时进行转诊。最后,我们将对治疗过程进行回顾复盘,以及进行放松练习的演示,为患者在听觉过敏发作后提供有效的应对策略,以此减轻患者的恐惧和焦虑。第 10 章的内容概述了对于耳鸣患者有效的放松练习,这些练习对听觉过敏患者也有一定的帮助。最后,附13.4提供了一份关于听觉过敏的信息手册,各门诊可根据需求进行修改,另外,这份手册还概括了不同的治疗方案(此手册也可在我们配套的网站上找到)。

13.7.1 咨询——听觉过敏的治疗

我们关于听觉过敏的咨询策略是从我们的耳鸣活动疗法(tinnitus activities treatment)发展而来的,这两种治疗方法有许多相似之处(第4章)。虽然我们主要将注意力集中在成人身上,但对于有听觉过敏的儿童我们也应当加以考虑,对治疗方法进行适当的修改并给予他们帮助(见 Coelho 等人的综述)。尽管这并非是一个硬性要求,但我们仍倾向于在进行个人咨询之前,先对患者进行小组咨询(通常是与有耳鸣的患者一同,因为许多患者同时患有耳鸣和听觉过敏)。我们的咨询方法十分灵活,以患者为中心,与患者一同进行,以满足他们的要求。从患者的听觉过敏特征问卷(hyperacusis intake questionnaire)、问题问卷(problems questionnaire)和问诊中得到的主观性的回答,将有助于我们确认患者的需求,并为咨询提供更多信息。这些调查问卷可见附13.1至附13.3。另一种方法是使用患者导向的改进量表,或称 COSI,并对此量表进行适当修改,为听觉过敏患者所用。COSI 包括了 3～5 个方面问题,可用于明确患者咨询治疗的目标。在听觉过敏活动疗法(hyperacusis activities treatment)中(附13.5),我们提供了有关于听觉过敏的教育,对听觉过敏的反应展开咨询活动,并进行相关治疗以达到缓解患者症状的目的,如声治疗、药物和放松练习。我们常采用一小时课程对听觉过敏的患者开展治疗,并根据需要进行回顾。

我们根据患者的具体问题,总结了四个可能受影响的方面,包括思想和情绪、听力、睡眠,以及注意力。我们在门诊开展了基于图片的咨询(图13.2),通过执行练习和提供家庭作业,使患者在日常生活中进行治疗(参考附13.6,听觉过敏治疗方案示例宣传页)。在回访时,回顾患者的家庭作业情况,并向患者介绍下一阶段的治疗。我们听觉过敏活动疗法原始课程的幻灯以及解说版本可在附13.5中找到,也可见配套网站。在此,将对我们一些关于听觉过敏的经验进行讨论,并通过特殊案例来说明我们的方法。

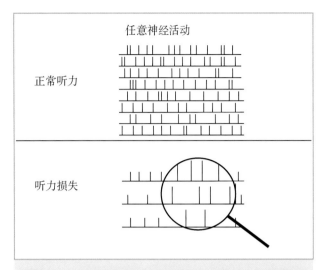

任意神经活动

正常听力

听力损失

图13.2 举例听觉过敏活动疗法原因之一,听力损失(神经纤维丢失)的大脑尝试放大大脑电活动。这有助于解释患者的大脑电活动是造成听觉过敏的原因(附13.4)

13.7.2 介绍

治疗最好是以向治疗组患者介绍的形式开始,如果是一对一的课程,则对单个患者进行介绍。我们通过与患者讨论他们的听觉过敏经历、就诊的原因以及对治疗的期望等,来更好地了解患者。同时,也向患者解释听觉是如何工作的,以及听力下降和听觉过敏的知识。

13.7.3 思想和情绪

听觉过敏可影响情绪,造成患者苦恼、抑郁或者焦虑,这对许多患者来说是很严重的影响。我们尽力同患者建立联系,与他们互动(与患者建立联系的方法详见第5章)。我们向患者表达关心,同时表明我们想要了解他们是如何应对听觉过敏,以协助患者建立起预期目标,为他们带去希望。在充分了解患者并与他们建立融洽关系的过程中,我们可询问他们日常应对听觉过敏的经历。

- 一天中是否有特别困扰的时候?
- 一天中是否有不被打扰的时候?
- 出现诱因后,症状的发作可持续多久?

我们认为,听觉过敏的确可引起患者的不安和痛苦。每个人在生活中都会遇到困难,而听觉过敏对于许多患者来说都是困难的。他们的担忧是合理的,但同时也应知晓有许多可以尝试的治疗方法和方案,包括治疗焦虑和抑郁的药物、放松练习等,都可协助患者解决听觉过敏造成的情绪问题。我们向患者提供这些治疗选择,并对治疗的益处加以强调,这样往往能够减轻听觉过敏的患者的心理负担。患者可做一些事来减轻他们的听觉过敏,而我们则能为他们提供一些帮助。

13.7.4 听力和交流

有些听觉过敏患者可能有听力损失,不过并非所有患者都有听力问题。但即使是听力正常的患者,也会因听觉过敏而出现严重的听力和交流方面的问题。例如,一些双侧听力正常的患者曾报告,听觉过敏使他们难以分辨自己说话声音的大小,或者听觉过敏使他们难以集中注意力对话或听清别人在说什么。对于听觉过敏患者的治疗通常与我们在听力康复中对听力下降患者使用的传统方法类似,这种方法包括:在确保你能看清说话者的脸的前提下,减少背景噪声,并要求说话者尽可能放慢语速、说清楚。此外,要求患者集中注意力、充分参与谈话或听觉任务,同时将他们的注意力从听觉过敏上移开,这样对患者也是有益的。

13.7.5 睡眠

许多听觉过敏的患者有严重的情绪压力,这可能会干扰他们的睡眠。还有一些患者报告说当他们试图入睡时,会被环境中的背景噪声干扰,或被附近的声音惊醒。第 4 章关于耳鸣活动治疗中对睡眠策略的讨论以及第 10 章中提及的放松练习,都对缓解睡眠问题有很大帮助。另外,许多患者发现卧室里低水平的背景声音,如风扇或轻音乐,可以减少外部声音对他们产生的困扰,使他们在睡前得以放松。对一些患者来说,用于治疗耳鸣的非穿戴式发声器(第 8 章),甚至是用于缓解耳鸣的 APP(第 9 章),都能协助他们在夜间放松。

13.7.6 注意力

当一个人担心和注意可能存在的背景声音时,他就很难集中注意力。许多听觉过敏的患者难以集中注意力,因为他们预设将会有一个巨大的声音,因此过分关注听觉过敏而非手头的工作。我们可通过各种方法来提高注意力,包括消除环境中的干扰(特别是不需要的噪声),保持专注和注意特定的任务,以及在注意力有限时,将更复杂的任务时间缩短至

20～40 分钟。我们常建议患者写日记或写下他们的忧虑,使这些担心和忧虑常可以在一天内得到解决,而不是不断产生焦虑和分散对其他任务的注意力。最后,我们在第 4 章中提及的用于耳鸣的注意力转移练习也适用于听觉过敏患者。这些练习可以促进患者对注意力的意志控制,这也是应对听觉过敏引起的情感抑郁所需要的。同样,第 10 章中的放松练习对部分患者也很有帮助,帮助其缓解焦虑和恐惧,更好地转移对听觉过敏的关注。

13.7.7 听力保护

许多听觉过敏的患者来到我们门诊时,都戴着耳塞,甚至在日常聆听中也戴着耳罩。虽然这样做的确能降低他们听到的声音强度,有助于他们应对听觉过敏,但是,这也降低了与他人谈话时的声音,对他们的交流产生负面影响,长此以往将会影响他们的社交和生活质量。这种每天都佩戴耳塞的方法并不能改善他们的听觉过敏,甚至可能会随着时间的推移降低对声音的耐受性,使听觉过敏恶化。我们向患者解释,持续使用耳塞可能会导致他们的听觉系统长期无法接触到日常声音,此外,持续使用这些听力保护用具也不能使大脑适应正常的声音。但同时,我们也需要强调在接触巨大噪声时,例如割草或吸尘等,我们需要保护听力。我们将为没有可靠听力保护装置的患者提供耳塞。

如前所述,我们也建议患有听觉过敏的患者使用音乐家用的耳塞,并在门诊为他们安装。普通的泡沫耳塞可以降低声级,有效控制噪声暴露,但也正是由于其高降噪等级的特征,往往会对患者的语言感知产生负面影响。相比之下,音乐家使用的过滤耳塞对声级的衰减并不明显,并且还能保留语言感知所需要的高频声音。使用过滤式耳塞对所有频率声音的降低程度相同,但没有泡沫耳塞那么严重,对于大多数患者来说,会有更好的语言感知,这往往也是听觉过敏患者在嘈杂环境中所需要的,因此他们会更常使用这类耳塞。

猎人可通过听力保护装置来减少突如其来的噪声,这对一些被突然的巨响所困扰的听觉过敏患者来说可能有所帮助。与泡沫耳塞类似,这些设备并不能治疗听觉过敏,但可以在背景噪声较多时发挥作用,有效降低不必要的噪声。

13.7.8 声治疗

听觉过敏的声治疗大体有三种策略。与治疗耳鸣相比（第8章），两种声治疗方法有一些相似之处。当然，也有一些重要的区别，我们将在此总结。

13.7.8.1 低水平宽带噪声

Hazell 和 Sheldrake 根据大脑放大和搜索声音的理论，建立了低水平背景噪声的治疗方法。Hazell 和 Sheldrake 认为，这种方法可减少大脑对外部声音提供增益的需求。他们建议患者使用双侧噪声发声器，以提供持续的低水平噪声暴露。Formby 团队表示，这种方法可改善许多听觉过敏患者的 LDLs。在一些受试者中，Formy 发现仅使用发声器进行几周的声治疗（不进行咨询治疗），LDL 可升高或改善约 20 dB。

13.7.8.2 高水平宽带噪声逐次趋近

Vernon 和 Press 提出了一种名为"粉红噪声脱敏法"的治疗方法。患者每天利用传统耳机听声音约 2 小时，声音水平每天或每周逐渐增加，逐渐接近每位患者的 LDL。Vernon 曾报道，许多听觉过敏的患者使用这种治疗方法获得了成功。然而，治疗起效的时间在患者之间有很大的差异，一些患者需要 3 个月的噪声治疗，而另一些患者则需要长达 2 年的时间。

13.7.8.3 低水平的声音逐次趋近

Tyler 和 Tyler 等人建议使用逐次趋近低水平的声音，而不是使用接近 LDL 的声治疗听觉过敏，以帮助患者逐步改善对声音的耐受性和减少患者的不适感。这种治疗方法选择的声音包括使患者产生听觉过敏反应的声音，或是使患者放松的声音，如愉快的音乐、自然声或者患者日常听起来感到舒服的其他声音。如果使用令患者听觉过敏的声音，逐次趋近按照以下的步骤进行：

- 识别会引起听觉过敏的声音。
- 记录或制作这种声音。
- 患者在放松的状态下，并能够控制听力水平和持续时间时，每天以可接受的低水平听录制声音数分钟，并且可以控制声音的强度和时间。此外，患者愿意时可进行另一项活动，如阅读等。
- 在几周或几个月之内，逐渐增加声音的持续时间和强度（必要时也可减少时间和强度）。

- 最终将听觉体验达到可聆听实际声音的程度。
- 从录制的声音转换到实际的声音，但患者仍能控制声音的响度和持续时间（从低到高的声音强度，从短到长的持续时间）。
- 让其他人，如朋友或家人，产生以前会产生干扰的声音（响度从低至高，时间从短至长）。以说明这种治疗方法的疗效。

如果使用愉悦的声音进行脱敏治疗，步骤也基本同上所述。在配套的网站上，我们为听觉过敏患者提供了声治疗方案（附 13.6），以及采用第二种逐次趋近方案的脱敏治疗患者的声音日记（附 13.7）。声治疗方案能够帮助患者选择治疗用的声音，还能向患者建议治疗的时长，和随时间逐渐提高声音强度的方案。患者可使用声音日记来记录所选择的声音、聆听的时长、声音的强度水平，以及聆听过程中对声音的任何反应。这些数据将为患者和临床医生评估治疗进展提供信息。

13.7.9 使用助听器改善听觉过敏

在我们的临床经验中，有许多听觉过敏患者同时也有听力下降，他们希望使用助听器来改善他们的交流能力和语言理解能力。然而，使用助听器的听觉过敏患者却普遍主诉助听器会将声音放大到令人痛苦的程度，从而进一步加剧了他们的听觉过敏。有一些策略可以帮助听觉过敏患者更好地使用助听器，具体如下：

- 将助听器的最大输出功率（MPO）设置在患者 LDLs 以下，并用真耳验证 MPO 和患者的主观感受。随着使用设备的时间增加，MPO 可酌情增加。
- 提高自动增益控制的反应时间，以便对响声作出快速调整。
- 确保用户可使用助听器、APP 和/或远程设备上的控制开关来调整助听器的音量。
- 增加并鼓励患者使用自适应方向性麦克风和降噪功能来抑制背景噪声，以避免在嘈杂环境中的不适。
- 增加并鼓励患者使用结合了扩音和耳鸣声治疗的程序，包括静态和可调的声音，以用于帮助患者掩盖恼人的环境声。如前逐次趋近方法所述，耳鸣声治疗应从低水平开始。

- 鼓励患者每天至少使用助听器 8 小时。但同时我们也要认识到,与没有听觉过敏的助听器使用者相比,有听觉过敏的患者使用助听器的时间可能会更少。

Sammeth 等人提出了一个巧妙的方法,那就是利用助听器对听觉过敏的患者(伴或不伴听力损失)进行脱敏。起初,人们认为助听器可能会放大患者听到的声音,这会使他们的情况变得更糟。但是,带有耳塞的助听器能够发挥到耳塞的功能,降低声音强度,因此可作为听觉过敏患者的一种管理方法。助听器可根据每个人的听力阈值进行调整,最大限度提高他们的语言感知能力。如前所述,我们将助听器的最大输出功率调至患者的 LDLs,这样就不会出现听觉过敏。虽然这种动态范围的减少可能会在某些情况下降低患者的言语感知能力,但是,它的好处是患者不会出现听觉过敏。下一步就是随着时间的推移逐渐增加助听器的最大输出功率,这一过程需要几周甚至几个月的时间。该方法的长期目标是为了患者能够逐渐适应更大的声音,并感受到环境中全部的声音。

13.8 总结

我们知道,听觉过敏的患者会因为日常中的声音体验而感到痛苦,并且听觉过敏会持续影响他们的社会交往、情绪健康和整体生活质量。造成听觉过敏的原因有很多,其中最常见的就是噪声暴露、梅尼埃病和头部外伤。听觉过敏患者常见的主诉有:①日常的、中等强度的声音太响和/或恼人,但这种声音对于其他人来说并不感到恼人;②他们避免社交场合或嘈杂地方,以减少因声音暴露产生的焦虑和恐惧;③声音暴露使患者感到强烈的疼痛和虚弱。听觉过敏可能有许多不同的亚型和机制,仍需要进一步的研究。虽然目前尚无治愈听觉过敏的方法,但仍有几种方案可用于治疗,包括咨询、声治疗、过滤式耳塞、治疗相关症状的药物以及放松练习等。

我们为这一章节提供了几个视频,可在配套的网站上找到,包括三个对听觉过敏患者的采访,采访中他们描述了听觉过敏的经历、听觉过敏带来的困难,以及对其他听觉过敏患者的建议。除此之外,还有一个描述听觉过敏治疗的幻灯片,以便为听觉过敏患者提供咨询的专家参考使用。

参考文献

[1] Tyler RS, Conrad-Armes D. The determination of tinnitus loudness considering the effects of recruitment. J Speech Hear Res. 1983;26(1):59 – 72

[2] Bläsing L, Goebel G, Flötzinger U, Berthold A, Kröner-Herwig B. Hypersensitivity to sound in tinnitus patients: an analysis of a construct based on questionnaire and audiological data. Int J Audiol. 2010;49(7):518 – 526

[3] Chen G, Lee C, Sandridge SA, Butler HM, Manzoor NF, Kaltenbach JA. Behavioral evidence for possible simultaneous induction of hyperacusis and tinnitus following intense sound exposure. J Assoc Res Otolaryngol. 2013;14(3):413 – 424

[4] Dauman R, Bouscau-Faure F. Assessment and amelioration of hyperacusis in tinnitus patients. Acta Otolaryngol. 2005;125(5):503 – 509

[5] Deshpande AK, Tyler R. Tinnitus and hyperacusis. In: Valente M, Valente LM, eds. Adult audiology casebook. 2nd ed. New York, NY: Thieme; 2018

[6] Tyler RS. Interest in hyperacusis on the rise. Hear J. 2016;69(2):32 – 33

[7] Bartnik G, Fabijańska A, Rogowski M. Experiences in the treatment of patients with tinnitus and/or hyperacusis using the habituation method. Scand Audiol Suppl. 2001;30(52):187 – 190

[8] Kochkin S, Tyler RS. Tinnitus treatment and the effectiveness of hearing aids: hearing care professional perceptions. Hearing Rev. 2008;15(13):14 – 18

[9] Sood SK, Coles RRA. Hyperacusis and phonophobia in tinnitus patients. Br J Audiol. 1998;41:545 – 554

[10] Anari M, Axelsson A, Eliasson A, Magnusson L. Hypersensitivity to sound: questionnaire data, audiometry and classification. Scand Audiol. 1999;28(4):219 – 230

[11] Andersson G, Lindvall N, Hursti T, Carlbring P. Hypersensitivity to sound (hyperacusis): a prevalence study conducted via the Internet and post. Int J Audiol. 2002;41(8):545 – 554

[12] Hannula S, Bloigu R, Majamaa K, Sorri M, Mäki-Torkko E. Selfreported hearing problems among older adults: prevalence and comparison to measured hearing impairment. J Am Acad Audiol. 2011;22(8):550 – 559

[13] Blaesing L, Kroener-Herwig B. Self-reported and behavioral sound avoidance in tinnitus and hyperacusis subjects, and association with anxiety ratings. Int J Audiol. 2012;51(8):611 – 617

[14] Urnau D, Tochetto TM. Characteristics of the tinnitus and hyperacusis in normal hearing individuals. Int Arch Otorhinolaryngol. 2011;15:468 - 474

[15] Tyler RS, Baker LJ. Difficulties experienced by tinnitus sufferers. J Speech Hear Disord. 1983;48(2):150 - 154

[16] Tyler RS, Pienkowski M, Roncancio ER, et al. A review of hyperacusis and future directions: part I. Definitions and manifestations. Am J Audiol. 2014;23(4):402 - 419

[17] Ke J, Du Y, Tyler RS, Perreau A, Mancini PC. Complaints of people with hyperacusis. J Am Acad Audiol. 2020; 31 (8):553 - 558

[18] Blomberg S, Rosander M, Andersson G. Fears, hyperacusis and musicality in Williams syndrome. Res Dev Disabil. 2006;27(6):668 - 680

[19] Hallberg LRM, Hallberg U, Johansson M, Jansson G, Wiberg A. Daily living with hyperacusis due to head injury 1 year after a treatment programme at the hearing clinic. Scand J Caring Sci. 2005;19(4):410 - 418

[20] Khalfa S, Bruneau N, Rogé B, et al. Increased perception of loudness in autism. Hear Res. 2004;198(1 - 2):87 - 92

[21] Pienkowski M, Tyler RS, Roncancio ER, et al. A review of hyperacusis and future directions: part II. Measurement, mechanisms, and treatment. Am J Audiol. 2014;23(4): 420 - 436

[22] Gothelf D, Farber N, Raveh E, Apter A, Attias J. Hyperacusis in Williams syndrome: characteristics and associated neuroaudiologic abnormalities. Neurology. 2006; 66 (3): 390 - 395

[23] Gordon AG. "Hyperacusis" and origins of lowered sound tolerance. J Neuropsychiatry Clin Neurosci. 2000;12(1): 117 - 119

[24] Hwang JH, Chou PH, Wu CW, Chen JH, Liu TC. Brain activation in patients with idiopathic hyperacusis. Am J Otolaryngol. 2009;30(6):432 - 434

[25] Zeng FG. An active loudness model suggesting tinnitus as increased central noise and hyperacusis as increased nonlinear gain. Hear Res. 2013;295:172 - 179

[26] Hazell JWP. Tinnitus masking therapy. In: Hazell JWP, ed. Tinnitus. London: Churchill Livingston; 1987

[27] Brandy WT, Lynn JM. Audiologic findings in hyperacusis and nonhyperacusic subjects. Am J Audiol. 1995;44:46 - 51

[28] Gu JW, Halpin CF, Nam EC, Levine RA, Melcher JR. Tinnitus, diminished sound-level tolerance, and elevated auditory activity in humans with clinically normal hearing sensitivity. J Neurophysiol. 2010;104(6):3361 - 3370

[29] Meeus OM, Spaepen M, Ridder DD, Heyning PH. Correlation between hyperacusis measurements in daily ENT practice. Int J Audiol. 2010;49(1):7 - 13

[30] Nelson JJ, Chen K. The relationship of tinnitus, hyperacusis, and hearing loss. Ear Nose Throat J. 2004;83(7):472 - 476

[31] Aazh H, Moore BCJ. Effectiveness of audiologist-delivered cognitive behavioral therapy for tinnitus and hyperacusis rehabilitation: outcomes for patients treated in routine practice. Am J Audiol. 2018;27(4):547 - 558

[32] Wallén MB, Hasson D, Theorell T, Canlon B. The correlation between the hyperacusis questionnaire and uncomfortable loudness levels is dependent on emotional exhaustion. Int J Audiol. 2012;51(10):722 - 729

[33] Goebel G, Floetzinger U. Pilot study to evaluate psychiatric comorbidity in tinnitus patients with and without hyperacusis. Audiol Med. 2008;6:78 - 84

[34] Jüris L, Andersson G, Larsen HC, Ekselius L. Psychiatric comorbidity and personality traits in patients with hyperacusis. Int J Audiol. 2013;52(4):230 - 235

[35] Aazh H, Moore BCJ. Usefulness of self-report questionnaires for psychological assessment of patients with tinnitus and hyperacusis and patients' views of the questionnaires. Int J Audiol. 2017;56(7):489 - 498

[36] Khalfa S, Dubal S, Veuillet E, Perez-Diaz F, Jouvent R, Collet L. Psychometric normalization of a hyperacusis questionnaire. ORL J Otorhinolaryngol Relat Spec. 2002; 64(6):436 - 442

[37] Nelting M, Rienhoff NK, Hesse G, Lamparter U. The assessment of subjective distress related to hyperacusis with a self-rating questionnaire on hypersensitivity to sound. Laryngorhinootologie. 2002;81(5):327 - 334

[38] Tyler RS, Bergan C, Preece J, Nagase S. Audiologische Messmethoden de Hyperakusis. In: Nelting M, ed. Hyperakusis. Stuttgart: Georg Thieme Verlag; 2003

[39] Tyler RS, Noble W, Coelho C, Haskell G, Bardia A. Tinnitus and hyperacusis. In: Katz J, Burkard R, Medwetsky L, Hood L, eds. Handbook of clinical audiology, 6th ed. Baltimore, MD: Lippincott Williams and Wilkins; 2009

[40] Elgandy MS, Tyler RS. Relief Strategies for Hyperacusis. Ainosco Press. 2018;39:1 - 13. DOI:10.6143/JSLHAT. 201812_39.0001

[41] Jastreboff PJ, Jastreboff MM. Tinnitus retraining therapy for patients with tinnitus and decreased sound tolerance. Otolaryngol Clin North Am. 2003;36(2):321 - 336

[42] Katzenell U, Segal S. Hyperacusis: review and clinical guidelines. Otol Neurotol. 2001;22(3):321 - 326, discussion 326 - 327

[43] Tyler RS, Gehringer AK, Noble W, Dunn CC, Witt SA, Bardia A. Tinnitus activities treatment. In: Tyler RS, ed. Tinnitus treatment: clinical protocols. New York: Thieme Medical Publishers; 2006

[44] Tyler RS, Gogel SA, Gehringer AK. Tinnitus activities treatment. Prog Brain Res. 2007;166:425 - 434

[45] Coelho CB, Sanchez TG, Tyler RS. Hyperacusis, sound annoyance, and loudness hypersensitivity in children. Prog Brain Res. 2007;166:169 - 178

[46] Perreau AE, Tyler RS, Mancini PC, Witt S, Elgandy MS. Establishing a group educational session for hyperacusis patients. Am J Audiol. 2019;28(2):245 - 250

[47] Dillon H, James A, Ginis J. Client Oriented Scale of Improvement (COSI) and its relationship to several other measures of benefit and satisfaction provided by hearing aids. J Am Acad Audiol. 1997;8(1):27 - 43

[48] Tyler RS, Noble W, Coelho C, Roncancio ER, Jun HJ. Tinnitus and hyperacusis. In: Katz J, ed. Handbook of clinical audiology. 7th ed. Baltimore, MD: Lippincott Williams & Wilkins; 2015:647-658

[49] Formby C, Sherlock LP, Gold SL. Adaptive plasticity of loudness induced by chronic attenuation and enhancement of the acoustic background. J Acoust Soc Am. 2003;114(1): 55-58

[50] Hazell JWP, Sheldrake JB. (1992). Hyperacusis and tinnitus. In: Aran J-M, Dauman R, eds. Tinnitus '91. Proceedings of the Fourth International Tinnitus Seminar. Amsterdam: Kugler Publications

[51] Formby C, Gold SL. Modification of loudness discomfort level: evidence for adaptive chronic auditory gain and its clinical relevance. Semin Hear. 2002;23(1):21-34

[52] Formby C, Gold SL, Keaser ML, Block KL, Hawley ML. Secondary benefits from tinnitus retraining therapy (TRT): clinically significant increases in loudness discomfort level and in the auditory dynamic range. Semin Hear. 2007;28 (4):276-294

[53] Formby C, Hawley M, Sherlock L, et al. Intervention for restricted dynamic range and reduced sound tolerance. J Acoust Soc Am. 2008;123:37

[54] Formby C, Hawley M, Sherlock LP, et al. Intervention for restricted dynamic range and reduced sound tolerance: clinical trial using a tinnitus retraining therapy protocol for hyperacusis. Proc Meet Acoust. 2013;19:050083

[55] Vernon JA. Pathophysiology of tinnitus: a special case — hyperacusis and a proposed treatment. Am J Otol. 1987;8 (3):201-202

[56] Vernon JA, Press L. Treatment for hyperacusis. In: Vernon JA, ed. Tinnitus treatment and relief. Boston, MA: Allyn & Bacon; 1998:223-227

[57] Tyler RS. The psychoacoustical measurement of tinnitus. In: Tyler RS, ed. Tinnitus handbook. San Diego, CA: Singular Publishing Group; 2000:149-179

[58] Sammeth CA, Preves DA, Brandy WT. Hyperacusis: case studies and evaluation of electronic loudness suppression devices as a treatment approach. Scand Audiol. 2000;29 (1):28-36

推荐阅读

Iowa Hyperacusis Website. https://uiowa.qualtrics.com/SE/?SID=SV_22YHczpQkvXNHsE

◆ 附 13.1 听觉过敏问题问卷 ◆

患者姓名：_____

日期：_____

听觉过敏是指,对中高强度的声音感受为十分大的声音,甚至为痛苦的声音。

请列举出你因听觉过敏而遭遇到的问题。尽可能多地列出,并按重要性进行排序。

1.

2.

3.

4.

5.

6.

◆ 附 13.2　听觉过敏特征问卷 ◆

患者姓名：_____

日期：_____

有人认为许多声音对他们来说过于响，但是同样的声音在其他人看来却并不太响，这就是所谓的听觉过敏。

此问卷要求您使用 0～100 分对问题进行评分， 0＝强烈不同意，100＝强烈同意。

1　别人认为舒适的声音对我来说太吵了。　　　　　　_____（0～100）

2　哪只耳朵受到听觉过敏的影响？（圈出答案）　　　左耳　　右耳　　双耳

3　您患有听觉过敏多长时间了？　　　　　　　　　_____个月 或
　　　　　　　　　　　　　　　　　　　　　　　_____年

您认为是什么原因导致了听觉过敏？（只选择一个答案）

4
a) 意外事故　　　　　　　　a) 梅尼埃病
b) 年龄　　　　　　　　　　b) 噪声暴露（持续的）
c) 感染/病毒　　　　　　　c) 噪声暴露（突然的）
d) 听力损失（长期）　　　　d) 手术
e) 听力损失（突发）　　　　e) 我也不知道
f) 药物　　　　　　　　　　f) 其他_____

5　与刚开始相比，听觉过敏是更严重了、更好了，还是保持不变？（请圈出一项）　　　相同　更好　更严重

以下哪种声音或事件对您来说常感到**太吵**？

6
a) 婴儿的哭声/儿童的尖叫声　　　a) 电动工具
b) 人群/大型集会　　　　　　　　b) 餐馆
c) 碗碟的堆放声　　　　　　　　c) 体育比赛
d) 狗的叫声　　　　　　　　　　d) 电话铃声
e) 音调很高的嗓音/尖叫声　　　　e) 电视/收音机
f) 割草机　　　　　　　　　　　f) 吸尘器
g) 音乐（大声的摇滚演唱会）　　　g) 哨子/喇叭/汽笛
h) 音乐（宗教仪式）　　　　　　　h) 其他_____
i) 音乐（交响乐、四重奏等）

以下哪些声音或事件对您来说常感到**厌烦**？

7
a) 婴儿的哭声/儿童的尖叫声　　　a) 电动工具
b) 人群/大型集会　　　　　　　　b) 餐馆
c) 碗碟的堆放声　　　　　　　　c) 体育比赛
d) 狗的叫声　　　　　　　　　　d) 电话铃声
e) 音调很高的嗓音/尖叫声　　　　e) 电视/收音机
f) 割草机　　　　　　　　　　　f) 吸尘器
g) 音乐（大声的摇滚演唱会）　　　g) 哨子/喇叭/汽笛
h) 音乐（宗教仪式）　　　　　　　h) 其他_____
i) 音乐（交响乐、四重奏等）

以下哪些声音或事件因你对这些声音产生的反应而害怕参与或身处其中？

8

a) 婴儿的哭声/儿童的尖叫声	a) 电动工具
b) 人群/大型集会	b) 餐馆
c) 碗碟的堆放声	c) 体育比赛
d) 狗的叫声	d) 电话铃声
e) 音调很高的声音/尖叫声	e) 电视/收音机
f) 割草机	f) 吸尘器
g) 音乐（大声的摇滚演唱会）	g) 哨子/喇叭/汽笛
h) 音乐（宗教仪式）	h) 其他＿＿＿＿＿
i) 音乐（交响乐、四重奏等）	

9　您多久会有一次头痛的经历？　　　　　　　　　　　　　　＿＿＿＿＿＿＃/月

10　给这些头痛的严重程度评分，从 0 到 100 分。　　　　　＿＿＿＿＿＿（0～100）

11　您多长时间会遇到一次平衡方面的问题？　　　　　　　　＿＿＿＿＿＿＃/月

12　给给你的平衡问题的严重程度评分，从 0 到 100 分。　　＿＿＿＿＿＿（0～100）

13　您多久会遇到一次强光的困扰？　　　　　　　　　　　　＿＿＿＿＿＿＃/月

14　请对强光对您造成困扰的严重程度进行评分，从 0 到 100。　＿＿＿＿＿＿（0～100）

15　您多久会遇到一次嗅觉的问题？　　　　　　　　　　　　＿＿＿＿＿＿＃/月

16　请对这些嗅觉问题的严重程度评分，从 0 到 100。　　　＿＿＿＿＿＿（0～100）

您是否被强烈的气味所困扰？如果是，请圈出下面困扰您的气味。

17

a) 漂白剂、氨水、清洁溶剂	a) 油漆	
b) 汽车尾气	b) 香水	是　否
c) 香烟	c) 农药/杀虫剂	
d) 咖啡	d) 香料	
e) 农场的气味	e) 其他＿＿＿＿＿	

您是否对某些味道感到困扰？如果是，请圈出下面困扰您的味道。

18

a) 奶酪	a) 酸味食物（如醋）	
b) 椰子	b) 香料	是　否
c) 辣椒	c) 甜味食物	
d) 咸味食物	d) 其他＿＿＿＿＿	

19　您是否对身体接触感到困扰？　　　　　　　　　　　　　是　否

什么因素会使您的听觉过敏加重？

20

a) 完全安静的环境中	a) 大声说话
b) 狗的叫声	b) 药物
c) 压力和湿度的变化	c) 尖锐的噪声
d) 睡眠不足、疲劳	d) 压力/紧张
e) 人多的时候	e) 电视/收音机
f) 割草机/吹雪机	f) 哨子/喇叭/汽笛
g) 其他＿＿＿＿＿	g) 其他＿＿＿＿＿

什么因素会使您的听觉过敏缓解？

21

a) 独自一人或与少数人在一起	a) 远离噪声
b) 在安静的环境中	b) 轻音乐/电视
c) 放松的时候	c) 减压运动
d) 有良好的睡眠	d) 戴上耳塞/耳罩
e) 低强度的持续声音（风扇、汽车）	e) 佩戴噪声发生器
f) 服用药物	f) 早上起床时
g) 阅读	g) 其他_____

22　　您的助听器佩戴在哪只耳朵上？

a) 左耳
b) 右耳
c) 双耳
d) 无

23　　您是否有耳鸣？

a) 有
b) 无

疼痛

24　　以下哪些声音或事件会引起您的耳朵疼痛？

a　　婴儿的哭声/儿童的尖叫声

b　　人群/大型集会

c　　碗碟堆放声

d　　狗的叫声

e　　高音的声音/尖叫声

f　　割草机

g　　音乐（大声的摇滚演唱会）

h　　音乐（宗教仪式）

i　　音乐（交响乐、四重奏等）

j　　电动工具

k　　体育活动

l　　餐馆

m　　电话铃声

n　　电视/收音机
　　真空吸尘器

o　　哨子/喇叭/汽笛

p　　其他_____

◆ 附 13.3　听觉过敏障碍量表 ◆

附 13.3.1　第一部分

日常中的声音,有些很响亮,有些很柔和;有些令人烦扰,而有些却不。请对以下声音的**响度**、**烦恼程度**、**恐惧程度和疼痛度**进行评价。评价一个方面时,不要考虑其他方面,例如评价响度时,不要考虑

烦扰程度和恐惧程度等,一个声音可能十分响亮,但是并不一定引起您的烦恼或恐惧。同样,一个声音可能非常烦人,但它也可能不响,也不会引起恐惧。

从 0(不响/不烦人/不害怕)到 100(无法忍受的响声/烦人/害怕),对声音进行评价:

项目	响度	烦恼程度	恐惧程度	疼痛程度
1. 身边的狗叫声				
2. 有人在同一房间里堆放餐具的声音				
3. 当音量对听力正常者来说是正常时,在车内听收音机的音乐				
4. 当音量对听力正常者来说是正常时,在安静的房间中听音乐				
5. 同一房间中的电话铃声				
6. 当音量对听力正常者来说是正常时,在同一房间内的电视声				
7. 在割草机附近				
8. 附近关闭车门的声音				
9. 在嘈杂的饭店与他人交谈				
10. 同一房间内的婴儿哭声				

附 13.3.2　第二部分

以下问题与听力下降、耳鸣和响度型听觉过敏有关。响度型听觉过敏是指对其他人来说中等响度

的声音,对您来说过于响。

请从 0(完全不同意)到 100(完全同意)的评分标准来评价您对以下问题的同意程度:

项目	因为听力下降	因为耳鸣	因为声音太响
1. 您不愿意去购物			
2. 您不与朋友们外出			
3. 您已经放弃了一些爱好			
4. 您不去餐馆			
5. 您尽量避免在人群中			
6. 您感到抑郁			
7. 您感到焦虑			
8. 您无法集中注意力			
9. 您的生活质量较差			
10. 您无法很好地完成任务或工作			

◆ 附 13.4 生活太吵了? 谈一谈什么是听觉过敏 ◆

附录 13.4.1 什么是听觉过敏

听觉过敏有多种定义,但总的来说,它是指将轻中强度的环境声音感受为不舒服的声音,包括对声音的过度敏感和耐受程度下降:

(1)响度型听觉过敏:将中等响度的声音感受为非常响。

(2)烦恼型听觉过敏:对声音产生负面情绪反应,如烦恼或愤怒。

(3)恐惧型听觉过敏:对声音感到不舒服,可能会出现回避行为。

(4)疼痛型听觉过敏:认为声音非常响亮并引起疼痛。

常见的引起听觉过敏的声音包括:

- 婴儿啼哭、儿童喊叫、高声调和/或尖叫声。
- 人群、大型集会、餐馆和/或体育赛事。
- 音乐(如高声的摇滚演唱会、管弦乐队和/或宗教仪式)。
- 堆放餐具的声音、狗叫声、割草机、电话、吸尘器、电动工具、电视及广播等。
- 哨子/喇叭/汽笛,车辆的噪声。

地址

(请在此处填写您的诊所地址)

请预约联系我们:

(请在此处填入您的诊所电话)

参考文献

[1] Tyler RS, Pienkowski M, Roncancio ER, et al. A review of hyperacusis and future directions: part I. Definitions and manifestations. Am J Audiol. 2014;23(4):402 - 419

[2] Park JM, Kim WJ, Ha JB, Han JJ, Park SY, Park SN. Effect of sound generator on tinnitus and hyperacusis. Acta Otolaryngol. 2018;138(2):135 - 139

[3] Baguley DM. Hyperacusis: An Overview. Semin Hear. 2014;35(2):74 - 83

[4] Read "Counseling for Patients with Hyperacusis" on Augustana's Digital Commons at https://digitalcommons. augustana.edu/cgi/preview.cgi?article=1002&context=commstudent

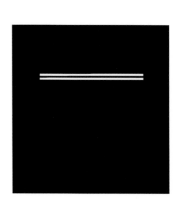

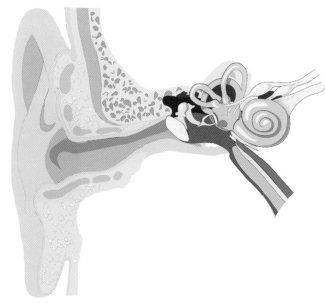

附 13.4.2 听觉过敏是如何/为何发生的

首先,我们需要了解基本的听觉机制。声音通过空气进入外耳,经过中耳,在内耳中从机械能转变为化学能,然后进入大脑进行分析。听觉过敏的主流理论认为,无论声音实际响度有多大,大脑将声音编码为响亮的声音。

引起听觉过敏的原因有很多,包括频繁的偏头痛、噪声暴露、头部外伤、遗传性疾病、贝尔式面瘫和梅尼埃病等。

附 13.4.3 我们能够做什么

我们的诊所为患有听觉过敏的儿童和成人提供听觉过敏的评估、咨询和治疗。我们的听力师与艾奥瓦大学的 Richard S. Tyler 博士合作,提供听觉过敏的治疗。我们用图片作为咨询材料,以便学习听觉过敏。同时,我们将回顾听觉过敏的经历,并总结出不同的处置方法。此外,为了提供全面的健康管理,我们将根据患者的需求,与包括心理学家、耳鼻喉专家等其他专业人士合作。

附 13.4.4 处置方法

虽然听觉过敏目前尚无治愈的方法,但我们仍

有其他方法可以处置和控制患者的听觉过敏。我们需要知道的是,不同方法之间存在疗效的差异,这主要取决于个人症状的特点,因此我们需要花费一些时间找到最适合你的方法。此外,药物也可用于治疗可能会影响听觉过敏的焦虑症和抑郁症。

 定制耳塞

长期戴着听力保护装置会使听觉过敏恶化。我们推荐使用为音乐家定制的耳塞,这种耳塞在嘈杂环境下维持耳朵舒适感的同时,还能保证语言理解。

 声治疗

使用背景声音,如风扇、音乐或白噪声,以分散对听觉过敏的注意力。并且随着时间的推移,逐渐增大这种背景声音,使大脑"脱敏"。也有一些设备可像助听器一样佩戴,通过产生背景声音以达到同样的效果。

 正念与放松

正念减压法是一种可以帮助控制听觉过敏的方法。冥想或渐进式肌肉放松等活动可以有效控制恼人的听觉过敏,或者能够在某些情况下对强声置之不理。

 教育与咨询

听觉过敏会影响人们的日常活动,并可能伴随着焦虑症和抑郁症。通过教育与咨询了解自己听觉过敏的诱因和问题,就能更好地控制自己的听觉过敏。且在这个过程中,还可与听力师讨论现有的技术和研究的进展等情况。

附 13.5 听觉过敏活动治疗

听觉过敏活动治疗

Richard S. Tyler, PhD, CCC-A
University of Iowa

Ann Perreau, PhD, CCC-A
Augustana College

听觉过敏活动治疗是一个咨询的过程，包括听觉过敏教育、针对听觉过敏的咨询，以及声治疗、药物和放松运动等可缓解症状的治疗。听觉过敏活动治疗是从耳鸣活动治疗修改而来的。

听觉过敏活动治疗采用基于图片的咨询，这种方法有如下几个优点：

- 这个过程井然有序。
- 临床医生不会忽略重要的概念。
- 其他医生也可使用这些治疗方法。
- 可根据患者的需要和兴趣调整疗程。
- 这些图片可以在 1 小时的课程中展示，也可分几次展示。我们通常对患有听觉过敏的患者进行一个疗程的治疗，并根据需要进行复诊。

听觉过敏的治疗最好以介绍开始，不管是以团队治疗或一对一治疗的课程形式。通过交流患者听觉过敏的经历、就诊的原因和对治疗的期望等，可以更好地了解患者。同时，对听力学、听力下降和听觉过敏等进行解释对患者也有所帮助。另外，咨询、放松练习和缓解听觉过敏症状的药物等治疗方法也很重要，这些能够使患者的症状得到改善。

附 13.5.1 教育是第一步

- 知识是成功管理您听觉过敏的第一步。
- 听觉过敏是如何影响您的？在什么样的环境下最易出现问题？
- 什么方法对管理情绪和压力有效？

- 有信心与他人沟通你的需求。

Bacon（培根）曾有一句名言"知识就是力量"，这对耳鸣患者也是如此。对患者展开有关疾病的教育，是促使他们了解和处置听觉过敏的第一步。我们需要解决如下问题：

- 听觉过敏是如何影响您的？是在什么样的环境中？
- 何种方法对于缓解听觉过敏有效？

这将建立起患者的信心，促使患者能够提出他们的需求和处置他们的听觉过敏。并使听觉过敏再次得到控制。

附 13.5.2 什么是听觉过敏

- 对中等强度的声音反应过大，感到厌烦、害怕和痛苦。
- 有四种类型。
- 普通人群中有 6%～17% 受此影响。
- 可称为恐声症。
- 也可称为选择性声音敏感。

听觉过敏强调对中等响度的声音反应过大，感到厌烦、恐惧和/或痛苦。

约有 6%～17% 的人患有听觉过敏。

恐声症和选择性声音敏感是听觉过敏的其他描述方式，而听觉过敏是应用最广的一种描述，并且通俗易懂。

听觉过敏的类型

响度型听觉过敏

烦恼型听觉过敏

恐惧型听觉过敏

疼痛型听觉过敏

可用以上四种类型来区分听觉过敏患者的不同感觉和反应。根据我们的经验，大多数患者会有一种或多种类型：

- 响度型听觉过敏——将中等响度的声音视作非常大声。
- 烦恼型听觉过敏——对声音产生负面反应，如愤怒。
- 恐惧型听觉过敏——对声音感到恐惧。
- 疼痛型听觉过敏——耳或头部因声音感到疼痛。

利用这些分类可以帮助我们学习如何处置听觉过敏。例如，患有响度型听觉过敏的患者可以使用声音发声器，逐渐增加他们对声音的接触。恐惧型听觉过敏患者的治疗则可能需要心理专家的参与，通过行为调整来改善他们对声音的恐惧。

附 13.5.2.1　了解你的听觉过敏

- 你的听觉过敏症状是怎样的？
- 您患有听觉过敏多久了？
- 听觉过敏影响的是单耳还是双耳？

我们的治疗以了解患者并与他们建立融洽的关系开始。可以从询问这些问题开始：

- 你的听觉过敏症状是怎样的？
- 您患有听觉过敏多久了？
- 听觉过敏影响的是单耳还是双耳？

附 13.5.2.2　您对声音的反应

- 是否对某些声音感到过于大声？
- 是否有声音会引起你的厌烦？
- 是否有声音会引起你的恐惧？
- 是否有声音会使您感到疼痛？

在认识和了解每个患者的过程中，以下问题将使我们更好地了解听觉过敏对患者生活的影响：

是否有声音……

- 过于大声？
- 感到厌烦？
- 引起恐惧？
- 造成疼痛？

患者可能会对声音产生上述的反应，这些声音包括婴儿的哭闹、电话铃声或关门声等。

我们也可以利用问卷来收集更多关于引起听觉过敏的声音的信息。

您听觉过敏的日常体验

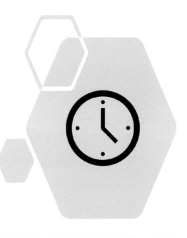

- 在一天中，是否有一段时间让您特别烦恼？
- 在一天中，是否有不受影响的时候？
- 在诱发听觉过敏后，一般会持续多久？

我们询问患者受到听觉过敏困扰的频率，以及他们对听觉过敏的日常感受。

听觉过敏对患者的影响是不同的。

为了确定他们对听觉过敏的日常体验，我们可以询问他们在一天中何时受到或不受到困扰，以及诱发听觉过敏后症状的持续时间。

附 13.5.2.3　我们是如何听到声音的

- 外耳——收集声波并呈漏斗式传至鼓膜。
- 中耳——将振动从骨头传至内耳。
- 内耳——通过毛细胞编码声音信息。
- 听神经——将信息传至大脑。

身体中主要有两个系统参与了听觉的感知。外周系统由外耳、中耳和内耳组成。声波通过外耳传至鼓膜（耳膜），经过中耳到达内耳（耳蜗），耳蜗中有微小的毛细胞，能够将声波转化为神经信号，这也标志着听觉在中枢部分传递的开始。之后，神经冲动通过听神经上行到大脑，大脑对声音进行处理。

耳蜗中有两种类型的毛细胞，它们均位于耳蜗基底膜上：

- 内毛细胞 3 500 个。
- 外毛细胞 12 000 个。

耳蜗内液体运动将刺激毛细胞,从而激活听神经。

- 骨头的震动导致耳蜗中液体的运动。
- 液体的运动又导致细胞顶部纤毛的移动。
- 毛细胞和神经之间的化学反应,使得神经被激活。
- 神经活动被传至大脑。
- 大脑识别声音信息。
- 强声比弱声激活更多的神经。
- 图中的竖线表示传递至大脑的神经冲动。

听神经的自发电活动

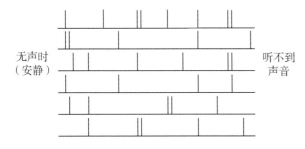

- 即使没有外界声音,也有神经活动。
- 即使人察觉不到这种神经活动,但其可被检测到。
- 这种神经活动被称为随机的自发活动。
- 这种神经活动没有特定的模式。
- 常常被大脑忽略,因此大脑不会将其识别为声音。

听觉过敏的神经活动

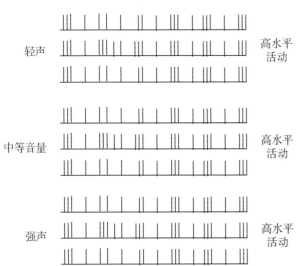

上图为听觉过敏患者的神经活动。需要注意的是这三种情况下的神经活动没有变化。

患有听觉过敏的患者,无论输入的声音实际是多少,神经活动都很高。

轻微的、中等的和强声都会被大脑感知为过大的声音。

部分听觉过敏的患者也同时有听力损失,但并非所有患者都有。并且,有听力损失也并不意味着有听觉过敏,反之亦然。

引起听觉过敏的原因

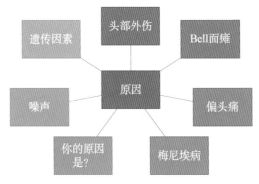

听觉过敏的原因与听力下降相似,如过多接触噪声、梅尼埃病和头部外伤等。

听觉过敏的其他原因包括贝尔氏面瘫、偏头痛和遗传性疾病。

附 13.5.2.4　听觉过敏引起的问题

- 情绪。
- 听力和交流。
- 睡眠。
- 注意力。

听觉过敏会影响以下四个方面,并可能进一步导致工作或社会问题:

- 情绪健康方面,声音暴露可引起烦恼、抑郁、焦虑。
  - 沟通障碍和听力损失,因为听觉过敏会使患者的注意力难以集中于交流的内容。
  - 睡眠障碍。
  - 因预感到将要暴露于声音之中而分散注意力。

附 13.5.2.5　治疗听觉过敏的方法

- 咨询(听觉过敏相关事项)。
- 耳塞和声治疗。
- 放松练习。
- 药物。

有几种治疗方法对听觉过敏患者有积极作用，关于这些方法疗效的研究也不断涌现：

（1）开展听觉过敏治疗相关的咨询，如认知行为治疗（CBT）等。

（2）使用耳塞来减少噪声暴露，以及利用背景声音进行声治疗，从而减少声音带来的困扰和/或增加对声音的耐受性。

（3）放松练习，减少恐惧和焦虑情绪。

（4）治疗焦虑、抑郁和睡眠问题的药物。

附 13.5.3　听力保护

- 耳塞可减少噪声暴露。
  - 仅在嘈杂环境下使用耳塞。
- 每天使用耳塞可能会造成交流障碍。
- 耳塞是为了让您与他人更好地交流，而不是使您变得更孤僻。
- 向听觉过敏患者推荐音乐家使用的耳塞类型。
- 在嘈杂的环境中，耳塞能减少噪声暴露：
  - 如果持续使用耳塞则效果有限。
  - 日常使用耳塞时也会遇到一些问题，如随着声音暴露的减少，听觉过敏反而加重。
  - 然而，许多听觉过敏的患者发现在嘈杂的环境中它们的症状可缓解。耳塞是为了让你与他人更好地交流，而不是使你变得更孤僻。

附 13.5.4　声治疗

- 用于减少烦恼的感受和/或增加对声音的耐受。
- 有非穿戴式和入耳式的发生器可供选择。
- 治疗起效需要一定的时间。

对响度型或烦恼型听觉过敏的患者而言，声治疗或是使用背景声音进行治疗是有效的。

声治疗的选择包括非穿戴式发声器和入耳式的噪声发声器。

这些方法都需要一定的治疗时间。患者的病情常在治疗 6～18 个月后得到改善。

附 13.5.4.1　声治疗方法

- 非穿戴式的发声器。
  - 声音枕头。
  - 发声器。
  - 智能手机 APP。
  - CD、收音机等。
- 可佩戴的，入耳式发声器。
  - 耳鸣掩蔽设备。

可选择的声治疗方法包括非穿戴式发声器：

- 声音枕头（50～150 美元，www.soundpillow.com）。
- 发声器（20～50 美元，www.amazon.com）。
  - Marpac Dohm 经典白噪声设备。
- 能够缓解耳鸣的 APP 程序（免费）。
  - Starkey，Phonak，GNResound，Oticon。
- 安静的房间中的 CD、收音机等。

入耳式发声器包括耳鸣掩蔽设备：

- GHI 提供的耳鸣掩蔽装置。
- 为患者定制音乐以掩蔽耳鸣。
- Desyncra 神经调节能够产生与患者耳鸣相匹配的治疗声音。
- Widex 的（ZEN）分形音。
- GN Resound 的一种组合设备，可用于放大声音和掩蔽耳鸣。
- Signia 的耳鸣声（包括定制的海浪声＋静态声音）和切迹治疗。

附 13.5.5　逐渐增加声音暴露

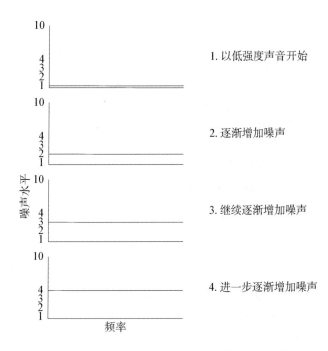

逐次趋近原则对响度型听觉过敏患者可能有所帮助。患者每天在规定时间内听低强度的背景声

音,并逐渐增加声音暴露。在几周的时间内,声音暴露逐渐增加,增加耳朵对声音的耐受性,并减少烦扰的感受。

附 13.5.6 背景声音可部分掩蔽狗叫声

对于有烦恼型听觉过敏的患者来说,背景声音可以部分掩盖那些我们不想听到的声音。

如上图所示,狗叫声就是我们不想听到的声音,而风扇声则作为背景声音。

附 13.5.7 渐进式肌肉放松

- 学习系统性地收缩和放松肌肉。
- 通过练习,你可认识紧张时的肌肉和放松时的肌肉。
- 这项技能可以让你在身体不适而出现肌肉紧张时得以放松。

肌肉放松活动有利于缓解压力和环境声音引起的焦虑反应。渐进式肌肉放松是一种放松练习方法,它要求患者专注于收缩和放松肌肉的动作,其目的是当人感到紧张时肌肉能够放松。

分两步完成:

(1) 有意紧张某些肌肉群。

(2) 停止紧张肌肉,将注意力集中在肌肉放松时的感觉。

渐进式肌肉放松由两个部分组成。首先,需要绷紧某个肌肉群,然后放松肌肉,并将注意力集中在肌肉的放松过程。

附 13.5.7.1 渐进式肌肉放松练习运动

(1) 从你的手臂开始。

(2) 握紧拳头,绷紧手臂 15 秒。

(3) 放松肌肉。

(4) 深呼吸并注意手臂放松的感觉。

(5) 继续紧绷和放松以下肌肉群:

- 面部。
- 肩膀。
- 腹部。
- 腿和脚。

(6) 结束时,释放身体上剩余的紧张感。

首先,在一个舒适的位置坐下或躺下。然后开始绷紧某部分肌肉群,从手臂开始,握紧拳头,收紧手臂肌肉,持续 15 秒。之后放松肌肉,关注肌肉放松的感觉。深吸一口气,再深呼吸。

用不同的肌肉群重复紧绷和放松的动作,每次一个部位。首先是面部,然后是肩部、腹部,最后是腿和脚。

渐进式肌肉放松的最后一步是释放身体剩余的紧张。

这种方法将使得患者身体任何部位出现紧张时,都能得到放松。

附 13.5.8 深呼吸运动

- 以舒适的姿势坐着或平躺。
- 将一只手置于肋骨下的腹部,另一只手放在胸前。
- 用鼻子深吸一口气,同时将腹部的手向外推。
- 用嘴呼气,就像吹哨子一样。
- 重复 3~10 次。

深呼吸练习是一个十分有用的放松技巧。开始时,你可以以一个舒适的姿势坐着或躺着,将一只手(或其他小物件,例如橡皮鸭)放在肋骨下方的腹部,另一只手放在胸部。

用鼻子深吸一口气将肚子填满,继而推动腹部上的手或者小物件向上。同时确保胸部没有明显起伏,胸上的另一只手没有向上移动。

呼气时,从嘴里缓缓吹出空气,就像吹灭蜡烛和吹气球时一样。

可在任意地点重复练习此动作 3~10 次。

这也是一种可放松思绪的方法,以及让自己平静下来、稍作休息的方法。

附 13.5.9 视觉想象

- 类似于白日梦。
- 将注意力集中在某种类型的感官体验。
- 建立新的心情。
- 回顾熟悉的老地方和事件。

视觉想象也可作为一种放松方法,它有点类似于白日做梦,将注意力集中在一种特定的感觉上,目的是创造一个关于感觉的故事,以此帮助你放松身体。最常见的视觉想象是某个平和的、使人感到平静的地方或画面,相当于"去往你的快乐之地"。

附 13.5.9.1 视觉想象·练习运动

(1) 闭上双眼。

(2) 想象一个令人放松的画面(例如海滩)。

（3）尽可能详细地想象这个场景。

（4）海水的味道、脚上的暖沙和海浪的声音。

（5）让自己在这样的想象中放松下来。

我们尝试在此做一个视觉想象的练习。首先闭上你的双眼，在座位上坐好或躺下。想象一个轻松的场景，这里我们将以海滩为例。试着尽可能详细地想象这个场景的细节，也许是你最近或小时候去过的某个海滩，想象周围空气的味道、海水的咸味，然后再把注意力放到你的双脚上，你踏在温暖的细沙上，移动双脚，将它们埋在沙里，享受沙子在脚上流动的感觉和温暖的感受。再仔细聆听海浪的拍击、飞鸟的鸣啼，又或是这个场景中的其他声音。当我们在脑海中探索这个场景的时候，使自己放松下来，将注意力集中到对周围的感官体验。

当你准备结束时，缓缓睁开双眼。花一些时间重新定位周围的环境。

这个练习需要特别注意的是，不要创建一个"待办事项"清单，不要让你的思绪转移到忧虑上。如果发生上述情况，请慢慢将注意力转回到练习的感受中，不要产生不安或内疚。随着练习次数的增多，注意力保持集中就会变得更加容易。

附 13.5.10 药物

- 目前尚无药物或手术可明确根除听觉过敏的源头。
- 药物可治疗的情况：睡眠、焦虑和抑郁。
- 目前，包括药物、手术在内，尚无广泛接受的可治疗听觉过敏的方法。药物对于缓解相关症状可能有所帮助。
- 用于治疗睡眠障碍、抑郁症或焦虑症的药物可能有用。
- 需与精神科医生或心理学家密切合作。

这是一个与患者讨论问题的好机会，医生可采取如下措施来帮助患者：

- 为咨询课程设立三个目标。
- 教患者一句口头禅，如"我很好"或"这很好"，用于抵制消极的想法。
- 让患者认识到不同患者之间的个体差异。

◆ 附 13.6 听觉过敏的声治疗方案 ◆

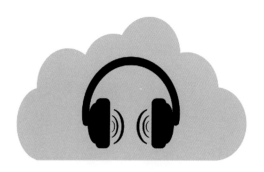

以下内容将提供听觉过敏的治疗方法相关的信息。

附 13.6.1 选择声音

在治疗过程中，可以选择噪声或音乐，可通过一个独立的发声器或者耳机来提供。关键是需要愉快的音乐、自然界的声音，或其他能让你每天愉快聆听的声音。

附 13.6.2 听声音的时间

应尝试一次播放几个小时的声音。可以在睡觉时或白天进行。如果在睡觉时听，而您又无法忍受整晚都开着声音，那么试着每晚至少听 4 个小时。在白天，尽量每天至少播放 2 小时的音乐。

附 13.6.3 音量设置

音量应设置在一个让您感到舒适的响度，请勿强迫使用不舒服的音量。开始时，找到一个您能在整个聆听期感到舒适的低音量。4 天后，将声音的响度提高一点，但要确保声音对您来说仍合适。如果新音量变得让人不舒服，可稍调低一些，使其恢复到舒适范围。在治疗期间，每 4 天提高一次音量。

需要注意的是,如果您是在晚上使用,勿将音量调至不舒服或影响睡眠的程度。

附 13.6.4　追踪进展

请使用我们提供的日记本来记录您在声治疗过程中的进展。每天记下使用了什么声音,听了多少个小时,以及您对这种声音及其响度的感受,此外还可写下任何其他意见。这些意见将有助于我们了解您对此种治疗方案的体验。

如有任何问题或担忧,请随时联系我们。

◆ 附 13.7　听觉过敏的聆听日记示例 ◆

_____的听觉过敏聆听日记

星期	日期	聆听时长	声音类型
星期日(举例)	2/1/19	15 分钟	空气净化器的白噪声

你的反应:
在疗程之后,减少了对令人感到烦扰的声音(如冰箱)的关注

星期一

你的反应:

星期二

你的反应:

星期三

你的反应:

星期四

你的反应:

星期五

你的反应:

星期六:

你的反应:

_____的听觉过敏聆听日记

星期	日期	聆听时长	声音类型
星期日			

你的反应:

星期一

你的反应:

星期二

你的反应:

星期三

你的反应:

159

（续表）

星期	日期	聆听时长	声音类型
星期四			
你的反应：			
星期五			
你的反应：			
星期六：			
你的反应：			

（杨思怡　韩　朝　译）

第 14 章

探索耳鸣治疗未来的方向

Navigating Future Directions in Tinnitus Treatment

Fatima T. Husain

摘要

本章回顾了关于耳鸣治疗的实验方法,包括神经调节、神经反馈和神经刺激。这些方法依赖于我们对耳鸣的神经机制的日益增长的知识,特别是关于几个与耳鸣相关的神经网络。这些实验性的方法仍处于发展和测试阶段,在充分验证后,有可能成功治疗一种或多种耳鸣亚型。同时,他们可以检验各种耳鸣理论和模型,并通过将耳鸣患者群体与不同的神经机制联系起来,提高我们对耳鸣患者群体的多样性和异质性的认识。

关键词:治疗,功能性磁共振成像,神经反馈,脑电图,神经调节,神经刺激

14.1 介绍

未来耳鸣治疗和处置策略的一个简单的预测

是,在未来几年将会出现几种新的干预措施。毫不奇怪,当我们对慢性耳鸣的神经机制了解更多,更好地理解个体对耳鸣的心理和生理反应时,新的干预措施就会在实验室和临床上开展测试。因为耳鸣有几种不同的病因,而且可能有几种不同的亚型,所以不太可能有一种单一的"治疗方法"。最好的处置策略必将是继续针对每个患者的个性化健康管理。当然,不可避免地,一些干预措施无法从实验室走向临床。尽管如此,大众媒体的报道往往会让人们关注这些潜在的干预措施,耳鸣患者会向听力师和其他健康管理提供者询问这些(至少目前)未经过验证的方案。

本章回顾的治疗方法依赖于我们对耳鸣神经机制,特别是一个或多个与耳鸣相关的神经网络的知识的增加。其中比较流行的网络如图 14.1 所示,包括听觉网络、注意力网络、默认模式网络和情绪处理网络。听觉网络由双侧初级和次级听觉皮质组成;

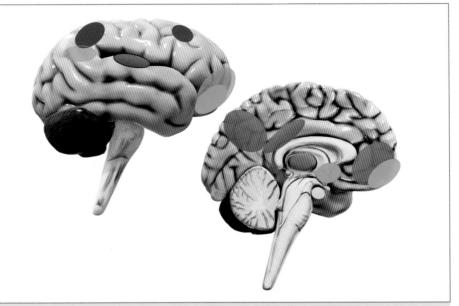

听觉网络:双侧初级和次级听觉皮质

背侧注意网络:双侧额眼区和顶内沟

腹侧注意网络:颞顶叶交界处和额叶腹侧皮质

边缘系统:眶额叶皮质海马和杏仁核

默认模式网络:后扣带回、楔前叶和前额叶内侧皮质

图 14.1 本章讨论的可能在患者体内介导耳鸣感知及其影响的主要神经网络

有些研究人员也将部分中央听觉通路包括在这个网络中。

注意力网络通常分为两条通路:背侧注意力通路(dorsal attention network,DAN)和腹侧注意力通路(ventral attention network,VAN),每条通路致力于不同的任务,但在不止一个的交叉点彼此相互作用。在此框架下,DAN 由双侧额眼区和顶内沟组成,涉及自上而下的,有目的的将注意力集中于外来刺激的特定特征和位置。VAN 包括颞顶叶交界处和额叶腹侧皮质;它的功能包括发现新的或无法预知的刺激,并将注意力集中在这些刺激上。

大脑中处理情绪的一个主要驱动力是边缘系统,包括皮质中的区域,如眶额叶皮质和皮质下区域,如海马和杏仁核。最近成像技术的进步集中在"静息态"时的大脑,即大脑不参与任何有目的的活动。在静息态优先活跃的神经网络是默认模式网络,包括后扣带回、楔前叶和前额叶内侧皮质。这些区域在几个耳鸣理论中具有显著作用,是更好地理解和减少耳鸣相关痛苦的靶点。

由 Tyler 等人提出的心理模型表明,耳鸣的所有烦恼是由①耳鸣特点和②每个患者个体的心理组成的结果。大脑的几个部分将参与耳鸣的呈现和对耳鸣的反应。海马和海马旁区域与事件的保留和记忆的形成有关,重点参与了耳鸣相关机制。

14.1.1 关于新的治疗方法,临床医生应该告诉患者什么?

正如我们最近的调查所示,一些患者对治疗抱有不切实际的期望,治疗可以"根除"他们的耳鸣。Tyler 指出,大多数人想要灵丹妙药,有些人愿意接受大脑植入! 临床医生如果没有意识到这种期望,即使降低了耳鸣相关的痛苦,可能也无法为患者提供满意的结果。在这本书的其他地方,读者能够更好地理解和评估目前临床上使用的干预措施。在本章中,我们回顾了目前正在实验室中测试的干预措施,并讨论了它们在缓解耳鸣本身及其相关心理反应方面的可能性。我们还从侵袭性、成本和疗效的角度,讨论了这些干预措施相关的费效比(表 14.1)。表 14.2 对表 14.1 中所提分级所需证据的质量和类型作了解释。

表 14.1 评估新的治疗方法

技术	创伤性	费用	证据等级强度	疗效
神经反馈- EEG	无创	低	C	证据不足
神经反馈- fMRI	无创	贵	C	证据不足
VNS	有创	昂贵	C	证据不足
tVNS	无创	低	C	证据不足
tDCS	无创	低	C	证据不足
rTMS	无创	低	B	强烈不推荐作为常规治疗

缩写:VNS,迷走神经刺激;tVNS,经皮迷走神经刺激;rTMS,重复经颅磁刺激

表 14.2 疗效评估解释

等级	治疗和伤害证据等级
A	设计的比较好的可靠的随机对照研究,在指南的目标人群相似的人群中进行
B	随机对照研究数据;大数据研究观察结果
C	观察性研究(病例对照和队列研究)

来源:引自 Tunkel et al,OCEBM Levels of Evidence Working Group. The Oxford Levels of Evidence 2. Oxford Center for Evidence-Based Medicine. https://www.cebm.net/index.aspx? o＝5653

近期的治疗方法的发展还没有积累足够的证据来全面评价其疗效。在接下来的 10 年甚至 20 年里，这些治疗方法及其效果可能会有进一步改进（图 14.1）。本章中讨论的主要神经网络可能调节对耳鸣的感知及其对患者的影响。经过充分验证，有效的将会应用于临床，无效的则不会。

14.2　神经调节——磁刺激，电刺激

神经调节是一个宽泛的术语，指的是由置于头骨外的电子或磁设备而引起的大脑变化。使用神经调节治疗耳鸣背后的想法是通过某种方式"重置"大脑，从而减少或消除耳鸣的病理生理学基础。神经调节可以调节大脑活动，因为大脑中的通信是通过化学和电子传输的。如果是后者，神经元在轴突上传递信息所必需的微小电脉冲也会产生它们自己的磁场，而这些磁场又容易受到外界磁场或电场的影响。

14.2.1　什么是磁场神经调节

在经颅磁刺激（TMS）中，一块磁铁被放置在头皮附近，并产生一个磁场，诱导一个短时间的电流，主要刺激皮质神经元，包括感兴趣的部位和与之连接的大脑区域。经颅磁刺激脉冲，如果有足够的振幅，可以诱导短暂的兴奋，随后是较长时间的抑制，干扰感觉、运动和认知过程，造成暂时的"虚拟病变"。阈下强度的重复脉冲可能通过在系统中诱导噪声来影响大脑活动，而大脑活动仍在继续。尽管更高的频率本质上更兴奋，但最常使用的重复频率是 1 Hz，它被发现有抑制作用，被认为是治疗抑郁症的方法。rTMS 之所以受欢迎，是因为它成功地治疗了顽固性抑郁症和其他情绪障碍。事实上，美国食品和药物管理局（FDA）已经在 2008 年批准了 rTMS 用于治疗重度抑郁症，并在 2018 年批准了 rTMS 用于治疗强迫症（https://www.fda.gov/newsevents/newsroom/pressannouncements/ucm617244.htm）。这种被批准用于人体实验的磁铁不会引起癫痫，而且这种干预被认为是非侵入性的。在使用 rTMS 的随机对照实验研究中，对照使用"伪"刺激，在没有神经变化的情况下它复制 rTMS 的声音和体感效果。

14.2.2　磁刺激和耳鸣

使用经颅磁刺激作为耳鸣干预的研究有一个或两个目的，即消除耳鸣感觉和减少耳鸣相关的痛苦。早期的研究主要关注第一个目的（不太成功），而后来的研究一般转移到减少主观耳鸣的痛苦。不同的大脑区域被用作磁刺激的作用点。最初的研究以初级听觉皮质为目标，目的是减少任何与耳鸣相关的过度活跃。后来的研究纳入了其他部位，如前额叶皮质和颞顶交界处。在 2014 年的一篇关于使用 rTMS 治疗不同疾病的综述文章中，作者支持 c 级证据的干预，这意味着基于样本量较小和标准不一致的研究，使用 1 Hz 刺激左颞或颞顶皮质的 rTMS 可能有效。大多数小规模研究（例如，少于 20 名受试者）表明，rTMS 可能对一些耳鸣患者有帮助。然而，两项对照严格的研究，并不认为这是真的。在一项研究中，频率为 1 Hz 的脉冲被应用到左颞顶交界处，持续约 43 分钟，每周 5 天，持续 4 周。这是一项交叉、双盲、随机对照试验，对照条件为假刺激，磁铁被屏蔽，但保留 rTMS 的所有感觉和躯体感觉效果。那些至少有中度耳鸣障碍（定义为耳鸣障碍量表得分大于 36）的人被招募到研究中（数据来自 14 名受试者，其中 13 人完成了研究的两个部分）。假刺激组和主动刺激组的受试者 THI 得分均下降，平均分别为 6 分和 10 分。因为这种下降在统计上并不显著，所以这种特殊的实验方案并不成功，或者并不比安慰剂效果更好。几个大规模的研究（通常至少有 100 个研究对象）试图分析不同的 rTMS 方案的相对有效性，但没有太大的成功。在最近的一项多中心试验中，活跃刺激组和假刺激组各有 75 名受试者，没有发现耳鸣障碍有统计学上的显著变化，无论是与他们自己的基线情况相比，还是与组间比较。受试者接受了 10 个疗程的左颞皮质主动或假刺激。缺乏成功的一个原因可能是没有针对大脑的最佳区域。一些研究发现，针对额叶部位或顶叶部位可以成功地暂时抑制耳鸣相关的痛苦。其他的研究没有发现刺激这些部位或针对多个刺激部位比单一刺激位点有任何优势。2014 年，Tunkel 和 22 名同道，包括顶尖的听力师和耳鼻喉科医生，在美国耳鼻喉头颈外科基金会（AAO - HNSF）的指导下，发表了关于耳鸣管理干预措施的使用和有效性的指南。作者们评估了目前用于治疗耳鸣的各种干预措施的证据，发现支持最多的是认知行为疗法和助听器评估，并可选择声治疗。在本章讨论的干预措施中，Tunkel 等人回顾的唯一一种是 rTMS。作者不建议常规使用 rTMS 治疗慢性、烦人的耳鸣，同时承认临

床医生和患者可能会根据具体情况偏离这一建议。他们的建议是基于缺乏随机对照试验和长期益处的经颅磁刺激证据。考虑到经颅磁刺激能够减少耳鸣相关痛苦,我们同意这些建议。

14.2.3　警告

虽然 rTMS 的小规模试验显示了一些成功,但这些成功尚未在大规模研究中得到证实。此外,目前尚不清楚患者群体或实验方案(例如,不同类型的刺激装置、设置或刺激位置)的异质性是否最有可能导致矛盾的结果。另一个注意事项是耳鸣被列为 rTMS 的副作用,因为磁铁在发送脉冲时产生的噪声会导致听力损伤,在治疗过程中必须佩戴足够的听力保护装置。

14.2.4　电刺激

经颅直流电刺激(tDCS)是一种非侵入性的方法,用于改变大脑某些区域的放电。在 tDCS 中,两个电极置于头部,一个电极是阴极(负极),另一个电极是阳极(正极),与大脑形成环路。在电极之间流动的低强度恒定电流以两种方式调节神经元活动:在阳极刺激时,神经元活动增强,而在阴极刺激时,神经元活动被抑制。目前,tDCS 还没有获得 FDA 的批准,但作为一种非适应证设备,它在治疗情绪障碍和帕金森病等疾病方面取得了一些成功。它的吸引力在于廉价、无创、易于安装,并且可以在没有医疗专业人员监督的情况下使用该设备。与 rTMS 一样,在 tDCS 中治疗刺激可以在参与者不知情的情况下很容易与假刺激进行对比,因此可以进行随机对照试验。在假刺激条件下,治疗刺激在刺激方案的前几秒和最后几秒进行,以模拟启动和停止效应,电流在绝大多数时间内保持关闭。

14.2.5　电刺激和耳鸣

针对耳鸣,tDCS 的目的是平衡大脑区域的兴奋和抑制;在这里,基本的假设是在耳鸣的情况下存在一种不平衡,表现为高活动性(或系统中的噪声)。与采用 rTMS 的研究相似,tDCS 的主要刺激位点是前额叶背外侧皮质和听觉皮质。一般干预包括 10 个疗程,每个疗程持续约 20 分钟,电流强度在 1～2 毫安之间。Shekhawat 等进行了针对颞顶区和前额叶背外侧皮质不同强度电流的可行性研究。在 27 名参与者中,21 人的主观耳鸣响度和烦恼度评分至

少降低了 1 分。高强度(2 毫安)和长时间(20 分钟)的刺激更有效,尽管刺激的位置、强度和持续时间之间没有相互关系。tDCS 的主要好处似乎是减少耳鸣相关的痛苦,包括伴随的抑郁和焦虑。

14.2.6　警告

尽管 tDCS 比 rTMS 成本低,但与 rTMS 相比,它缺乏集中刺激,导致效应规模较小。像 rTMS 一样,设备、刺激方案和目标脑区的差异性导致了模棱两可的结果。不过,tDCS 有可能发展为严重或烦人耳鸣的辅助治疗,与其他疗法互为补充。

14.3　迷走神经刺激

迷走神经是连接脑干和身体各个部位的脑神经。它调节一些感觉、运动和副交感神经的功能。副交感神经和交感神经系统构成自主神经系统,对于迷走神经来说,调节心率、呼吸和胃肠功能。FDA已经批准使用迷走神经刺激(VNS)来减轻抑郁症的严重程度或减少或消除难治性癫痫的发作。为了刺激迷走神经,从一个类似起搏器的小型电子设备上引出一根小线圈刺激神经。在全身麻醉下通过手术将该装置被放置在胸部,导线引到神经处。在癫痫病患者中,电脉冲通过迷走神经定期发送到大脑,这有助于减少发作活动。

14.3.1　迷走神经刺激(VNS)和耳鸣

Kilgard 及其同事首先使用 VNS 作为消除耳鸣感觉的治疗方法。他们的第一项研究是将 VNS 与耳鸣动物模型中的纯音配对,根据作者的说法,"完全消除了暴露于噪声中的大鼠的耳鸣相关的生理和行为。"本研究还验证了可能引起耳鸣的潜在病理生理学假说,即感觉剥夺导致耳鸣的神经重塑。通过 VNS 和声音刺激重置这种神经重塑,被认为可以消除耳鸣。然而,Kilgard 团队和其他团队随后对 VNS 进行的人体研究并没有取得同样的成功。在 2014 年的一项可行性研究中,10 名患有烦人的慢性耳鸣的患者在他们的左侧迷走神经接受了一个植入物,每天用纯音和短暂的电脉冲刺激 2.5 小时。所有患者对手术和电刺激均耐受。在 10 名患者中,4 名患者的耳鸣障碍和响度感知均有所降低。5 名患者没有表现出任何改善,作者分析可能是由于他们在试验期间服用的调节情绪的药物,其抑制了重塑,

降低了 VNS 的疗效。在多个中心进行的一项更大的研究显示,在一个亚组中患者耳鸣有显著改善,主要是那些患有纯音性和非爆震诱发性耳鸣的患者。值得注意的是,Tyler 等人报道的患者都没有服用药物。最近,使用经皮 VNS 进行了研究,通过耳廓或耳道内部刺激迷走神经的不同分支被认为是足够的,无需进行侵入性手术。关于刺激哪个分支和刺激强度在减少耳鸣相关的痛苦方面是最佳的,目前还没有共识。一项初步研究将经皮 VNS 与声音刺激相结合,发现 10 名受试者的耳鸣相关痛苦减轻。同时,通过脑磁图测量的一小群受试者的听觉皮质反应下降。

14.3.2 警告

目前,VNS 仍处于实验室状态,迄今为止进行的所有研究的样本量都很小。经皮 VNS 是非侵入性的,似乎比侵入性 VNS 有更好的费效比。但在所有案例中,有效的仍然很少,而且研究都是非盲的,通常没有对照。

14.4 神经反馈

神经反馈是一种生物反馈,用于教参与者控制他们大脑活动的某些方面。在一个典型的神经反馈实验环境中,受试者戴着脑电图帽坐着,他们的脑电波被连续记录。受试者通过视频或音频输入接收有关其大脑活动的反馈,通常以屏幕上物体运动的形式出现(图 14.2)。屏幕上物体的移动是由实时追踪他们脑电波的软件控制的。在脑电图(有时称为定量脑电图)中,可以从与神经元电活动相关的频率计算出不同的能量带,并由电极采集。这些范围从 0～4 Hz(delta),4～8 Hz(theta),8～12 Hz(alpha),12～40 Hz(beta),以及超过 40 Hz(gamma)。研究人员可以设置这样的系统,一个或多个脑电图波控制物体的运动。例如,如果目的是让受试者放松,物体的期望运动将与他们的 α 波相联系,这被认为是放松的标志。当被试者放松时,物体就会向适当的方向移动。需要注意的是,这些受试者并没有被明确指示要做什么;在放松场景中,他们被告知向特定方向移动屏幕上的物体。经过一到两个训练课程,他们学会什么是物体移动所需要的。在设立一个虚假对照方面,空白反馈由不相关的大脑区域提供,或通过不用于提供主动反馈的频率带提供。

14.4.1 神经反馈与耳鸣

两种不同类型的神经反馈已经被用于耳鸣的治疗——一种依赖于使用脑电图准确绘制大脑活动,另一种依赖于实时功能磁共振成像。早在 2000 年,包括"脑电图训练"在内的生物反馈就被认为是治疗耳鸣的一种潜在方法。从 21 世纪初到 21 世纪中期,脑电图被用来训练参与者变得冷静,从而减少他们对令人痛苦的耳鸣的关注和将注意力集中于此。在这里,病理生理学被认为是异常的大脑振荡活动,

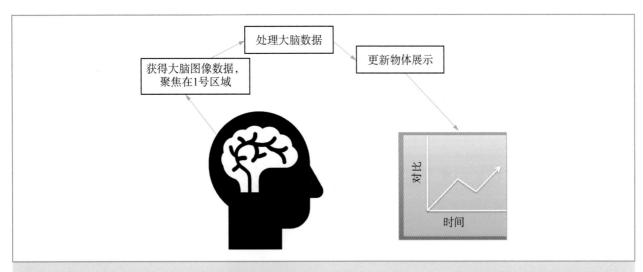

图 14.2 神经反馈的标准方法。脑成像数据可以从脑电图或功能磁共振成像(fMRI)中获得,并用于控制受试者所看到的显示

将其修改为更"正常"的状态,据说可以减少耳鸣相关的痛苦。在整个实验过程中,受试者会根据显示的信息来改变自己的大脑活动。在 Weisz 和同事的一系列实验中,治疗有效的主要标志是 α 活动增强和 δ 活动降低。在 alpha 和 delta 活动之间修改比例最多的参与者,取得了最好的结果。然而,在接下来的十年中,关于神经反馈和耳鸣的新研究的数量减少了,直到最近,由于实时功能磁共振成像这个新工具的出现,神经反馈的兴趣被重新燃起。就实时功能磁共振成像的任务而言,目的与早期的脑电图研究相同。主要的区别在于,实验对象处于 MRI 扫描仪中,功能性 MRI 信号被解码,视觉显示根据大脑 fMRI 活动的激活或相关模式而改变。尽管与脑电图信号相比,功能磁共振成像信号的时间分辨率相当低,但它确实有从与耳鸣相关的更深层次的大脑结构获取信号的好处。一项小样本研究发现,反馈会减少听觉皮质的活动;然而,6 名参与者中只有 2 名报告了耳鸣障碍的减少。在后续研究中比较了间歇性反馈和持续反馈对 TFI 评分变化的影响,也得到了类似的结果。作者们发现了大脑连接模式的变化,并得出结论,在下调听觉皮质活动方面,持续的神经反馈优于间歇性反馈。

14.4.2　警告

尽管神经反馈开始显示出对疾病的效果,如重度抑郁,就耳鸣而言,它仍处于实验阶段。关于耳鸣持续的神经机制,特别是调节耳鸣严重程度的特定大脑区域的活动,还需要更多的数据。

14.5　总结

本章回顾的干预方法依赖于我们对耳鸣的神经机制及其对人的可变影响的理解的不断提高。提到的各种方法也可能是测试此类神经机制的各种理论的手段。尽管它们目前还停留在实验室阶段,即使它们失败了,但这些新的干预措施通过将这种差异性与特定的神经机制联系起来,从而提高了我们对耳鸣人群异质性的理解。它们也有成功的可能,因为在持续的改进。

14.6　鸣谢

感谢 Rafay Khan 和 Jenna Vangalis 阅读本章的草稿并提供了数字帮助。

参考文献

［1］ Tyler R, Coelho C, Tao P, et al. Identifying tinnitus subgroups with cluster analysis. Am J Audiol. 2008;17(2):S176 - S184

［2］ Vossel S, Geng JJ, Fink GR. Dorsal and ventral attention systems: distinct neural circuits but collaborative roles. Neuroscientist. 2014;20(2):150 - 159

［3］ Morgane PJ, Galler JR, Mokler DJJPIN. A review of systems and networks of the limbic forebrain/limbic midbrain. Prog Neurobiol. 2005;75(2):143 - 160

［4］ Schmidt SA, Carpenter-Thompson J, Husain FT. Connectivity of precuneus to the default mode and dorsal attention networks: A possible invariant marker of long-term tinnitus. Neuroimage Clin. 2017;16:196 - 204

［5］ Tyler RS, Aran JM, Dauman R. Recent advances in tinnitus. Am J Audiol. 1992;1(4):36 - 44

［6］ De Ridder D, Fransen H, Francois O, Sunaert S, Kovacs S, Van De Heyning P. Amygdalohippocampal involvement in tinnitus and auditory memory. Acta Otolaryngol Suppl. 2006;556(556) Suppl:50 - 53

［7］ Husain FT, Gander PE, Jansen JN, Shen S. Expectations for tinnitus treatment and outcomes: a survey study of audiologists and patients. J Am Acad Audiol. 2018;29(4): 313 - 336

［8］ Tyler RS. Patient preferences and willingness to pay for tinnitus treatments. J Am Acad Audiol. 2012;23(2):115 - 125

［9］ Siebner HR, Rothwell J. Transcranial magnetic stimulation: new insights into representational cortical plasticity. Exp Brain Res. 2003;148(1):1 - 16

［10］ Pohar R, Farrah K. Repetitive transcranial magnetic stimulation for patients with depression: a review of clinical effectiveness, cost-effectiveness and guidelines — an update ［Internet］. Ottawa, ON: Canadian Agency for Drugs and Technologies in Health; 2019 Jun 28. http://www. ncbi. nlm. nih. gov/books/NBK545105/PubMed PMID: 31433608

［11］ Kleinjung T, Eichhammer P, Langguth B, et al. Long-term effects of repetitive transcranial magnetic stimulation (rTMS) in patients with chronic tinnitus. Otolaryngol Head Neck Surg. 2005;132(4):566 - 569

［12］ De Ridder D, Song JJ, Vanneste S. Frontal cortex TMS for tinnitus. Brain Stimul. 2013;6(3):355 - 362

［13］ Khedr EM, Abo-Elfetoh N, Rothwell JC, El-Atar A, Sayed E, Khalifa H. Contralateral versus ipsilateral rTMS of temporoparietal cortex for the treatment of chronic unilateral tinnitus: comparative study. Eur J Neurol. 2010;17(7):976-983

[14] Lefaucheur JP, André-Obadia N, Antal A, et al. Evidence-based guidelines on the therapeutic use of repetitive transcranial magnetic stimulation (rTMS). Clin Neurophysiol. 2014;125(11):2150-2206

[15] Piccirillo JF, Garcia KS, Nicklaus J, et al. Low-frequency repetitive transcranial magnetic stimulation to the temporoparietal junction for tinnitus. Arch Otolaryngol Head Neck Surg. 2011;137(3):221-228

[16] Piccirillo JF, Kallogjeri D, Nicklaus J, et al. Low-frequency repetitive transcranial magnetic stimulation to the temporoparietal junction for tinnitus: four-week stimulation trial. JAMA Otolaryngol Head Neck Surg. 2013;139(4):388-395

[17] Landgrebe M, Hajak G, Wolf S, et al. 1-Hz rTMS in the treatment of tinnitus: A sham-controlled, randomized multicenter trial. Brain Stimul. 2017;10(6):1112-1120

[18] Lehner A, Schecklmann M, Greenlee MW, Rupprecht R, Langguth B. Triple-site rTMS for the treatment of chronic tinnitus: a randomized controlled trial. Sci Rep. 2016;6:22302

[19] Tunkel DE, Bauer CA, Sun GH, et al. Clinical practice guideline: tinnitus. Otolaryngol Head Neck Surg. 2014;151(2) Suppl:S1-S40

[20] Tringali S, Perrot X, Collet L, Moulin A. Repetitive transcranial magnetic stimulation: hearing safety considerations. Brain Stimul. 2012;5(3):354-363

[21] Thair H, Holloway AL, Newport R, Smith ADJFIN. Transcranial direct current stimulation (tDCS): a beginner's guide for design and implementation. Front Neurosci. 2017;11:641

[22] Shekhawat GS, Sundram F, Bikson M, et al. Intensity, duration, and location of high-definition transcranial direct current stimulation for tinnitus relief. Neurorehabil Neural Repair. 2016;30(4):349-359

[23] Yuan T, Yadollahpour A, Salgado-Ramírez J, Robles-Camarillo D, Ortega-Palacios R. Transcranial direct current stimulation for the treatment of tinnitus: a review of clinical trials and mechanisms of action. BMC Neurosci. 2018;19(1):66

[24] Engineer ND, Riley JR, Seale JD, et al. Reversing pathological neural activity using targeted plasticity. Nature. 2011;470(7332):101-104

[25] De Ridder D, Vanneste S, Engineer ND, Kilgard MP. Safety and efficacy of vagus nerve stimulation paired with tones for the treatment of tinnitus: a case series. Neuromodulation. 2014;17(2):170-179

[26] Tyler R, Cacace A, Stocking C, et al. Vagus nerve stimulation paired with tones for the treatment of tinnitus: a prospective randomized double-blind controlled pilot study in humans. Sci Rep. 2017;7(1):11960

[27] Lehtimäki J, Hyvärinen P, Ylikoski M, et al. Transcutaneous vagus nerve stimulation in tinnitus: a pilot study. Acta Otolaryngol. 2013;133(4):378-382

[28] Young DW. Biofeedback training the treatment of tinnitus. In: Tyler RS, ed. Tinnitus handbook. San Diego, CA: Singular Publishing Group; 2000: Ch.12,281-295

[29] Dohrmann K, Weisz N, Schlee W, Hartmann T, Elbert T. Neurofeedback for treating tinnitus. Prog Brain Res. 2007;166:473-485

[30] Weisz N, Moratti S, Meinzer M, Dohrmann K, Elbert T. Tinnitus perception and distress is related to abnormal spontaneous brain activity as measured by magnetoencephalography. PLoS Med. 2005;2(6):e153

[31] Stoeckel LE, Garrison KA, Ghosh S, et al. Optimizing real time fMRI neurofeedback for therapeutic discovery and development. Neuroimage Clin. 2014;5:245-255

[32] Haller S, Birbaumer N, Veit R. Real-time fMRI feedback training may improve chronic tinnitus. Eur Radiol. 2010;20(3):696-703

[33] Emmert K, Kopel R, Koush Y, et al. Continuous vs. intermittent neurofeedback to regulate auditory cortex activity of tinnitus patients using real-time fMRI: a pilot study. Neuroimage Clin. 2017;14:97-104

[34] Young KD, Zotev V, Phillips R, et al. Real-time FMRI neurofeedback training of amygdala activity in patients with major depressive disorder. PLoS One. 2014;9(2):e88785

（杨娟梅　韩　朝　译）

第15章

如何筹建一个耳鸣和听觉过敏诊所

Establishing a Tinnitus and Hyperacusis Clinic

Patricia C. Mancini, Shelley A. Witt, Richard S. Tyler, and Ann Perreau

摘要

耳鸣是听力损失患者的常见症状,但大多数听力诊所都没有针对耳鸣的具体治疗方法。有执照的听力师们通常受过必要的专业培训,以便为耳鸣和听觉过敏患者提供咨询和声治疗。本章对耳鸣和听觉过敏患者结构化的临床服务进行了概述。我们通常通过团队教育课程的模式开始治疗,并为那些受耳鸣困扰非常严重的患者提供一对一的咨询服务。在耳鸣病情严重的情况下,可能需要随访和转诊。耳鸣和听觉过敏的治疗通常包括不同形式的咨询和声治疗。耳鸣活动治疗(TAT)是一种很好的方法,它结合了咨询和部分掩蔽治疗的方法。在咨询过程中,我们向患者提供有关耳鸣和相关问题的信息,在了解耳鸣患者的整体健康状况后,会根据每位患者遇到的实际问题提出适当的应对策略。在团队课程上会介绍声治疗的选择,患者还有机会在一对一单独课程时讨论和尝试各种可穿戴的入耳式设备来管理耳鸣。根据患者的耳鸣严重程度(好奇、担心或痛苦)量身定制课程是很重要的。我们经常邀请患者的家人和朋友一起参加团队和个人课程,以便了解耳鸣,同时为患者的家人能够更好地帮助患者提出应对耳鸣的策略。与TAT类似,听觉过敏活动疗法是一种以图片为基础的咨询和声治疗,针对受听觉过敏影响较大的方面。耳鸣和听觉过敏诊所必须提供个性化治疗,评估额外所需的工作人员和资源,并提供合理的报销方案。

关键词:耳鸣,听觉过敏,门诊健康管理,咨询,治疗

15.1 介绍

虽然耳鸣在听力损失的个体中非常普遍,但是在大多数听力诊所中不提供对耳鸣的特殊治疗。此外,患有听觉过敏的患者也一直在寻找听力师的治疗方案以缓解其症状。听觉过敏和耳鸣患者通常都很难找到足够专业的服务。一些听力师对于如何提供治疗根本没有具体的计划。其他的只是不知道该做什么,许多人缺乏经验。然而,听力师是很好的聆听者,与患者互动良好,并在听力、听力损失和咨询方面接受了足够的培训,这些培训很容易应用于耳鸣和听觉过敏的管理。解释性咨询,与患者一起期望扶持,将帮助很多人。

在本章中,我们提供了建立耳鸣和听觉过敏诊所的总体观点,旨在鼓励听力师扩大他们在这一重要服务领域的作用。

15.2 结构化临床服务体系

耳鸣和听觉过敏很难治疗,因为这些疾病到目前为止还无法治愈。然而,有几种治疗方法可供选择。听力师应具备听力损失、听力检测和康复方面的深入知识,以便为耳鸣和听觉过敏患者提供准确的评估和有效的管理计划。在这里,我们提倡一种灵活的方法,满足每个患者的个人需求,包括咨询、声治疗以及必要时与心理医生和临床医生合作。详细的临床病史对于获得有关患者病因的重要信息以及帮助医生选择合适的实验室和放射学检查(如果需要)是至关重要的。

当患者出现搏动性耳鸣、突然发作或恶化的耳鸣、不对称听力以及其他听觉系统疾病时,听力师应将患者转诊到耳科医生。如果患者出现焦虑、不切

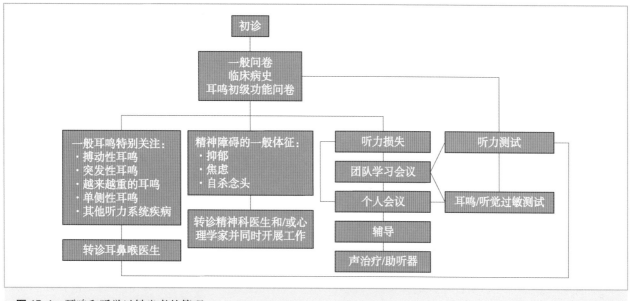

图 15.1 耳鸣和听觉过敏患者的管理

实际的想法或行为,或者患者谈到自杀,则应与患者一起解决这些问题,并转诊给心理医生。我们的目标是与心理健康专家们合作。全面的诊断性听力检查非常重要,因为大多数耳鸣患者可能有不同程度的听力损失。我们认为,每个持续性耳鸣的患者都经历过听力功能的改变。耳鸣评估包括测量其特征,以及对患者生活的影响或负面后果。耳鸣的测量有助于向患者确认他们的耳鸣是真实存在的,有助于提供对可能涉及的机制的理解,有助于监测耳鸣变化的幅度。如果需要的话,也有助于提供用于配戴听力或掩蔽设备所需要的信息。耳鸣和听觉过敏的障碍性可以使用几个问卷来评估,这些问卷被设计来量化耳鸣或听觉过敏所引起的问题。

这些问卷在第 12 章和第 13 章中进行了讨论。

在康复治疗开始前,不需要首先进行耳鸣和听觉过敏的听力测量;相反,耳鸣和/或听觉过敏的测量可以作为独立的诊断项目来完成。

我们治疗耳鸣和听觉过敏患者的模型均纳入了团队和个人教育课程。我们主张患者首先参加团队课程。团队教育课程旨在普及知识,并向患者提供有关耳鸣和听觉过敏的可能原因和机制,其患病率以及可用的治疗选项,包括咨询和声治疗。对于那些受耳鸣/听觉过敏影响较大的患者,计划针对每个患者的个人需求来进行一对一课程。我们对耳鸣和听觉过敏治疗的整体理念是为每个患者定制合适的管理方案,通常涉及的步骤见图 15.1。

图 15.1 通过调整各步骤的顺序来适应个人的

需求,并非每位患者都必须完成所有步骤。

诊所候诊室可能会提供耳鸣治疗概况表,并向患者及其家人用浅显易懂的语言来解释这些步骤(请参阅附 15.3 耳鸣治疗情况说明书)。

15.2.1 团队教育课程

我们为我们的耳鸣和听觉过敏患者提供了团队教育课程,因为它是在繁忙的临床环境中提供咨询的有效方法。在我们的诊所,患者首先被安排参加团队教育课程。为耳鸣和听觉过敏患者举办集体教育课程的好处包括:

- 对临床医生而言,这既节省成本又节省时间,因为可以在更短的时间内将信息提供给更多的患者及其亲友。
- 让患者意识到自己并不孤单,还有其他人患有耳鸣和听觉过敏。
- 一些患者在团队课程中感觉更舒服。
- 可以包括患者的伴侣和亲友。
- 团队课程营造了一个可信赖的安全的环境,与其他患者分享经验,学习如何应对或不应对耳鸣/听觉过敏。
- 一些患者更有可能在团队环境中开始接受治疗。

然而,团队讨论这样的形式也会带给听力师一些不利影响及担忧:

- 缺乏与患者建立一对一关系的机会。
- 一些痛苦的患者可能会主导整个课程。

- 控制团队的规模,因为一个非常大的团队会抑制个人参与,而一个小的团队可能会减少参与者之间互动的机会。
- 尽可能维护参与者的秘密和隐私。

每个团队教育课程,我们通常安排 8～10 名患者。如果患者认为有家庭成员加入课程会感到舒服,则鼓励其伴侣及亲友出席和参与。众所周知,耳鸣患者可能会在睡眠、思想和情绪、注意力和听力方面遇到困难。这些困难也会影响他们亲友的生活,并可能影响他们的关系和日常生活活动。伴侣通常是最接近患者的人,并且可以在耳鸣管理中发挥重要作用。

然而,亲友通常对耳鸣和听觉过敏的知识了解有限。我们认为,将伴侣纳入咨询课程可以让患者及其伴侣找到适当的策略来管理家庭和社会环境中的耳鸣和听觉过敏,从而进一步帮助患者去应对。因此,我们建议伴侣可以作为治疗的一部分,积极参与为耳鸣和听觉过敏患者提供的咨询活动中。这包括在团队和个人课程中。如果参加团队教育课程的参加者有听力图则请他们复印一份和/或鼓励他们在课程之前进行听力测试。

我们还让参与者在课程之前完成耳鸣主要功能问卷(TPFQ)(参见第 4 章补充材料)、耳鸣特征问卷

和共享医疗就诊豁免(参见附 15.1 和附 15.2 补充材料)。团队课程以渐进式管理方法进行,以使患者在与临床医生和参与者互动时更容易理解重要概念。

此外,这种方法有助于临床医生不会忽视重要的主题和概念。

团队教育课程要讨论的主要问题包括:
- 耳鸣和听觉过敏的定义。
- 正常和异常的听觉系统解剖生理。
- 耳鸣和听觉过敏的机制和原因。
- 听力测试和听力损失。
- 耳鸣的常见反应。
- 可用治疗方案概述。
- 耳鸣的自助策略。
- 我们诊所提供的耳鸣/听觉过敏的治疗步骤。

在团队教育课程开始时,参与者被邀请说出他们的名字、他们的耳鸣听起来像什么和/或他们对听觉过敏的体验是什么,以及他们发病多久了。这是一个让参与者意识到其他人也患有耳鸣和听觉过敏的机会,它以多种不同的形式出现,并且时间和/或持续时间在不同的耳鸣患者之间也有所不同。全面介绍人类听觉系统及其生理。我们的演示是基于图片的,使患者更容易理解重要概念(图 15.2)。然而,

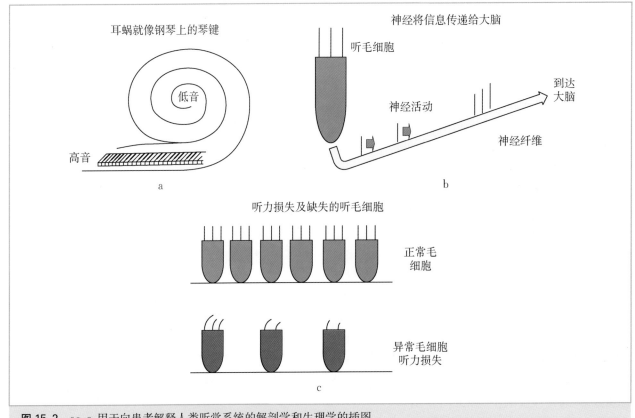

图 15.2 　 a～c. 用于向患者解释人类听觉系统的解剖学和生理学的插图

讨论可以根据每个小组的需要和复杂程度进行调整。

我们经常对听力检查、听力图和正常听力阈值以及不同程度的听力损失等作一些解释。如果患者愿意,也可以分享他们的听力图,这有助于让许多患者意识到他们听力损失的感觉。特别是,我们帮助他们了解他们曾经听到的某些声音可能难以区分或不再听得到。例如,如果患者患有高频听力损失,他们可能会将与他们交谈的人视为"喃喃自语",并且通常听不到具有高频能量的声音,例如/s/。

参与者还被要求用一句话说出他们认为导致耳鸣的原因。当所有与会者都回答了这个问题时,患者和他们的伴侣就会清楚,导致听力损失的事情同样也会导致耳鸣。然后同与会者讨论耳鸣的主要原因及其患病率。我们还让患者描述耳鸣如何影响他们的生活,以了解他们的具体问题。我们通常要求与会者按照重要性顺序列出与耳鸣相关或由耳鸣引起的困难,在所有患者解释他们的主要困难的那一刻,很容易确定耳鸣可能危害以下四个常见方面:

- 影响思想和情绪,导致痛苦、抑郁、焦虑等。
- 导致交流困难,因为耳鸣时很难专注于人们所说的话。
- 干扰睡眠——耳鸣患者报告的最常见的生活方式问题。
- 影响注意力。

当耳鸣影响思想和情绪、听力、睡眠和注意力时,患者可能会在社交和工作等后续活动以及整体生活质量方面遇到限制。由于耳鸣几乎总是伴有听力损失,许多同时经历耳鸣和听力损失的患者将听力困难归咎于耳鸣,即使他们有严重的听力损失。因此,重要的是帮助患者了解和区分他们可能因听力损失而遇到的困难与耳鸣导致的困难。我们向参与者解释,听力损失会使某些声音看起来失真,而其他声音几乎完全听不见,例如门铃或鸟鸣。耳鸣导致听力困难是因为它可能会分散患者的注意力。此外,耳鸣的声音可能会掩盖一些声音。我们还向我们的患者解释,耳鸣会导致区分一种声音与另一种声音的困难,因为它可能与具有相似频率的其他环境声音相混淆。在团队教育课程中,重要的是让患者了解耳鸣不会导致听力损失、使人失聪、导致衰老或暗示精神疾病的迹象。我们鼓励其

伴侣、亲友和家庭成员(例如女儿或儿子)参加我们的课程。

在团队讨论中,我们问耳鸣患者"关于你的耳鸣,最难向别人解释的事情是什么?"和"其他人可以做些什么来帮助你治疗耳鸣?"伴侣和亲友的问题是"你能做些什么来帮助你的伴侣解决耳鸣问题?"这些问题指向了患者及其伴侣目前对耳鸣的认识和误解。向患者和家人提供有关听力、听力损失和耳鸣的信息:①消除了许多未知数、误解和恐惧;②帮助患者意识到他们并不孤单;③帮助他们建立切合实际的期望。我们相信团队教育课程是让患者更好地了解耳鸣和对耳鸣的可能反应,以及让伴侣学习一些帮助患者应对策略的机会。团队教育课程还概述了耳鸣和听觉过敏的可用的治疗方案选项。许多患者报告说他们尝试过各种耳鸣治疗方法。在这一点上,我们为患者及其亲友提供现实的期望,指出目前没有广泛接受的耳鸣治疗方法;没有研究表明运用适当的研究设计可以治愈耳鸣,并且已被其他人重复。我们还解释说,目前没有药物或手术可以可靠地消除耳鸣的根源,但是有有效的药物来治疗睡眠、焦虑和抑郁。此外,已经研究了许多很好的耳鸣治疗选项,并且对一些(但不是所有)耳鸣患者显示出正面的结果。这些治疗选择包括:

- 个性化咨询。
- 声治疗。
- 可穿戴发声器。
- 助听器。

我们的个性化咨询基于耳鸣活动治疗(TAT;参见第 4 章)。

TAT 是一种全面的耳鸣治疗方法,用于改善情绪反应和思想、听力和交流、睡眠和注意力。例如,在思想和情绪部分,患者被教导他们的思想如何产生可能受耳鸣影响的情绪,以及如何将我们的消极思想转变为更积极或中性的思想。对于睡眠,我们教授正常的睡眠模式,以及患者如何使用放松技巧促进和准备睡眠。声治疗包括不可穿戴的声音发生器,如声音枕头、环境声音发生器、智能手机应用程序、收音机等;和可穿戴发声器,包括耳鸣掩蔽装置(第 7~9 章)。在我们的团队教育课程中,我们提供了有关使用设备和不同类型设备可用的大体信息,并提供了一些设备的演示。我们还提供有关助听器的信息,这些助听器有助于改善聆听声音和言语,并降低患者在听力方面付出的努力。患者被告知,助

听器也有助于耳鸣,因为①患者听力更好,压力更小,有助于对耳鸣产生积极反应;②助听器放大的背景噪声部分掩盖了耳鸣。小组课程还提供有关耳鸣自助策略的信息。建议改变特定的生活方式,帮助耳鸣患者改善他们的整体状况,降低耳鸣的严重程度,直到它不再是患者生活中的负面因素。

这些特定的生活方式改变包括改善睡眠模式、减少与耳鸣相关的焦虑、解决交流问题、减少噪声暴露、均衡饮食和体育锻炼。

如果能够激励患者实施积极的生活方式改变,他们的整体状况就会得到改善,耳鸣的严重程度也会降低(第 3 章)。对于那些愿意为自己的改善负责并实施具体努力遵循医疗保健专业人员制定的具体建议的患者,我们还建议阅读"耳鸣用户手册"。团队课程中提供的其他材料和信息包括美国耳鸣协会的网站(www. ata. org),患者可以在其中找到有关耳鸣健康提供者、事件、研究和新疗法的信息。

此外,我们通知患者定期会议对听力师和其他医疗保健专业人员以及耳鸣患者是开放的。

在过去的 28 年中,我们每年举办一次关于耳鸣和听觉过敏患者管理的国际会议(信息见:https://medicine. uiowa. edu/oto/education/conferences-and-events/international-conference-management-tinnitus-and-hyperacusis)。

请参阅附 15.3,了解为耳鸣患者提供服务的宣传册示例。

总而言之,在团队教育课程期间提供的咨询使我们确信耳鸣患者及其伴侣了解以下内容:

- 耳鸣和听觉过敏的机制和原因。
- 耳鸣很常见。
- 对耳鸣的反应。
- 耳鸣不会危及生命。
- 耳鸣和听觉过敏没有统一的治疗方法。
- 治疗方法确实存在。

15.2.2　个人课程

我们诊所的个人课程是根据每位患者的个人需求量身定制的,包括为担心或苦恼的患者提供咨询,为想要尝试耳鸣设备和/或治疗方法的患者提供合理的治疗,或将这些结合起来。咨询课程的最佳数量和持续时间因患者而异。一些患者需要长期随访。

最佳治疗持续时间取决于每位患者,因为我们耳鸣治疗方案的主要目标是为患者提供必要的知识和工具,通过帮助他们克服耳鸣/听觉过敏的身体、心理和社会影响来促进耳鸣缓解。对于许多患者来说,30 分钟的讨论就足够了。对于其他人,则需要更长时间的课程。

15.2.2.1　咨询课程

我们使用 TAT 作为我们的主要咨询工具,耳鸣活动治疗中的系列图片提供了一种良好的有序方式,有助于确保重要概念不会被错过。它是一种简单的形式,可以帮助人们理解与听力和耳鸣相关的复杂概念。图片为课程提供了基础,其中包含暂停和开启协作讨论的机会,使整个过程以患者为中心。图片的使用没有对错之分,也没有具体的顺序。有几个主题,但听力师可以选择如何呈现它们,以及呈现它们的顺序。在一个方面(例如睡眠)讨论的技术可以用来帮助其他方面(例如思想和情感)。解决思想和情绪的方面通常是听力师花费最多时间的地方。这些概念和技术对于每个人来说不是都容易融入日常生活。但是,这部分可能是最有帮助的,并且通常是所有其他主要方面的基础。TAT 的方法是有证可循的。

如第 4 章所讨论的那样,耳鸣活动治疗法融合了认知行为疗法技术,放松技巧,图像训练以及对接受、所有和感觉冥想的概念。患者必须在这个过程中发挥积极作用,必须愿意共同努力,根据自己的情况使事情变得更好。让每位患者为这些课程设定个人目标非常重要。TAT 提供了一个系统的方法来帮助患者适应耳鸣。课程允许患者讲述他们的故事,让他们感到行程有价值。许多耳鸣患者很难找到一位专业人士有时间去聆听他们独特的境遇,并且理解他们的挣扎。TAT 为患者提供了一个机会来思考正在经历的具体问题,并确定是否有可能改变他们的想法和情绪,从而接受他们的耳鸣。课程帮助患者确定问题是否与听力、交流困难以及患者的耳鸣有关。还清楚地解释了我们的思想和情绪之间的联系。TAT 帮助患者专注于他们生活的其他方面,并在可能的情况下降低耳鸣和背景声音之间的对比。

15.2.2.2　声治疗课程

本课程的目的是为患者提供讨论和尝试各种用于耳鸣管理的声治疗设备的机会。我们通常安排一个单次 3 小时的声治疗课程。在课程中,我们为患

者配备了各种可穿戴式设备,并详细讨论了当前的治疗技术。我们在声治疗课程中包括了一个简短的试验:

- 通过入耳式噪声发生器掩蔽(任何制造商;可以尝试各种频率形状的噪声)。
- 通过放大掩蔽(任何制造商;即使在没有听力损失的情况下也有轻微放大)。
- 通过放大加噪声发生器(任何制造商)进行掩蔽。

在本课程中,将演示正确使用桌面设备、睡眠枕头和/或通过智能手机使用应用程序。患者通常会在结束该课程时能更好地理解掩蔽的概念以及特定的治疗时间节点和期望。

如果患者想要采用特定的设备/方法,则需要审视花费、时间节点、治疗预期和随访计划。

此外,还会安排后续课程。

15.3 不同的耳鸣和听觉过敏患者对应不同的治疗层级

由于耳鸣和听觉过敏患者有许多不同的经历、想法和情绪,因此找到并解决每位患者的特殊需求和问题非常重要。

15.3.1 耳鸣

在第一次就诊时,确定患者是否对耳鸣感到好奇、担心或苦恼,这对于患者的治疗是有帮助的(表15.1)。好奇的患者可能对他们的耳鸣有疑问,他们与耳鸣相关的大部分焦虑源于对其性质和后果的不确定性。这些患者通常需要了解患有耳鸣的可能原因、机制、患病率、后果和结果等基本信息。一旦耳鸣的奥秘被揭开,他们的反应也基本得到了解决。这些好奇的患者通常会从小组教育课程中受益,通常不会进行个人课程。担心的患者通常需要更多时间讨论具体问题和情况并表达自己的意见。这组患者需要有关治疗方案的更详细信息。此外,可能需要对耳鸣进行正式评估,包括问卷调查和心理声学测试,如第12章所述。我们还制定了一些自我导向的管理策略(第3章)。有时需要不止一个个人课程,以及转诊给心理学家或精神科医生,这取决于关注的程度。最后,第三组由出现更严重问题的苦恼患者组成,该组需要更具体的后续计划,包括对耳鸣和障碍的正式评估,以及系统的治疗方案。应特别注意由耳鸣引起的情绪波动,如果存在任何问题,应立即转诊至临床心理或精神科。我们通常会制定一个更全面的治疗计划,该计划需要几个单独的课程,具体取决于痛苦程度。

表 15.1　三种耳鸣患者类型及各自建议的治疗方法

耳鸣患者	要求的治疗方法	课程	重点内容
好奇	提供基本耳鸣信息	团队课程	• 聆听患者的陈述 • 如需要,提供助听器转诊 • 提供关于耳鸣及各治疗方法的完整信息 • 决定是否做进一步的治疗或必要的转诊
担心	提供基本耳鸣信息 评估治疗方案	团队课程和个人课程 (如需要)	• 聆听患者的陈述 • 提供更为详细的耳鸣及对应治疗方法的信息 • 评估患者个人需求 • 提供自我治疗的计划 • 决定是否做进一步的治疗或有必要的转诊
苦恼	专业咨询和声治疗,需要时可转诊	团队课程及个人课程	• 聆听患者的陈述 • 用已有的仪器来评估耳鸣障碍 • 测量耳鸣的心理声学特点 • 评估心理健康并确定是否需要转诊 • 提供治疗信息 • 评估治疗计划选项并决定治疗方案

来源:引自 Tyler et al

15.3.2　听觉过敏

我们目前为听觉过敏患者提供团队教育课程，并在适当的情况下提供个人咨询课程和声治疗。最近，我们分享了我们为听觉过敏患者建立团队教育课程的方法。团队课程用听觉过敏活动治疗的方法，针对受听觉过敏影响很大的方面：情绪健康、听力和沟通、睡眠和注意力。在我们的团队教育课程中，我们强调五个方面，包括深入了解患者并建立融洽关系，了解与听觉过敏相关的问题，解释听觉系统以及听觉过敏与听力损失和耳鸣的关系，描述听觉过敏对日常生活的影响，并讨论治疗方案。与耳鸣治疗类似，一些患者将通过团队教育课程获得帮助，并且可能不会针对他们的听觉过敏寻求额外的咨询。但是，其他人将需要更多支持，然后我们开始如前所述的个人咨询课程和/或声治疗设备。

15.4　耳鸣服务计费

目前，耳鸣听力学测试是听力师在管理耳鸣患者时唯一可用的收费服务。我们希望耳鸣服务的报销在未来会有所改善。耳鸣和听觉过敏诊所提供的所有服务，除了听力检查和听力耳鸣测量检查外，都是现金支付的。听力师的听力评估可以报销。耳鸣评估在美国也是收费的，包括测量耳鸣频率、响度和掩蔽水平。这是目前唯一从医疗保险和医疗补助服务中心收费的耳鸣程序。耳鸣评估的当前程序术语（CPT）代码为♯92625，计费说明为"耳鸣评估（频率、响度、掩蔽）"。在我们的诊所，为患者提供的每项服务（即团队教育课程、声治疗课程和个人咨询课程）都会获得一份费用清单。咨询课程可以由个人根据自身需要提供，也可以捆绑在一起以降低成本。如果需要，也可以通过电话或互联网提供咨询服务。如果患者对耳鸣设备有特别要求，那么在验配时可以采用捆绑或不捆绑的方案。我们还向耳鸣患者提供专业报告，他们可以转给他们的保险公司。由于患者需要大量的治疗时间，因此缺少合适的代码会对耳鸣患者进行综合治疗产生障碍。正确使用CPT代码和及时报销可能有助于听力师向耳鸣患者提供临床服务。然而，由于我们提供高质量的耳鸣和听觉过敏的管理服务，患者会愿意为这些服务自付费用。一些患者因超过保险范围而受到阻碍，我们会继续倡导改变。

15.5　总结

耳鸣和/或听觉过敏的患者在其生活质量下降后开始寻求听力师的帮助。在本章中，我们概述了如何为耳鸣和听觉过敏患者构建临床服务。我们通常从团队教育课程开始，并为那些耳鸣困扰更为严重的患者提供个人咨询课程。听力师在听力、听力损失和咨询方面接受了足够的培训。对于耳鸣，我们可以就耳鸣对睡眠、注意力、听力、思想和情绪的影响提供有用的咨询。

如果耳鸣或听觉过敏患者的情绪变得严重，我们应该及时转诊给其他心理健康专家。虽然有些患者可能会选择单独询问耳鸣信息，但大部分患者会寻求个性化、以患者为中心的治疗方法。TAT是一种很好的方法，它结合了咨询和部分掩蔽疗法的使用。在咨询中，我们向患者提供有关耳鸣及相关问题的信息，并根据患者的整体健康状况，对每位患者提出适当的应对策略。根据患者的耳鸣严重程度（有偏见、担心或苦恼）调整疗程很重要。我们经常向患者的伴侣和亲友提供咨询，以帮助他们了解耳鸣，并提出应对耳鸣的策略。与TAT治疗方法类似，听觉过敏活动治疗是一种以图片为基础的咨询和声治疗方法，它的目标群体是针对受听觉过敏影响较大的患者。我们希望通过团队和个人课程来支持和解决耳鸣和听觉过敏患者的需求。

参考文献

［1］ Andersson G, Strömgren T, Ström L, Lyttkens L. Randomized controlled trial of internet-based cognitive behavior therapy for distress associated with tinnitus. Psychosom Med. 2002;64(5):810 - 816

［2］ Hannula S, Bloigu R, Majamaa K, Sorri M, Mäki-Torkko E. Self-reported hearing problems among older adults: prevalence and comparison to measured hearing impairment. J Am Acad Audiol. 2011;22(8):550 - 559

［3］ Tyler RS, Noble W, Coelho C, Haskell G, Bardia A. Tinnitus and hyperacusis. In: Katz J, Burkard R, Medwetsky L, Hood L, eds. Handbook of clinical audiology. 6th ed. Baltimore, MD: Lippincott Williams & Wilkins; 2009:647 -

658

[4] Tyler RS, Stouffer JL, Schum R. Audiological rehabilitation of the tinnitus client. J Acad Rehabilitative Audiol. 1989;22:30-42

[5] Tyler RS. The use of science to find successful tinnitus treatments. In Proceedings of the Sixth International Tinnitus Seminar. London: The Tinnitus-Hyperacusis Center; 1999:3-9

[6] Tyler RS, Haskell G, Preece J, Bergan C. Nurturing patient expectations to enhance the treatment of tinnitus. Semin Hear. 2001;22(1):15-21

[7] Perry BP, Gantz BJ. Medical and surgical evaluation and management of tinnitus. In: Tyler RS, ed. Tinnitus handbook. San Diego, CA: Singular; 2000:221-241

[8] Tyler RS, Noble W, Coelho C, Rocancio ER, Jun HJ. Tinnitus and hyperacusis. In: Katz J, ed. Handbook of clinical audiology. 7th ed. Philadelphia, PA: Lippincott Williams & Wilkins; 2015:647-658

[9] Newman CW, Sandridge SA. Incorporating group and individual sessions into a tinnitus management clinic. In: Tyler RS, ed. Tinnitus treatment: clinical protocols. New York, NY: Thieme; 2006:187-197

[10] Tyler RS, Gehringer AK, Noble W, Dunn CC, Witt SA, Bardia A. Tinnitus activities treatment. Chapter 9. In: Tyler RS, ed. Tinnitus treatment: clinical protocols. New York: Thieme; 2006:116-132

[11] Sweetow R. Cognitive behavior therapy for tinnitus. In: Tyler RS, ed. Tinnitus handbook. San Diego, CA: Singular; 2000:297-312

[12] Tyler R, Ji H, Perreau A, Witt S, Noble W, Coelho C. Development and validation of the tinnitus primary function questionnaire. Am J Audiol. 2014;23(3):260-272

[13] Mancini PC, Tyler RS, Perreau A, Batterton LF, Ji H. Considerations for partners of our tinnitus patients. Int Tinnitus J. 2018;22(2):113-122

[14] Tyler RS, Baker LJ. Difficulties experienced by tinnitus sufferers. J Speech Hear Disord. 1983;48(2):150-154

[15] Perreau AE, Tyler RS, Mancini PC, Witt S, Elgandy MS. Establishing a group educational session for hyperacusis patients. Am J Audiol. 2019;28(2):245-250

[16] Mancini PC, Tyler RS, Smith S, Ji H, Perreau A, Mohr AM. Tinnitus: how partners can help? Am J Audiol. 2019;28(1):85-94

[17] Kochkin S, Tyler RS. Tinnitus treatment and the effectiveness of hearing aids: hearing care professional perceptions. Hearing Rev. 2008;15(13):14-18

[18] Kochkin S, Tyler R, Born J. MarkeTrak VIII: prevalence of tinnitus and efficacy of treatments. Hearing Rev. 2011;18(12):10-26

[19] Tyler RS. Neurophysiological models, psychological models, and treatments for tinnitus. In: Tyler RS, ed. Tinnitus treatment: clinical protocols. New York: Thieme; 2006b:1-22

[20] Tyler RS, Gogel SA, Gehringer AK. Tinnitus activities treatment. Prog Brain Res. 2007;166:425-434

[21] Surr RK, Montgomery AA, Mueller HG. Effect of amplification on tinnitus among new hearing aid users. Ear Hear. 1985;6(2):71-75

[22] Sizer DI, Coles RRA. Tinnitus self-treatment. In: Tyler RS, ed. Tinnitus treatment: Clinical protocols. New York, NY: Thieme; 2006:23-28

[23] Tyler RS, ed. The consumer handbook on tinnitus. 2nd ed. Sedona, AZ: Auricle Ink Publishers; 2016

[24] Tyler RS, Erlandsson S. Management of the tinnitus patient. In: Luxon LM, Furman JM, Martini A, Stephens D, eds. Textbook of audiological medicine. London, England: Taylor & Francis Group; 2003:571-578

[25] Tyler RS, Haskell GB, Gogel SA, Gehringer AK. Establishing a tinnitus clinic in your practice. Am J Audiol. 2008;17(1):25-37

◆ 附 15.1　共享医疗就诊豁免 ◆

日期：
患者姓名：

　　我，_____,同意(插入您的诊所名称)不对因小组会议成员违反保密规定而造成的任何财务或其他损失承担责任。我同意通过不透露患者或在小组环境之外讨论他们的健康问题来保护他人的隐私。

_____
　　患者签名

_____　　　　　　　　　　　_____
听力师的证书和签名　　　　　　　　　　　听力师的证书和签名

◆ 附 15.2　耳鸣特征问卷 ◆

爱荷华大学耳鼻咽喉头颈外科

1	你的性别	女　男
2	你的年龄	＿＿＿＿岁
3	请使用从 0 到 100 的数值来评价别人认为中等响度的声音是否对你来说太大声。(0＝非常不同意;100＝非常同意) 请列出对您来说太大声的声音	＿＿＿＿(0～100)

你耳鸣的位置(只选一个答案)

a) 左耳	a) 在脑袋里,不确定位置
b) 右耳	b) 在头部右侧更多
c) 双耳,相同	c) 在头部左边更多
d) 双耳,左边更差	d) 脑袋外
e) 双耳,右边更差	e) 脑袋中间

（4）

如果您在每只耳朵中听到不止一种声音或不同的声音,请针对最烦人的一种声音回答以下问题。

5	用 1 到 100 的数值描述您耳鸣最突出的音高,其中 1 就像一个非常低音的雾号,而 100 就像一个非常高的哨子	＿＿＿＿(1～100)
6	耳鸣的音高是否每天都不一样?	a) 不是 b) 是
7	使用 0～100 的数值描述耳鸣的响度。 (0＝非常微弱;100＝非常响亮)	＿＿＿＿(1～100)
8	耳鸣的响度是否每天都不一样?	a) 不是 b) 是
9	使用从 0 到 100 的数值来描述您耳鸣的典型烦恼。(0＝完全不烦人;100＝非常烦人)	＿＿＿＿(0～100)

在所有这些描述中,哪一个最能描述您的耳鸣?（请只圈一个）

a) 响铃或吹口哨	a) 蜂鸣声
b) 像蟋蟀	b) 嘶嘶声
c) 咆哮"嘘"或冲刷声	c) 其他请具体说明
d) 嗡嗡声	＿＿＿＿

（10）

11	在你醒着的时候,你耳鸣出现的百分比是多少? 例如,100%表示您的耳鸣一直存在,25%表示您的耳鸣存在 1/4 时间	＿＿＿＿%（请填写 1 至 100 之间的数字）
12	平均而言,您每个月有多少天被耳鸣困扰?	＿＿＿＿天

13   你的耳鸣有多少个月或年   _____月或_____年

当你耳鸣时,以下哪项会让耳鸣变得更糟

a) 酒精	a) 戴助听器
b) 在嘈杂的地方	b) 当你早上第一次醒来时
c) 在安静的地方	c) 劳累
d) 咖啡因(咖啡/茶/可乐)	d) 月经期间
e) 药物/药品	e) 情绪或精神压力时
f) 眼睛运动	f) 睡眠不足
g) 食品(请注明)	g) 射击、步枪等
h) 摇头部或颈部	h) 吸烟
i) 身体活动	i) 没有什么能让耳鸣变得更糟
j) 放松	j) 其他,请具体说明
k) 触摸头	_____

14 列于上方。

以下哪项可以减轻你的耳鸣?

a) 酒精	a) 运动
b) 在嘈杂的地方	b) 放松
c) 在安静的地方	c) 触摸头
d) 咖啡因(咖啡/茶/可乐)	d) 配戴助听器
e) 药物/药品	e) 早上刚睡醒的时候
f) 眼球运动	f) 没有什么能让耳鸣变得更好
g) 食品(请注明)	g) 其他,请具体说明
h) 摇头部或颈部	_____

15 列于上方。

你认为最初是什么引起了你的耳鸣

a) 年龄	a) 中耳未知
b) 自身免疫性疾病	b) 噪声暴露
c) 脑瘤	c) 噪声暴露(非枪声,脉冲)
d) 人工耳蜗,手术后	d) 噪声暴露(狩猎/枪声)
e) 人工耳蜗,开机后	e) 噪声暴露(军事服务)
f) 人工耳蜗,未知	f) 耳硬化症
g) 先天性耳聋,遗传	g) 牙齿或下巴问题
h) 先天性耳聋,综合征	h) 第 8 对脑神经肿瘤(听神经瘤)
i) 先天性耳聋,未知	i) 突发性听力损失
j) 糖尿病	j) 手术
k) 电击伤	k) 甲状腺
l) 头部外伤	l) 未知
m) 药物/药品	m) 其他,(请具体说明)_____
n) 梅尼埃病	
o) 中耳,血管	
p) 中耳,肌肉	

16 列于上方。

17   哪一个耳朵戴助听器

a) 左
b) 右
c) 两边
d) 无

18   您是否有任何与耳鸣有关的法律诉讼或赔偿要求未决,或者您是否计划采取法律行动?

a) 否
b) 是

◆ 附 15.3　耳鸣治疗情况说明书 ◆

您是否感到耳鸣或嗡嗡声?

如果是这样,你并不是孤独的!

耳鸣是在没有外部声音存在时对声音的感知。

尽管无法治愈耳鸣,但有许多治疗选择可以提供帮助。

我们对它们进行概述如下。

第一步

○ 咨询耳鼻喉科专家。
○ 听力检测。

- 咨询耳鼻喉科(ENT)专家有助于确定耳鸣的原因。
- 当地有很多耳鼻喉科。
  ○ 史密斯博士(在此处插入信息)。
  ○ 约翰逊博士(在此处插入信息)。
- 如果您有耳鸣,定期测试您的听力很重要。在该中心,我们为所有年龄段的人提供全面的听力测试。

听力的变化会影响耳鸣,所以如果您有耳鸣,请每年进行听力测试。

第二步:团队教育课程

○ 我们每个月提供团队教育学习更多关于耳鸣的知识,造成它的原因,以及如何处理它。你会知道别人也有耳鸣,你不是一个人。
○ 参加和家庭费用为××美元,我们鼓励会员或朋友这样做。参加活动没有额外费用。

第三步:

○ 咨询。
○ 声治疗设备。
○ 咨询与声治疗设备。

- 我们提供个人咨询和声治疗设备,帮助您学会应对和缓解耳鸣。
  ○ 个人咨询的费用为每次课程××美元,通常需要两次课程。

我们将提供全面的个性化治疗,帮助您管理对耳鸣的反应。

- 助听器和耳鸣设备可在中心或我们地区的其他听力师处购买。
- 我们建议大家尝试声治疗来缓解耳鸣。

以下是一些建议:

○ 声音枕头(50～150 美元,www. soundpillow. com)。
○ 声音发生器(20 美元以上,www. amazon. com)。
○ 耳鸣缓解智能手机应用程序(免费):ReSound^{GN} 耳鸣缓解,Phonak、Starkey Relax 和 Widex Zen 的耳鸣平衡;耳鸣管理。

第四步:个体化耳鸣评估

○ 为了测量你的耳鸣,你也可以进行单独的耳鸣评估。我们将测量音高和响度,以及你的耳鸣程度,如何更好地将其掩蔽。我们将讨论治疗方案并进行一些问卷调查。如果需要提供医生转诊,费用为××美元,可向医疗保险收取。

最后,查看这些针对耳鸣的自助图书和支持网络:

- 耳鸣:耳鸣自我管理指南(Henry 和 Wilson,2002 年)。
- 耳鸣客户手册(Tyler,2016 年)。
- 美国耳鸣协会:www. ata. org。

了解更多消息:

- 联系诊所。

（丁　娟　韩　朝　译）

索引

（按术语首字汉语拼音排序）